Norbert Rühl

MUSKEL TRAINING 2000

Methoden • Programme • Übungskarten

Mit 2 Musikcassetten

Zweite, neubearbeitete Auflage

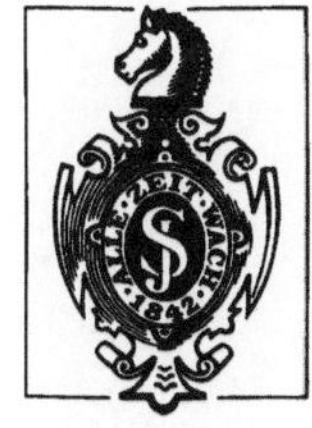

Springer-Verlag Berlin Heidelberg GmbH

Norbert Rühl
Augrund 35
W-6920 Sinsheim-Dühren
Bundesrepublik Deutschland

Mit 728 vom Autor erstellten Zeichnungen und Abbildungen

ISBN 978-3-642-48971-6 ISBN 978-3-642-77533-8 (eBook)
DOI 10.1007/978-3-642-77533-8

Die erste Auflage erschien im Sportverlag Norbert Rühl

Ursprünglich erschienen bei Springer-Verlag Berlin Heidelberg New York 1992

Die im Buch dargestellten Übungen sind mit aller Sorgfalt zusammengestellt. Dennoch übernehmen Autor und Verlag – auch im Hinblick auf mögliche Druckfehler – keine Gewähr für die Richtigkeit oder die falsche Wahl der Belastungsintensität durch den Leser.

Satz und Abbildungen: Reproduktionsfertige Vorlage vom Autor
Einbandgestaltung: Struve & Partner, Atelier für Gestaltung, Heidelberg
Einbandmotiv: Bilderagentur Zefa, Zentrale Farbbildagentur GmbH
MC-Kopie: Hückstädt Musikproduktion, Bad Wimpfen

iba-plastik & papier GmbH, Augsburg
21 /3130–5 4 3 2 1 0 – Gedruckt auf säurefreiem Papier

Meiner gesamten Familie, meinen Eltern und Schwiegereltern für die Unterstützung und Hilfe in Dankbarkeit gewidmet

Vorwort zur zweiten, neubearbeiteten Auflage

Muskeltraining 2000 hat sich als vielseitg anwendbare Arbeitsmappe für den praktischen Gebrauch bewährt und ist bei Übungsleitern, Trainern und Sportlehrern auf große Resonanz gestoßen.
Die vorliegende zweite, überarbeitete Auflage ergänzt die erste Auflage u. a. im Bereich der Übungskarten hinsichtlich der Übungen ohne Geräte sowie der individuellen Gestaltungsmöglichkeiten. Die Erfahrungen zeigen, daß es für den Benutzer sehr praktisch ist, individuelle Ergänzungen und Veränderungen einbringen zu können. Dies findet in der verbesserten und erweiterten Konzeption besondere Berücksichtigung. Hinzu kommt ein Nummernleitsystem für den Schnellanwender sowie Übungskarten, die Kräftigungs- und Dehungsübungen auf einen Blick zeigen. Der Einsatz von Farbleisten erleichtert zusätzlich den Umgang mit den Übungstafeln, Programmen und Übungskarten. Die Musikcassetten als musikalische Stoppuhren zeichnen sich besonders durch ihre vielseitige Anwendungsmöglichkeit aus.

Mein besonderer Dank gilt meinem Freund Dieter Hechenberger, durch dessen Beratung und Unterstützung im Bereich der Computertechnik die Verwirklichung meiner Ideen ermöglicht wurde.

Mein weiterer Dank gilt:

Prof. Dr. Elke Zimmermann, Leiterin der Sportmedizin der Universität Bielefeld
Rolf Klizer, Trainerakademie Köln

Ute Pfaff, Herstellerin
Ilse Wittig, Lektorin
Dr. Ute Heilmann, Planung Medizin, Springer-Verlag

Karl Ortelt, Werner Krebs, Schulleitung Hermann-Greiner- Realschule
Manfred Grüb, Karl-Heinz Ellinger, Hubert Mosthaf, Staatl. Schulamt Heilbronn
Hartmut Kreßler, Oberschulamt Stuttgart
Karl Weinmann, Ministerium für Kultus und Sport, Baden-Württemberg

Sinsheim - Dühren, April 1992 Norbert Rühl

Inhalt

Programmkarten

Grundlagen - und Aufbau - Programme für alle Sportarten

Präventionsprogramme

Beispielprogramme für drei ausgewählte Sportarten

Abkürzungen, Zeichen und Erklärungen

Kammgriff

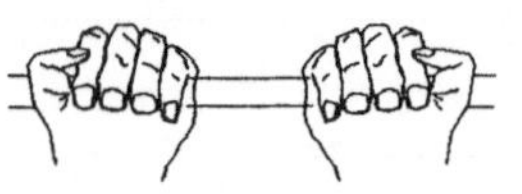

Pfeil mit durchgezogener Linie weist bei einigen Übungen darauf hin, daß es sich um exzentrische Muskelarbeit handelt

Ristgriff

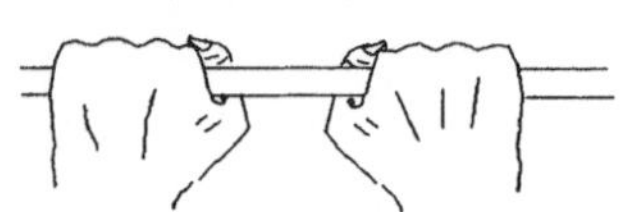

Pfeil mit unterbrochener Linie weist auf konzentrische Muskelarbeit hin (siehe Erklärung S.11)

Wiederholungen	legen die auszuführende Anzahl derselben Übung in einer Serie fest
Serie	Die Summe der Wiederholungen einer Übung hintereinander ohne Pause. Eine Serie kann je nach Programm aus 6, 8, 12, 20 etc. Wiederholungen bestehen
Stationstraining	An einer Station werden mehrere Serien durchgeführt, erst dann wird zur nächsten Station gewechselt
Kreistraining	Nach einer Serie wird sofort zur nächsten Station gewechselt

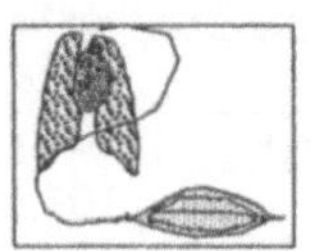

Kraftausdauer
Symbolisiert das Zusammenspiel von Herz, Kreislauf, Lunge und Muskulatur

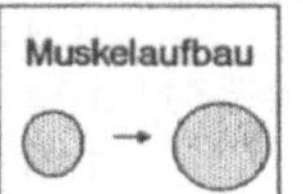

Maximalkraft
Symbolisiert Verbesserung der Maximalkraft durch Muskelaufbau

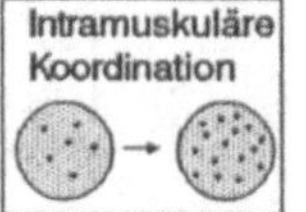

Maximalkraft
Symbolisiert Verbesserung der Maximalkraft durch Steigerung der intramuskulären Koordination

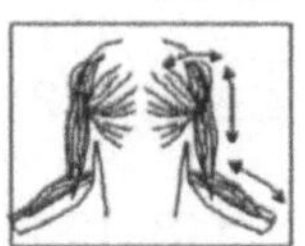

Schnellkraft
Symbolisiert Verbesserung der intermuskulären Koordination (Zusammenspiel der verschiedenen Muskeln und Muskelgruppen)

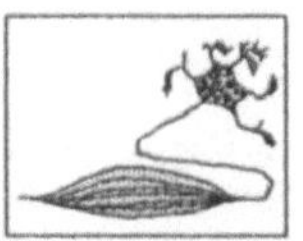

Schnellkraft
Symbolisiert das Zusammenspiel von Nerven und Muskulatur

Nummernleitsystem für 3 ausgewählte Programme

Symbol	Programm	Reihenfolge	Beispiel
□	= Programm Rumpfstabilisation	Reihenfolge [1] bis [6]	□ Ohne - Geräte - Übung [6]
△	= Programm Kraftausdauer	Reihenfolge △1 bis △12	□ Ohne - Geräte - Übung △3
○	= Programm Beine - Po	Reihenfolge ① bis ⑧	[P] Ohne - Geräte - Übung ⑤

Diese 3 Programme sind unabhängig von den 16 Programmen (S. 51-82) für Schnellanwender gedacht, die ohne großen Zeitaufwand die Übungskarten mit dem selben Symbol (Viereck, Dreieck oder Kreis) heraussuchen und in der Reihenfolge der darin enthaltenen Nummern auslegen. Die Übenden wechseln die Stationen entsprechend der Nummernfolge. Das Nummernleitsystem ist nur auf der Rückseite der Übungskarten zu finden, wo wiederum nur Übungen ohne Geräte mit und ohne Partner zu finden sind. Die Nummernkarten werden hier nicht gebraucht.

[P] Übungskarten, die dieses Zeichen besitzen, beschreiben eine Partnerübung (siehe "Inhalt").

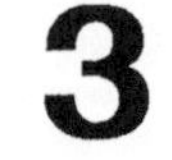

Nummernkarten zur Kennzeichnung der Reihenfolge beim Kreistraining (S.113-136)

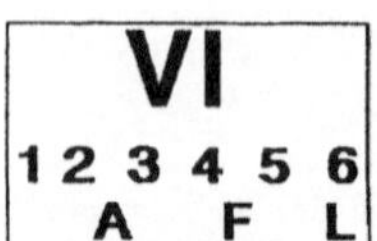

Nummernkarten zur Kennzeichnung der Reihenfolge beim Stationstraining. Die arabischen Ziffern geben die Anzahl der Serien an, die an einer Station durchgeführt werden

Farberklärungen

Übungstafeln, Übungskarten

Die folgenden 6 Farben sind jeweils einer der 6 Muskelgruppen zugeordnet. Übungen der jeweiligen Muskelgruppe sind dann sehr leicht auf den Übungstafeln der entsprechenden Übungskarte zuzuordnen und umgekehrt.

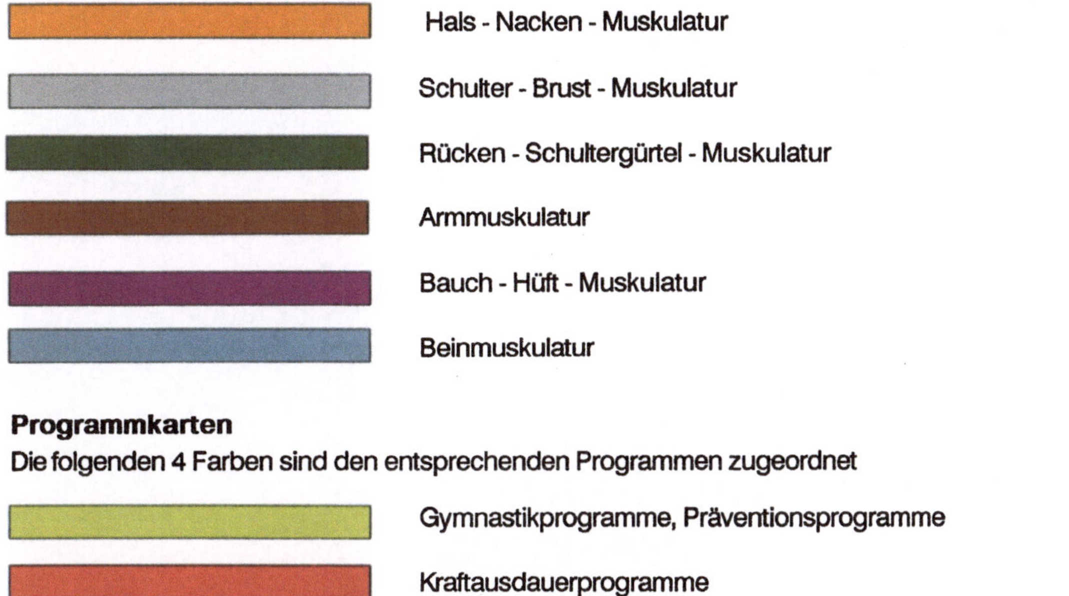

Programmkarten

Die folgenden 4 Farben sind den entsprechenden Programmen zugeordnet

Gymnastikprogramme, Präventionsprogramme

Kraftausdauerprogramme

Maximalkraftprogramme

Schnellkraftprogramme

Die Farben der Übungstafeln und Übungskarten stehen in keinem Zusammenhang mit den Farben der Programmkarten !

Einführung

Die Bedeutung des Muskeltrainings heute

Durch Bewegungsmangel als Folge zunehmender Automatisation und Mechanisierung wird die körperliche Verfassung des Menschen immer unzureichender. Herz- und Kreislauferkrankungen, Haltungsschäden, Haltungsschwächen, Muskelschwäche und Fettleibigkeit sind bekanntlich die Folgen in unserer Gesellschaft. Andererseits erkennen immer mehr Menschen die Notwendigkeit der sportlichen Betätigungen als entscheidenden Beitrag zur Erhaltung der Gesundheit und zur Verbesserung ihrer Lebensqualität.

21 Mill. Mitbürger sind im DSB organisiert. Zusätzlich sind 2,5 Mill. Fitneßtreibende in über 4000 Fitneßstudios und Schulen aktiv. Hinzu kommen ungezählte Sport- und Fitneßstudios der Vereine, Hotels, Freizeitzentren.

Der allgemeine Fitneßsport hat enorme Zuwachsraten zu verzeichnen. Massenaktionen wie Jogging, Trimming 130 und Aerobic bewirken vor allem eine Verbesserung der allgemeinen Ausdauer und z.T. auch der Beweglichkeit.

Die Muskulatur ist im Körper jenes System, mit dem sich der Mensch bewegen kann. Mit einer gut ausgebildeten Muskulatur kann sich der Mensch nicht nur rationell, ökonomisch, geschickt, schnellkräftig und ausdauernd bewegen, er ist darüber hinaus auch allgemein gesünder, leistungsfähiger und hat eine ausgewogenere Figur. Die allgemeine Verfassung des Breiten- bzw. Fitneßsportlers und die spezielle Kondition des Leistungssportlers werden entscheidend von Kraft- und Schnelligkeitsfähigkeiten geprägt.

Mangelnde Kraftfähigkeiten vor allem im Bereich der Rückenmuskulatur führen zu Fehlhaltungen des Oberkörpers, die wiederum das Skelettsystem, den Bandapparat und die Muskulatur überstrapazieren oder schädigen. Eine zu schwach ausgeprägte Schulter-Rücken-Muskulatur führt z.B. bei Tennisspielern oft frühzeitig genauso zu Verschleißerscheinungen wie mangelnde Stabilität der Fuß- und Kniegelenke beim Fußballspieler, aufgrund einer nicht speziell gekräftigten Beinmuskulatur. Bei einem richtigen Muskeltraining werden nicht nur sichtbar die Körperformen harmonischer ausgebildet, sondern gleichzeitig Körperfettanteile abgebaut und Herz-Kreislauf-Stoffwechsel - und Nervensystemfunktionen verbessert. Darüber hinaus entlastet ein gutes Muskelkorsett das Skelettsystem und die inneren Organe. Entscheidend für den Breiten- und vor allem Leistungssportler ist die Tatsache, daß sich bei gezieltem Muskeltraining relativ schnell eine meßbare Leistungssteigerung erreichen läßt, was schließlich auch eine qualitative Verbesserung der sportlichen Bewegung bedeutet.

Auch in der modernen Rehabilitation ist das Muskeltraining nach operativen Eingriffen unverzichtbarer Bestandteil der Behandlung geworden. Muskeltraining hat grundsätzlich zwei Bereiche der Auswirkung, nämlich den der Gesundheit und den der Leistung.

Immer noch bestehen Vorurteile gegen Muskel- bzw. Krafttraining. Selbst im Leistungssport, in dem in den meisten Sportarten Muskeltraining seit Jahren zumindest als Basis- und Aufbautraining betrieben wird, ist bei es manchen Sportlern, Trainern oder Medizinern noch umstritten, was jedoch nicht am Muskeltraining liegt, sondern an der fehlenden Kenntnis über biologische und physikalische Grundlagen, situative bzw. Rahmenbedingungen und die praktischen Methoden des Muskeltrainings selbst.

Muskeltraining in der Schule und im Verein

Über das Muskeltraining im Rahmen des Unterrichts gibt es ebenfalls immer wieder Diskussionen. Sportlehrer, Trainer und Sportmediziner sehen Gefahren, was aber an einer undifferenzierten Auslegung des Begriffs Muskeltraining liegt, worunter meist unberechtigterweise Hanteltraining mit schweren Gewichten verstanden wird. Dabei absolviert der Jugendliche, der aufgrund von Rückenbeschwerden vom Hausarzt in die Krankengymnastik geschickt wird, ebenfalls Muskeltraining.

Ein richtig dosiertes Muskeltraining im Unterricht bzw. im Training bei entsprechender Auswahl der Übungen und funktionell korrekter Ausführung ist der beste Schutz zur Vorbeugung von Haltungsschwächen und Schäden, eine optimale Möglichkeit, physische Grundlagen zu schaffen, was nicht nur die akute Verletzungsgefahr reduziert, sondern auch langfristigen Abnutzungsschäden vorbeugt. Hinzu kommt, daß eine gekräftigte Muskulatur die beste Voraussetzung für eine sportartspezifische Leistungsverbesserung darstellt.

Untersuchungen, Tests und Versuche an verschiedenen Schulen haben die Effektivität des Muskeltrainings bereits im Grundschulalter bewiesen. Ein Stichwort heißt hier: Biotraining. In einem zweijährigen Modellversuch wurden bereits 1987 an der Erich-Kästner-Schule in Baunatal die positiven Einflüsse eines richtig dosierten Muskeltrainings nachgewiesen. Die Zahl der Schüler mit Haltungsschwächen hat in den letzten Jahren so drastisch zugenommen, daß im Bereich der Prävention dringend reagiert werden muß. Bereits über die Hälfte der Schülerinnen und Schüler zeigen Auffälligkeiten. Vor allem im Bereich der Haltemuskulatur (Rumpf-Hüft-Schulter-Bereich) sind Haltungsschwächen vorhanden, die ohne ein präventives Eingreifen unweigerlich zu Haltungsschäden führen.

Auch dem Aspekt der Verbesserung der Leistung durch Muskeltraining kommt in der Schule eine besondere Bedeutung zu. Ohne entsprechende Kraftfähigkeiten kann der Schüler bestimmte sportliche Techniken gar nicht oder nur unzureichend bzw. nur unfunktionell ausführen, was sich auch durch intensives Techniktraining nicht ändert. Defizite im Bereich der Schultergürtelmuskulatur überfordern den Schüler, z.B. wenn er im Barrenstütz schwingen soll.

In einem modernen Unterricht bzw. Training darf gezieltes und richtig dosiertes Muskeltraining nicht mehr fehlen.

Erläuterungen zum Inhalt

Muskeltraining 2000 - mit über 700 Zeichnungen - stellt eine Handreichung für das Training bzw. den Unterricht dar. Trainer, Lehrer und Aktive haben in kurzer und übersichtlicher Weise Informationen für die Vorbereitung von Unterrichts- bzw. Trainingseinheiten zur Verfügung.
Muskeltraining 2000 gliedert sich in einen kurzen theoretischen Teil sowie in einen Medienteil. Im Theorieteil werden Zielbereiche des Muskeltrainings, Methoden und Erscheinungsformen der Kraft in Zusammenhang gebracht, um die vielseitigen Möglichkeiten des Muskeltrainings darzustellen. Es wird darauf verzichtet, in ausführlicher Weise umfangreich Grundlageninformation darzustellen, was in anderer Literatur (siehe Lit.- Hinweise) ausführlich geschieht.
Besonders interessant ist die nach Hauptmuskelgruppen geordnete Sammlung der wichtigsten Übungen in Muskelgruppen. Auf 7 Übungstafeln sind sie in übersichtlicher Weise aufgegliedert und in Anfänger-, Fortgeschrittenen - und Leistungsstufe differenziert dargestellt. Auf der Übungstafel 8 findet man zusätzlich die wichtigsten Dehnungsübungen mit Beschreibung auf einen Blick.
Der Medienteil beinhaltet herausnehmbare Programme sowie Übungskarten und Nummernkarten, welche die Organisation des Unterrichts bzw. des Trainings erleichtern. Die Rückseiten der Übungskarten zeigen nur Übungen ohne Geräte. Ein Nummernleitsystem erleichtert den schnellen Einsatz von 3 ausgewählten Programmen (siehe Seite 5o).

Die Rückseiten der Übungstafeln 1-8 sowie die Rückseiten der Programme 1-16 enthalten freie Felder, auf denen Notizen, ergänzende Übungen oder sportartspezifische Übungen eingetragen bzw. individuelle Programme geschrieben werden können.

Außerdem wird der Medienteil ergänzt durch spezielle Musikcassetten, die in festgelegten Intervallen bespielt sind. Die Musikrechte der verwendeten Titel sind vom Verfasser erworben und dürfen beim Erwerb von Muskeltraining 2000 nicht nur privat verwendet werden, sondern auch im gewerblichen Bereich bzw. Vereinen - Studios - Schulen, ohne daß weitere Gebühren anfallen, d.h. die verwendete Musik ist gemafrei.

Cassette 1 A	30 sec Belastung (Musik)	30 sec - Pause	24 Intervalle	Gesamtdauer inklusiv Pausen 24 min
Cassette 1 B	45 sec Belastung (Musik)	45 sec - Pause	18 Intervalle	Gesamtdauer inklusiv Pausen 27 min
Cassette 2 A	45 sec Belastung (Musik)	30 sec - Pause	18 Intervalle	Gesamtdauer inklusiv Pausen 24 min
Cassette 2 B	20 sec Belastung (Musik)	20 sec - Pause	36 Intervalle	Gesamtdauer inklusiv Pausen 24 min

Die Cassetten ermöglichen die zeitliche Steuerung verschiedener Programme mit geringem organisatorischen Aufwand und bieten gleichzeitig mehrere Vorteile. Der Lehrer bzw. Trainer ist nicht mit dem Hantieren der Stoppuhr beschäftigt und kann sich ganz auf das Training bzw. den Unterricht konzentrieren.
Außerdem läßt das Üben nach Zeit eine individuelle Auslastung zu, was auch den unterschiedlichen Fasertypen der Muskulatur sowie dem jeweiligen Trainingszustand gerechter wird. Da sich beispielsweise die Bauchmuskulatur (tonische Muskulatur) langsamer kontrahiert als die Beinmuskulatur (phasisch), ist es hier günstiger, die Belastungsdauer (Reizdauer) über die Zeit zu steuern als durch die Wiederholungszahl.
Außerdem zeigt die Praxis, daß sich der Einsatz von Musik im Konditionstraining bzw. Muskeltraining sehr motivierend auswirkt.

Vorschläge für den Einsatz der Musikcassetten

	Belastung / Pause	- Programm - Nr.
Cassette 1 A	30 sec / 30 sec	7 8 10 11 13 14 16
Cassette 1 B	45 sec / 45 sec	7 8 10 16
Cassette 2 A	45 sec / 30 sec	7 8 16
Cassette 2 B	45 sec / 30 sec	2 3 4 10 11 12 13 14

Bei den Muskelaufbauprogrammen 10 und 11 im Schüler - Jugend - Bereich kann auch die Cassette 1 A 30 / 30 eingesetzt werden. Erfahrungsgemäß ergeben sich im Gruppentraining Verzögerungen hinsichtlich eines exakten Beginns bei einsetzender Musik, was häufig zu einer Verkürzung der effektiven Übungszeit führt.
Hinweis zur Organisation: Wird mit einer Gruppe Stationstraining durchgeführt, so können pro Station 3 bis 4 Übende eingesetzt werden. Die Nichtübenden dehnen in den Pausen oder leisten Hilfestellung (Cassette 2 B 20/20).
Noch ein Tip ! Die Cassetten sind auf jeder Seite mit 3 bis 5 Musiktiteln bespielt. Wenn man in der Mitte der Cassette startet, hört man bei derselben Cassette und gleichen Intervallen andere Musik, was zusätzlich für Abwechslung sorgt.

Grundlagen - Definitionen

Skelettmuskulatur des Menschen

Auf der folgenden Seite sind die wichtigsten Muskeln und Muskelgruppen des Menschen in Vorder - und Rückansicht dargestellt. Die Strukturierung erfolgt aus Gründen der Übersicht nach Region und funktioneller Zusammenarbeit in 6 Gruppen. Entsprechend dieser Einteilung sind die Übungstafeln 1 - 6 zusammengestellt (Seite 15 - 26).
Die Skelettmuskulatur (quergestreifte) besteht aus unterschiedlichen Muskelfasertypen. Hierbei haben zwei Typen für jeweils unterschiedliche Beanspruchung verschiedene Fähigkeiten.
1. Die roten Fasern (ST- Fasern , " slow - twitch ") sind vor allem für die Ausdauerleistungen geeignet, was durch den hohen Mitochondrienbesatz [1] und Myoglobingehalt [2] begründet ist. Diese tonischen (posturalen) Fasern weisen eine langsamere Kontraktionsgeschwindigkeit auf. Dieser Muskelfasertyp ist vor allem für die Haltearbeit zuständig und hat daher überwiegenden Anteil an der Rumpfmuskulatur (Fixationsmuskulatur).
Außerdem neigen die tonischen Fasern schneller zur Verkürzung (siehe Zeichnung).
2. Die weißen Fasern (FT - Fasern , " fast - twitch ")sind vor allem für die Maximal - und Schnellkraftleistungen geeignet was durch die anaerobe Energiebildung bzw. schnelle Energiebereitstellung begründet ist.
Allerdings ermüden diese " phasischen Fasern " bedingt durch die hohe Kontraktionsgeschwindigkeit und durch die Art der Energiebereitstellung schneller als die roten Muskelfasern (siehe Zeichnung).
Dieser Muskelfasertyp ist vor allem mehr für die bewegende Arbeit zuständig und hat überwiegenden Anteil an der Extremitätenmuskulatur (Aktionsmuskulatur). Außerdem neigen die phasischen Fasern schneller zur Abschwächung (siehe Zeichnung).

1 Mitochondrien - kugelförmiges Gebilde in der Zelle , zuständig für den aeroben Stoffwechsel und die Fähigkeit zur autonomen Proteinsynthese

2 Myoglobin - roter Muskelfarbstoff

Skelettmuskulatur des Menschen (grobe Darstellung)

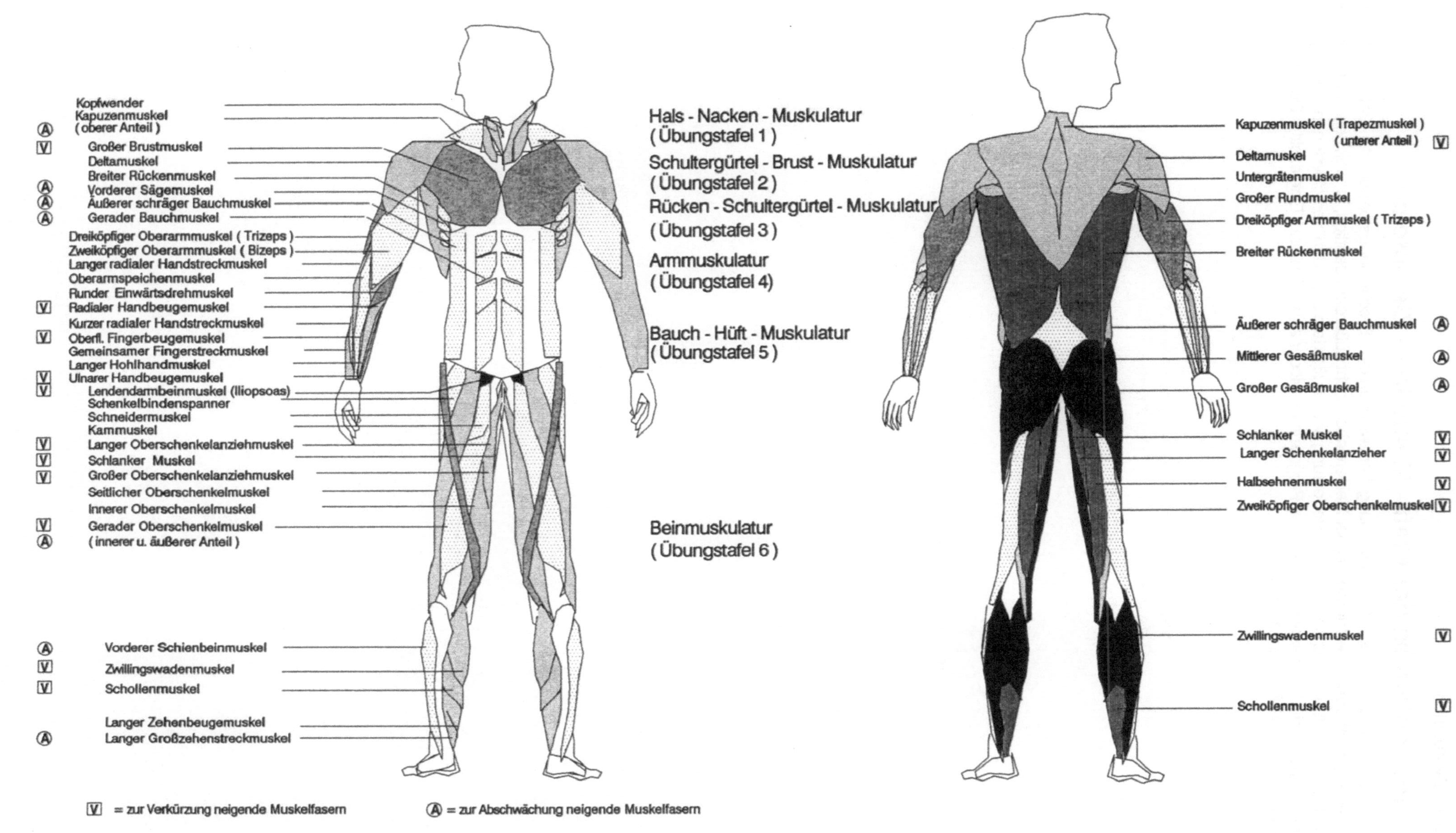

Erscheinungsformen der Kraft - Methoden - Zielbereiche

Die folgende Übersicht stellt einen Zusammenhang her zwischen den Erscheinungsformen der Kraft und den dazugehörigen Trainingsmethoden. Die Zuordnung der Zielbereiche macht außerdem deutlich, in welchen Bereichen die Kraftausdauer, Maximalkraft und Schnellkraft von Bedeutung sind. Außerdem sind den verschiedenen Trainingsmethoden Symbole zugeordnet, die bei den entsprechenden Programmen wieder zu finden sind. Eine exakte Definition der einzelnen Methoden ist auf Seite 13 zu finden.

Erscheinungsformen der Kraft - Methoden - Zielbereiche

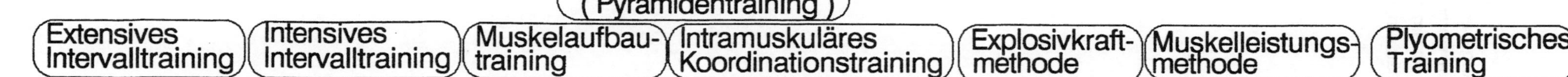

Kraftausdauertraining — Maximalkrafttraining — Schnellkrafttraining

allgemeine/lokale Ausdauer — optimaler Muskelzuwachs - Hypertrophie — intramuskuläre Koordination — intermuskuläre Koordination — Kontraktionsgeschwindigkeit

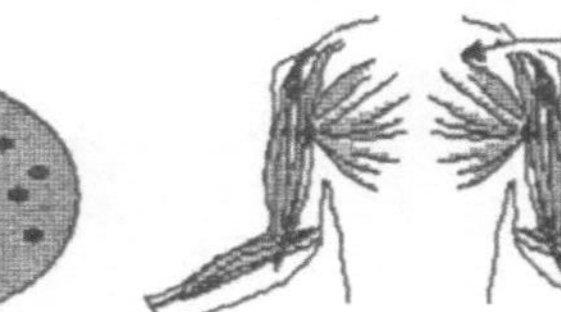

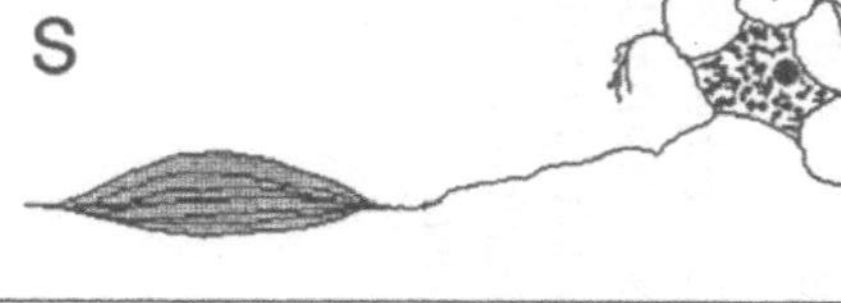

Kraftausdauer
ist die Widerstandsfähigkeit gegen die Ermüdung von langanhaltenden oder sich wiederholenden Belastungen. Sie ist hauptsächlich abhängig von der Maximalkraft sowie von der allgemeinen Ausdauer bzw. speziellen Ausdauer

Zielbereiche
- → **Rehabilitation**
- → **Gesundheitssport**
- → **Fitness**
- → **Bodyshaping**
- → **sportartspezifisch**

Maximalkraft
ist die höchstmögliche Kraft, die ein Mensch willentlich entwickeln kann. Sie ist hauptsächlich abhängig vom Muskelquerschnitt und von der Intramuskulären Koordination.

Zielbereiche
- → **Rehabilitation**
- → **Gesundheitssport**
- → **Fitnessbereich**
- → **Bodystyling**
- → **Bodybuilding**
- → **sportartspezifisch**

Schnellkraft
ist die in kürzestmöglicher Zeit wirkende Kraft. Sie ist haupt-sächlich abhängig von der Maximalkraft Kontraktionsgeschwindigkeit intermuskulären Koordination.

Zielbereiche
- → **Fitnessbereich**
- → **sportartspezifisch**

Energieliefernde Stoffwechselvorgänge

Die energieliefernden Stoffwechselvorgänge in der Muskulatur machen deutlich, welche Zusammenhänge einerseits zwischen der Belastungsdauer und der Belastungsintensität bestehen und andererseits welche Grenzen durch diese Energiebereitstellungsmöglichkeiten gegeben sind und berücksichtigt werden müssen. Es handelt sich hier um eine vereinfachte Darstellung. Es wird darauf verzichtet, weitere Zwischenformen der Energiebereitstellung zu erläutern, u.a. im Bereich der Ausdauer, was nicht Gegenstand der Betrachtung ist.

Energieliefernde Stoffwechselvorgänge in der Muskulatur (grobe Darstellung)

Energielieferanten:

1. ATP = Adenosintriphosphatvorrat im Muskel nach 1 - 3 sec erschöpft, nach kurzer Pause steht wieder ATP zur Verfügung
2. KP = Kreatinphosphat bis zu 20 sec - Kreatinphosphatspeicher ist nach 1-2 min wieder aufgefüllt, dauert bei Anfängern mehrere Minuten
3. Glykogen = tierische Stärke bis zu 40 sec - bei gleichzeitiger Laktatbildung[1]
4. Glykogen + Fettsäuren + Sauerstoff

Zwei Faktoren bestimmen die Art der Energiebereitstellung: a.) Reizdauer (Zeitdauer der Muskelkontraktionen);
b.) Belastungsintensität (% Anteil der Maximalkraftfähigkeit)

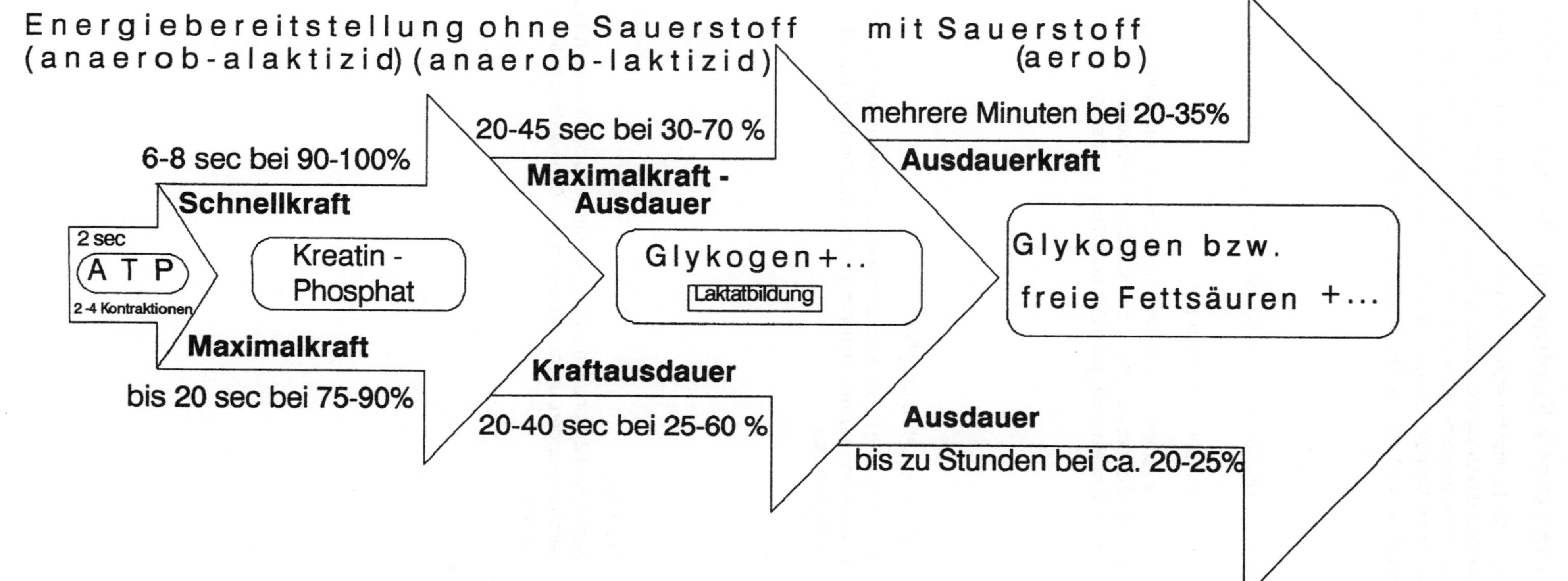

Die verschiedenen Energiebereitstellungsmöglichkeiten müssen bei der Trainingsplanung und Durchführung unbedingt Beachtung finden. Vor allem Reizdauer, Pausen und Belastungsintensität müssen richtig ausgewählt sein, um die Trainingsreize in den Zielbereichen zu setzen, die angestrebt sind. Besonders wichtig ist es, im Training eine Laktathäufung zu vermeiden, da sie sich einerseits negativ auf Koordination und Konzentration auswirkt (besonders schlechte Voraussetzungen im Techniktraining) und andererseits die Regenerationsphase unnötig verlängert. Zu dieser Thematik existieren bereits umfangreiche Untersuchungen z.B. von Prof.Dr.H.Liesen, Paderborn.

[1] Laktatbildung = Milchsäurebildung bei bestimmter Arbeitsintensität

Wie arbeitet ein Muskel ? Kontraktionsformen - Muskelarbeitsweisen

Die nachfolgende Darstellung der Kontraktionsformen macht deutlich, welche unterschiedlichen Muskelarbeitsweisen innerhalb einer Übung bzw. sportlichen Bewegung auftreten können. Je nach Charakter der sportlichen Bewegung kann die eine oder andere Muskelarbeitsweise vorherrschend sein. Anhand des vorliegenden Beispiels läßt sich jede sportliche Bewegung analysieren, was eine der Voraussetzungen für eine sinnvolle Auswahl und einen gezielten Einsatz von Übungen darstellt. Dies ist besonders im sportartspezifischen Anwendungsgebiet zu beachten.

Die folgenden sportartspezifischen Beispiele zeigen, wie die unterschiedlichen Kontraktionsformen dominieren können.

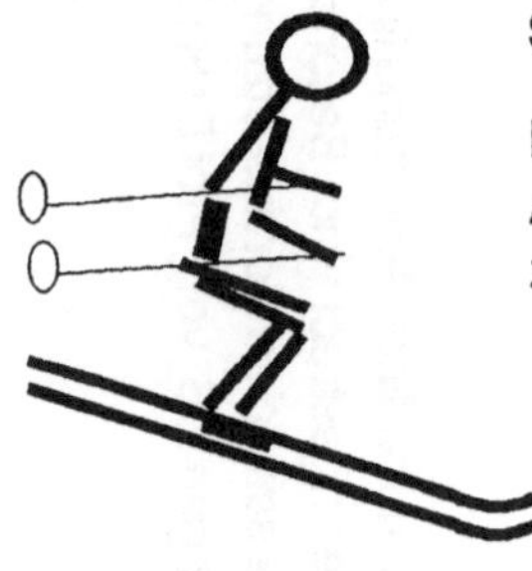

Skifahrer in der Hockstellung

Der Skifahrer leistet mit der Beinmuskulatur dynamische überwindende sowie nachgebende Arbeit, aber der isometrischen Haltearbeit (Hockstellung) kommt hier besondere Bedeutung zu, da über einen längeren Zeitraum diese Kontraktionsform dominiert

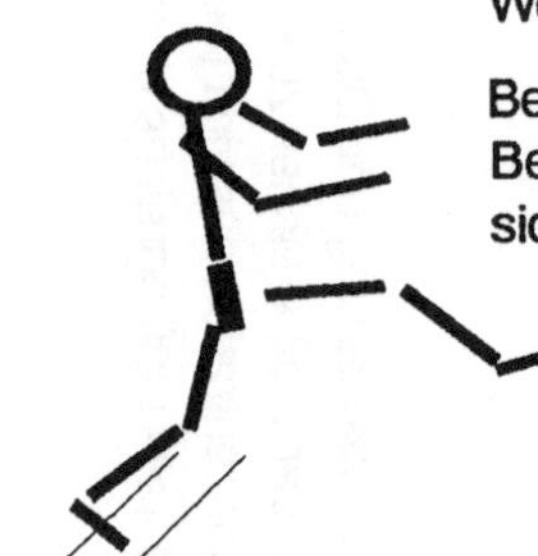

Weitsprung - Absprungphase

Beim Absprung ist die überwindende Arbeitsweise der Beine und Arme von entscheidender Bedeutung und muß daher im sportartspezifischen Muskeltraining entsprechend berücksichtigt werden

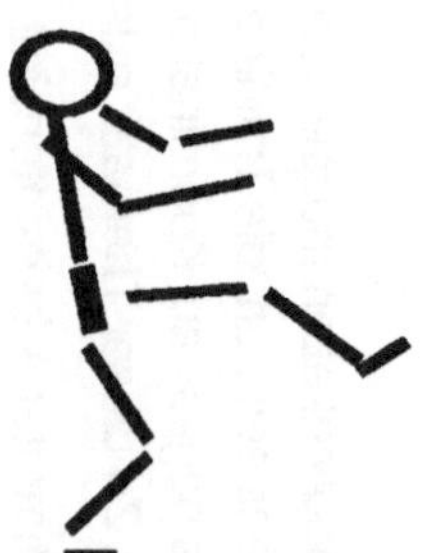

Dreisprung

Beim 1. und 2. Sprung muß die Last des Körpergewichtes mit nachgebender Arbeitsweise aufgefangen werden, um anschließend mit überwindender Muskelarbeit die nächste Phase einzuleiten

Kontraktionsformen - Muskelarbeitsweisen

Das vorliegende Beispiel soll vereinfacht das komplexe Zusammenspiel der verschiedenen Kontraktionsformen darstellen. Die Muskulatur hat nur die Fähigkeit, sich zu kontrahieren (zusammenziehen). Dies geschieht jedoch in unterschiedlichen Formen, die selten in Reinform vorkommen. Die Übung Klimmzug z. B. beginnt mit überwindender Arbeitsweise ((1) Hochziehen), während gleichzeitig isometrische Muskelarbeit (Festhalten) erfolgt. Im höchsten Punkt endet die überwindende Arbeitsweise, in diesem Augenblick liegt nur isometrische Arbeit vor. Die Umkehrung der Bewegungsrichtung (Herablassen) bedeutet den Beginn der nachgebenden Arbeitsweise ((3)Verlängerung des Muskels unter Beibehaltung möglicherweise sogar Steigerung der Muskelspannung). Wichtig ist hier die Erkenntnis, daß eine Muskelspannung erreicht werden kann, die über 100% der konzentrischen Muskelarbeitsfähigkeit hinausgeht. Ein Beispiel : Würde man beim Klimmzug im höchsten Punkt (2) ein entsprechendes Gewicht an die Beine hängen, würde es den Übenden unweigerlich nach unten ziehen und dabei eine Muskelspannung über 100 % erzeugen. Der Übende wäre mit diesem Gewicht nicht in der Lage, sich hochzuziehen bzw. eine entsprechende Muskelspannung zu erzeugen. Auch während der exzentrischen Phase wird gleichzeitig isometrische Muskelarbeit geleistet. Die exzentrische Kontraktionsform ist für den Leistungszuwachs von wesentlicher Bedeutung.

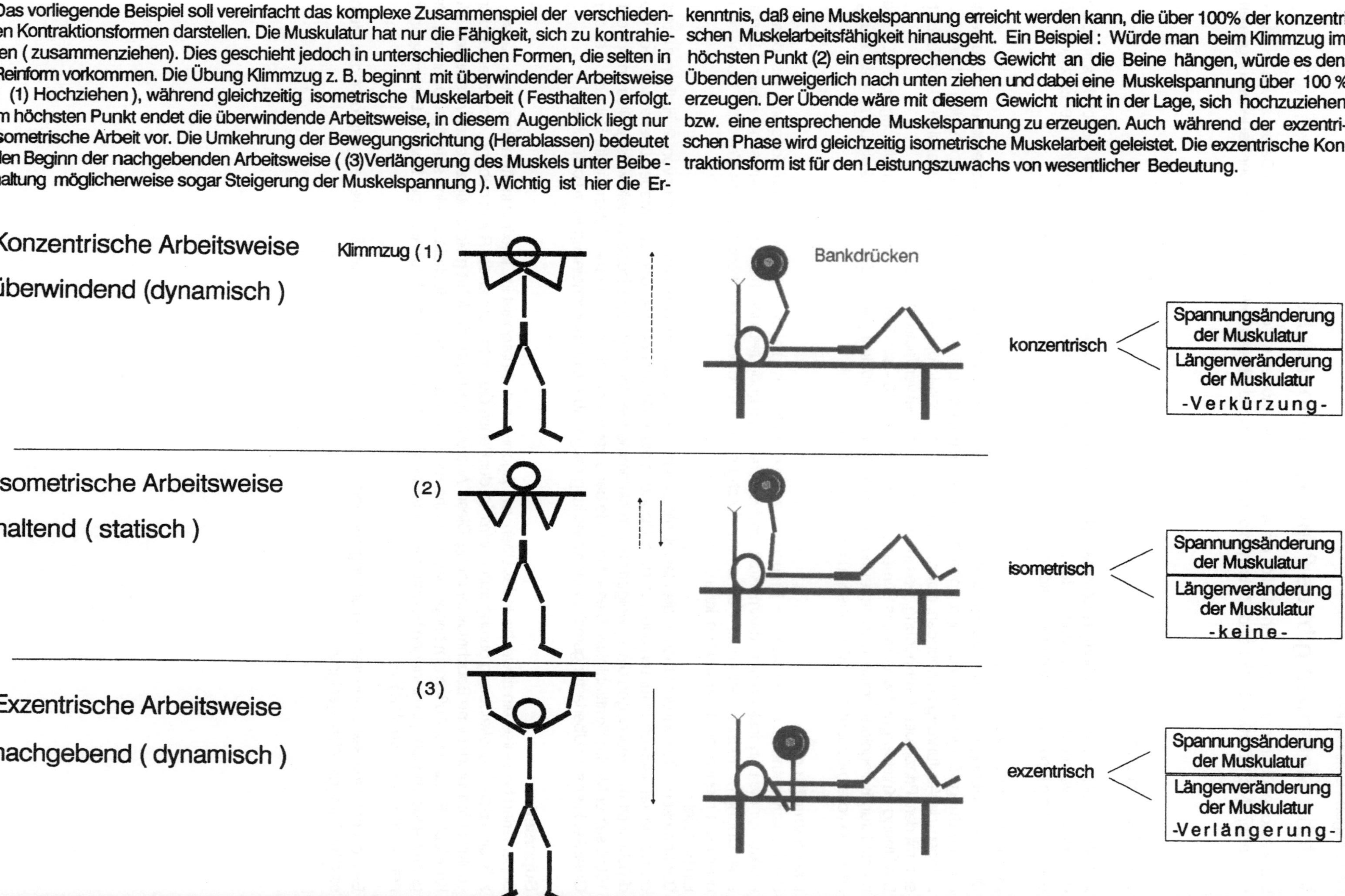

Welche Methoden gibt es ? Methodenübersicht

Die Methodenübersicht zeigt auf einen Blick die wichtigsten Methoden mit den dazugehörigen Daten sowie ergänzenden Hinweisen. Nicht berücksichtigt sind Zwischenformen sowie eine differenzierte Darstellung der Dauerleistungsmethoden.

Zusatzbemerkungen :

Im Rahmen der rechts aufgeführten Methoden gibt es verschiedene Ausführungsmethoden, die besonders im Bodybuilding bzw. in verschiedenen Sportarten des Leistungssports zur Anwendung kommen. Einige sind hier kurz genannt und erklärt, um sie insgesamt einordnen zu können.

Methode der Vorermüdung
Die meisten Übungen sind auf das Zusammenspiel mit unterschiedlichen Muskelgruppen angewiesen. Die unterschiedliche Leistungsfähigkeit der Muskelgruppen hat zur Konsequenz, daß die schwächsten Gruppen den Übenden dazu zwingen, die Ausführung zu beenden, obwohl die stärkeren Muskelgruppen noch nicht ermüdet sind. Dabei behilft man sich mit dem Prinzip der Vorermüdung, was im folgenden Beispiel verdeutlicht wird.
Die Übung "Kniebeugen " wird im Zusammenspiel Rücken -, Gesäß - und Beinstreckmuskulatur durchgeführt. Da die Beinmuskulatur (Kniegelenkstrecker) später ermüdet als die anderen Muskeln, wird die Beinmuskulatur mit der Übung Beinstrecken vorermüdet und sofort im Anschluß die Kniebeuge ausgeführt.

Negativmethode
Die Negativmethode macht sich die Erkenntnis zunutze, daß sich die exzentrische Kontraktionsform als besonders effektiv für die Entwicklung der Maximalkraft erwiesen hat. Das bedeutet, daß hier die exzentrische Kontraktionsform einer Übung mit technischer - oder Partnerhilfe durchgeführt wird, obwohl der konzentrische Teil vom Übenden nicht oder nicht mehr ausgeführt werden kann.
Ein Beispiel :
Bankdrücken - Obwohl der Übende die Hantel nicht mehr nach oben drücken kann, wird er von 2 Helfern unterstützt, die die Hantel nach oben führen und nun dem Übunden die volle oder ein Teil der Last wieder überlassen. Der Übende drückt jetzt maximal gegen die unweigerlich zurückkommende Hantel (exzentrische Arbeitsweise). Dies entspricht über 100% seiner Maximalkraftfähigkeit. Diese Methode bedeutet aber auch eine extreme Belastung für Sehnen, Bänder und Gelenke. Hier sind Überlastungsreaktionen sowie langfristige Abnutzungserscheinungen zu befürchten.

Superserien
Superserien bedeuten ein abwechselndes Üben von Agonist und Antagonist im Maximalkrafttraining ohne Pause. Wird z..B. eine Bauchmuskelübung durchgeführt, wird in der Pause die entsprechende Rückenübung absolviert und im Anschluß sofort wieder eine Bauchmuskelübung. Diese Ausführungsmethode führt gleichzeitig zu einer verstärkten Herz - Kreislauf - Belastung. Außerdem bringt das abwechselnde Kontrahieren der Muskulatur eine sofortige Dehnung des Gegenmuskels mit sich. (In niedrigen Belastungsintensitäten sind Superserien auch für Anfänger bzw. im Breitensport geeignet; siehe Programm Nr.2)

Es gibt noch eine Reihe anderer Ausführungsmethoden, die hier ungenannt bleiben. Die hier angesprochenen Methoden sind für Anfänger nicht geeignet.

Methodenübersicht vereinfachte Darstellung

Ziel Verbesserung der:		Methode	Intensitätsbereiche	Wiederholungen	Belastungsdauer ca.	Serien	Pausen	Ausführungsgeschwindigkeit	Organisationsform	Bemerkungen
Maximalkraft	W	Muskelaufbautraining Vergrößerung des Muskelquerschnitts	40 -75%	8 - 12	2 0 sec	3 -6	1 - 3 min	langsam - mittel	S	
	W	Intramuskuläres Koordinationstraining gleichzeitige Aktivierung v. motorischen Einheiten	85 -100%	6 - 1	8 - 2 sec	5 - 8	2 - 5 min	mittel - zügig	S	für Anfänger/ Jugendliche bis ca. 16 Jahren nicht geeignet[1]
	W	Pyramidentraining	60 -100%							
		Kombination von Muskelaufbau u. intramuskulärer	60 - 80%	8 - 4	6 - 20 sec	5 -8	2 - 4 min	mittel - zügig	S	
		Koordination	75 - 95%	6 - 1	8 - 2 sec	5	2 - 4 min	mittel - zügig	S	
Schnellkraft	I	Explosivkraftmethode Erhöhung d. Kontraktionsgeschwindigkeit	0 - 60%	6 - 10	bis 8 sec	3 - 6	bis 3 min	explosiv	S	
	W	Plyometrisches Training Reaktivkraftmethode Verbesserung des Nerv-Muskel - Zusammenspiels durch exzentrische Muskelkontraktion	100% und mehr	6 - 10	bis 8 sec	6 - 10	2 - 3 min	explosiv	S / K	nicht geeignet für Anfänger/ Jugendliche bis ca. 16 Jahren[1]
	E	Muskelleistungsmethode Hypertrophie der weißen Muskelfasern	20 - 40%	-	10 - 40 sec	3 - 4	2 - 3 min	schnell	S / K	
Kraftausdauer	I	Intensives Intervalltraining Verbesserung d. Maximalkraftausdauer	30 - 70%	8 - 20	20 -45 sec	3 - 5	1 - 2 min	zügig/schnell	S / K	
	E	Extensives Intervalltraining Verbesserung der allgemeinen und lokalen Kraftausdauer	40 - 60%	15 - 30	45 sec	3 - 5	bis 1 min	zügig	S / K	
			20 - 40%	30 u. mehr	45 sec u. mehr	4 - 6	bis 1 min	zügig	S / K	
	D	Dauerleistungsmethode	20 - 35%		10 -30 min	-	Keine	zügig	K	

W= Wiederholungsmethode E = Extensive Intervallmethode I = Intensive Intervallmethode D = Dauerleistungsmethode

[1] Eine Ausnahme bilden jugendliche Leistungssportler nach einem kontinuierlichen Aufbautraining K = Kreistraining S = Stationstraining

Die wichtigsten Übungen auf einen Blick !

Auf den folgenden Übungstafeln 1 - 6 sind die wichtigsten Kräftigungsübungen für die jeweiligen Muskeln und Muskelgruppen zusammengefaßt. Auf der Übungstafel 7 sind Übungen ohne Geräte für die 6 Muskelgruppen zu finden, während die Übungstafel 8 die wichtigsten Dehnungsübungen zeigt.
Auf den Übungstafeln sind Übungen ohne und mit freier Hantel oder mit Studiogeräten sowie Ganzkörperübungen dargestellt. Für welche Zielgruppe sich die jeweiligen Übungen eignen, ist an der Einordnung durch die Buchstaben A, F, L (Anfänger, Fortgeschrittene, Leistungssportler) zu erkennen.
Auf den Rückseiten der Übungstafeln sind freie Felder, die Platz lassen für Notizen, ergänzende Übungen sowie sportartspezifische Übungen.

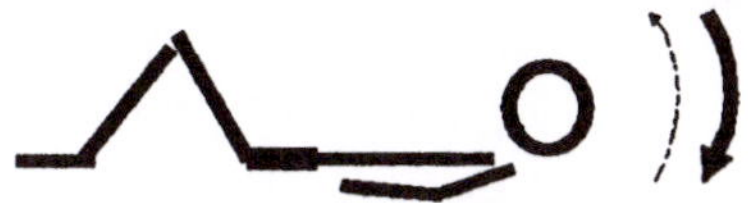

1 A Kopfheben aus der Rücklage

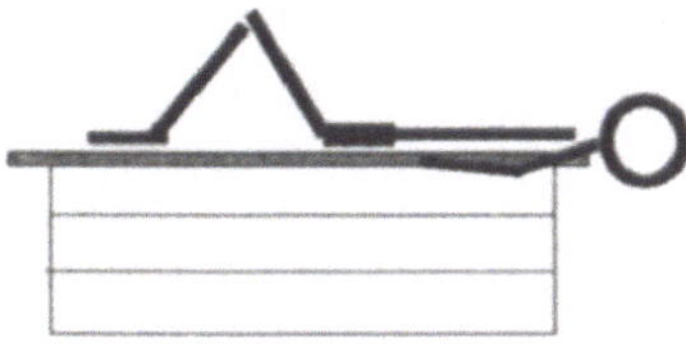

2 A Kopfheben aus erhöhter Unterlage

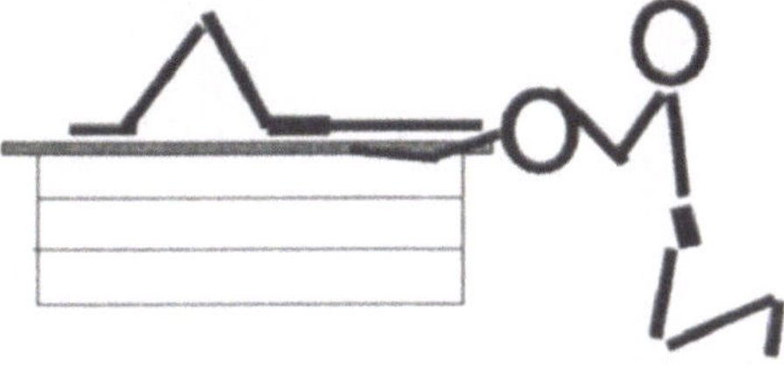

3 F Kopfheben gegen Partnerwiderstand

4 A Kopfheben aus der Bauchlage

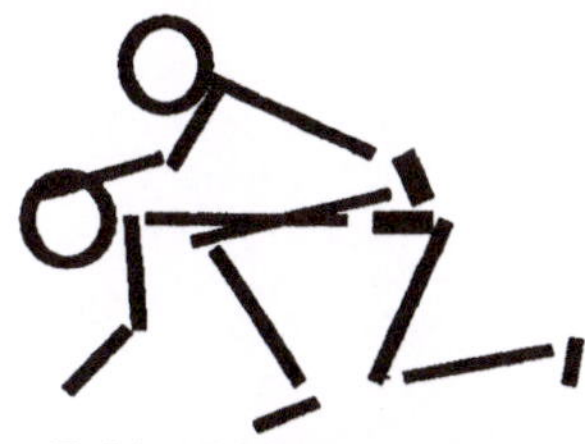

5 F Kopfheben gegen Partnerwiderstand

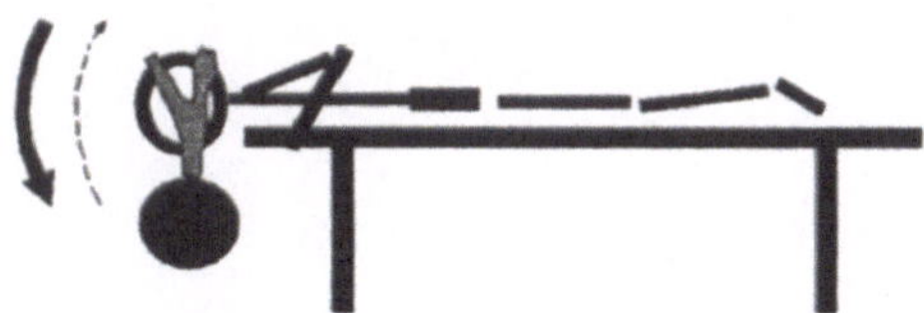

6 L Kopfheben mit Zusatzlast

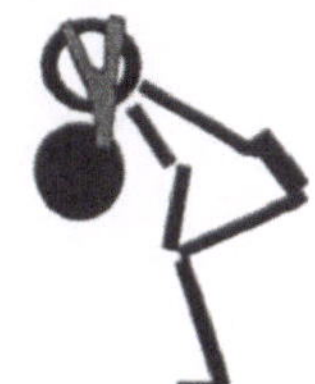

7 L Kopfheben, gebeugt mit Zusatzlast

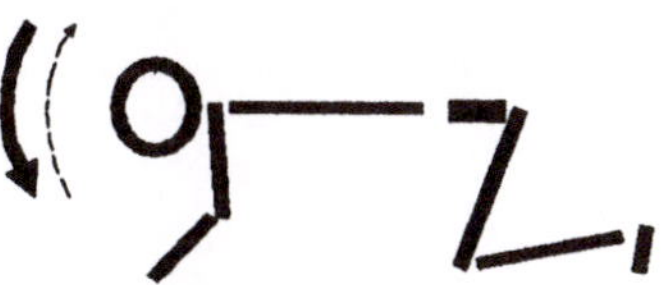

8 A Kopfsenken

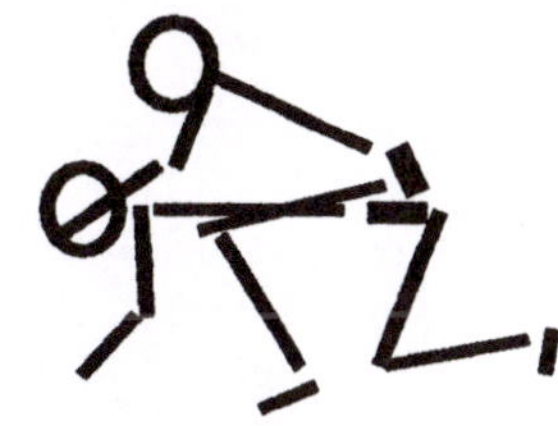

9 F Kopfsenken gegen Partnerwiderstand

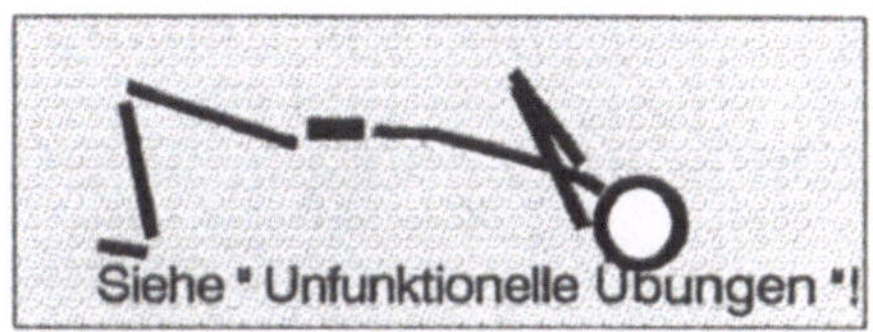

10 L Kopfbrücke

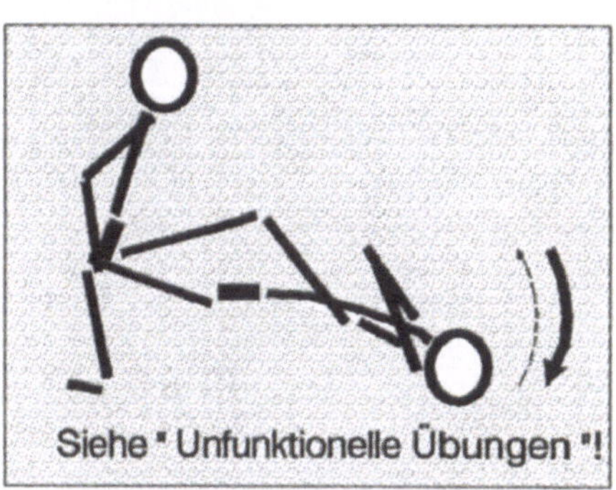

11 L Kopfbrücke mit Zusatzlast (Partner)

Vorsicht: Fehlbeanspruchung der Halswirbelsäule! Nicht geeignet für Anfänger!
Siehe Seite 35

Die Übungen für Kopfheben und Kopfsenken können analog für die Übungen Kopfheben seitlich und Kopfsenken seitlich übernommen werden

Nackenmuskulatur

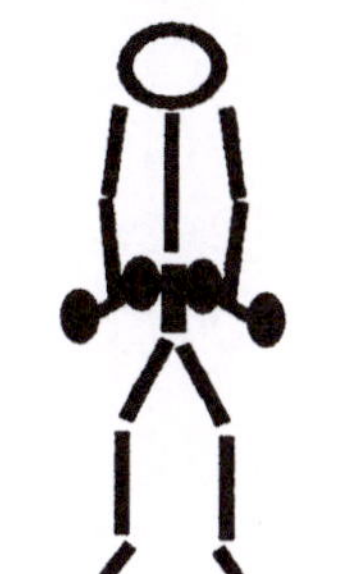

12 A /F Schulterheben

Nacken - Schulter-Arm - Muskulatur

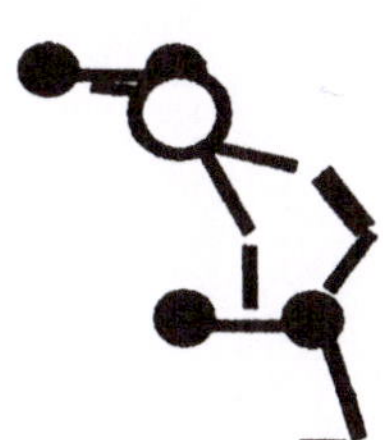

13 F/ L Rudern, gebeugt

A = Anfänger F = Fortgeschrittene L = Leistungssportler

Notizen / ergänzende Übungen / sportartspezifische Übungen

A = Anfänger F = Fortgeschrittene L = Leistungssportler

Schultermuskulatur

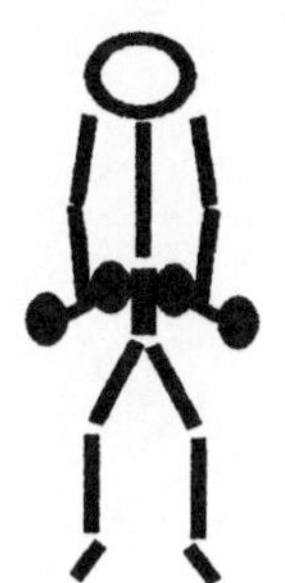

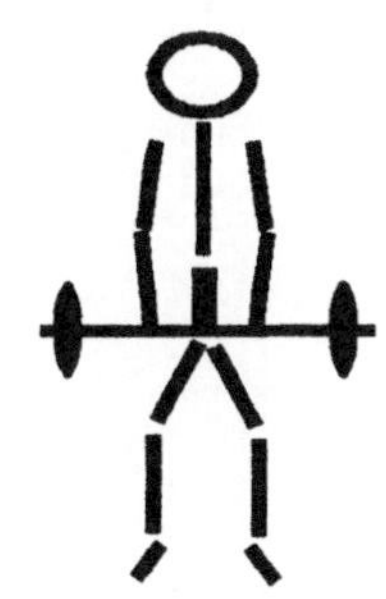

1 A/F Schulterheben

Schulter -, Brust - und Armstreckmuskulatur

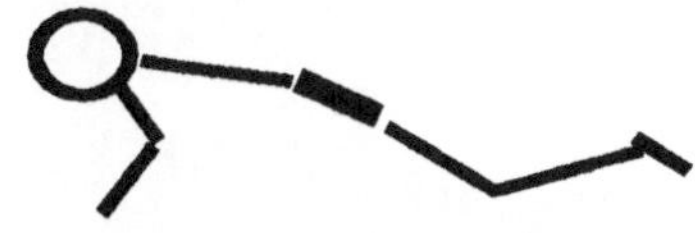

2 A Liegestütze auf den Knien

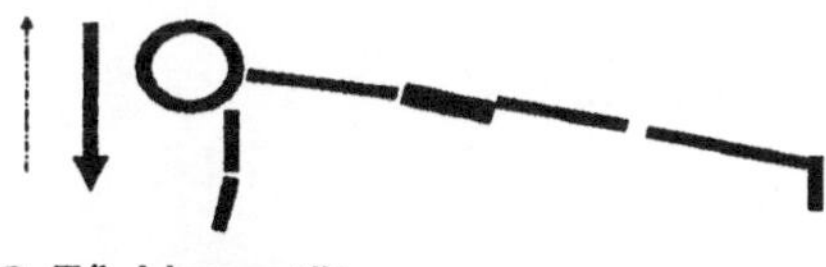

3 F/L Liegestütze

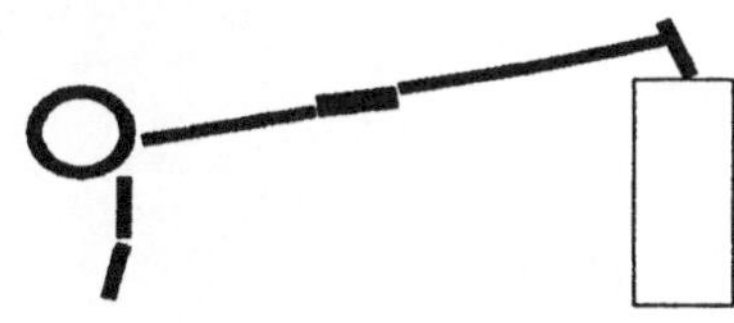

4 F/L Liegestütze mit erhöhter Fußposition

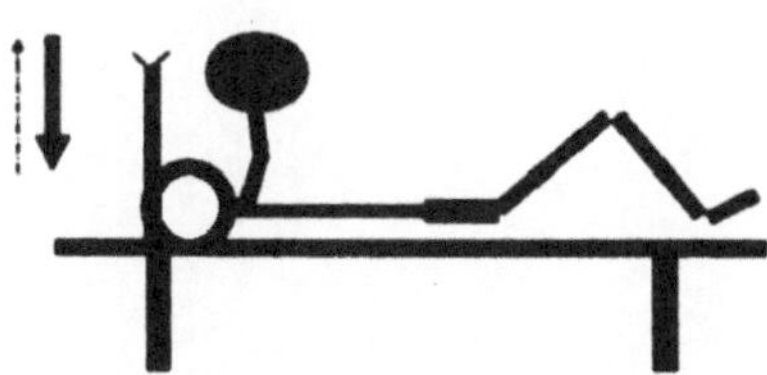

5 F/L Bankdrücken mit Langhantel und Kurzhanteln

Oberer Anteil der Brustmuskulatur **und unterer Anteil**

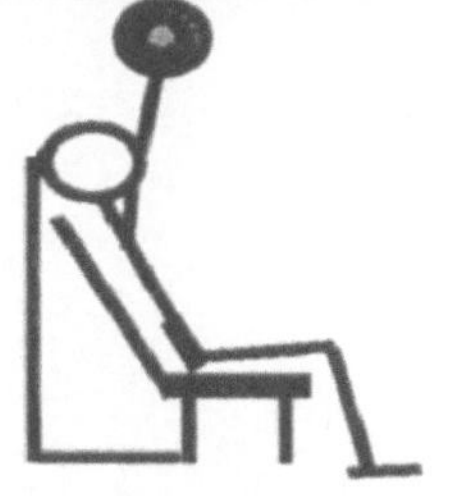

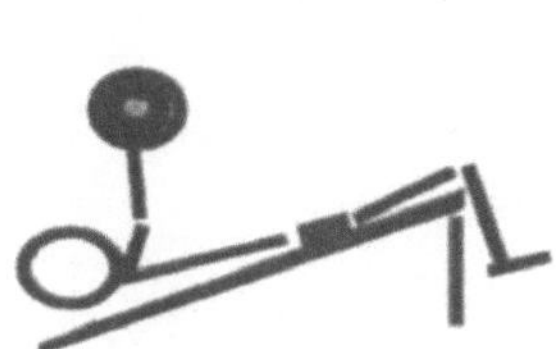

6 F/L Schrägbankdrücken 7 F/L Schrägbankdrücken negativ

Bei der Ausführung mit Kurzhanteln ist eine größere Bewegungsamplitude möglich, was sich auch positiv auf die Dehnfähigkeit auswirkt!

Schulter - Arm - Muskulatur

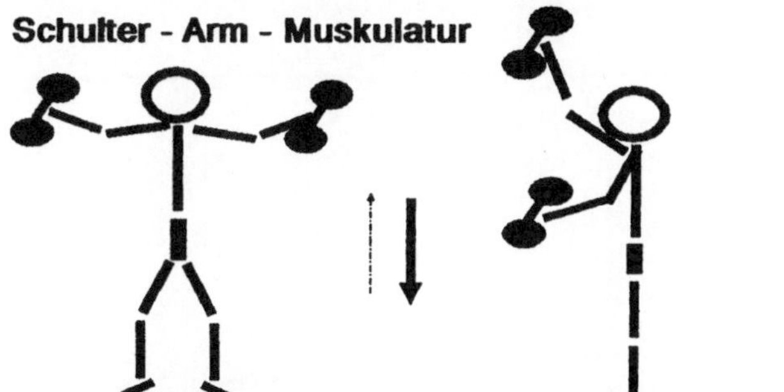

8 A Armseitheben, Ellbogen gebeugt halten

9 A Armheben vorne

Schulter - Brust - Muskulatur und Bizeps

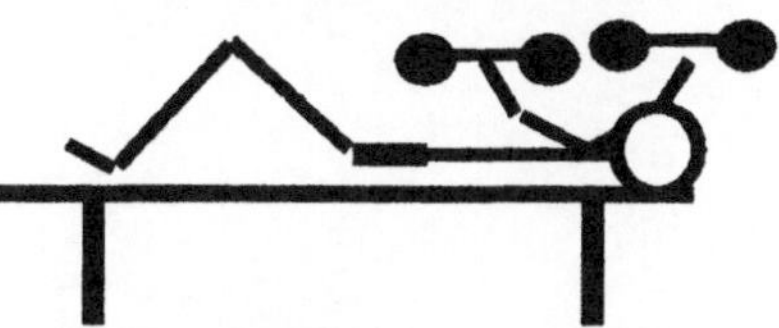

10 A Armseitheben in der Rückenlage

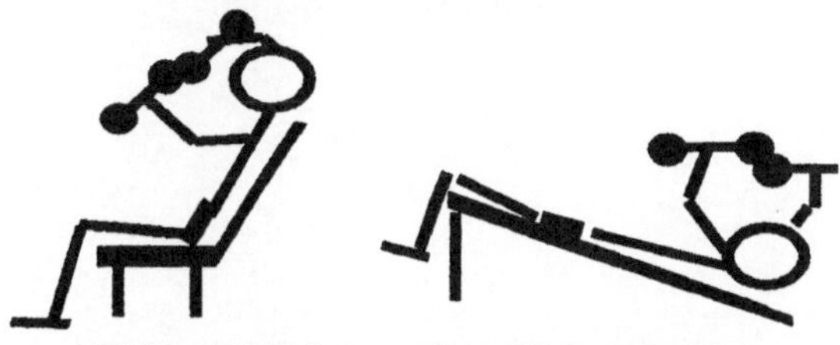

11 A/F Armseitheben auf der Schrägbank

Schulter -, Brust - und Rückenmuskulatur

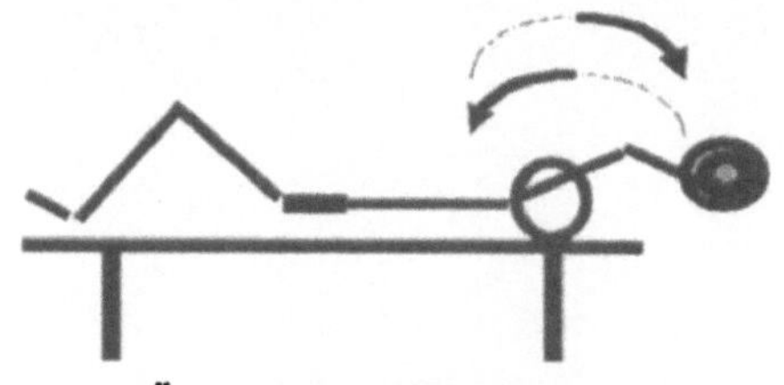

12 F/L Überzüge mit der freien Hantel (Pull - over)

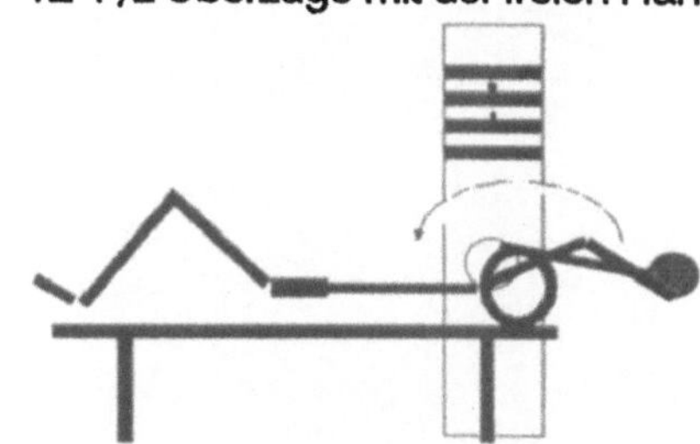

13 F/L Überzüge von oben nach unten am Studiogerät

Brustmuskulatur **Schulter -, Brust -, Rücken - und Armmuskulatur**

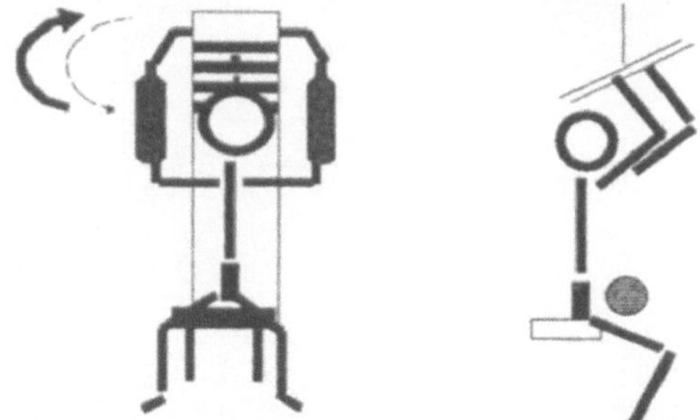

14 F/L Butterfly (Studiogerät) 15 F/L Seilziehen

A = Anfänger F = Fortgeschrittene L = Leistungssportler

Notizen / ergänzende Übungen / sportartspezifische Übungen

A = Anfänger F = Fortgeschrittene L = Leistungssportler

Rückenstreck - Gesäß - Muskulatur

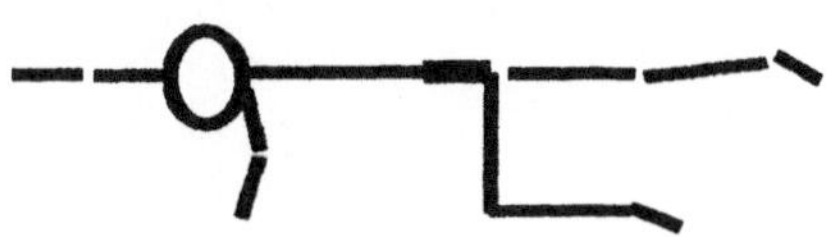

1 A Bein - ,Armheben, Vierfüßlerstand

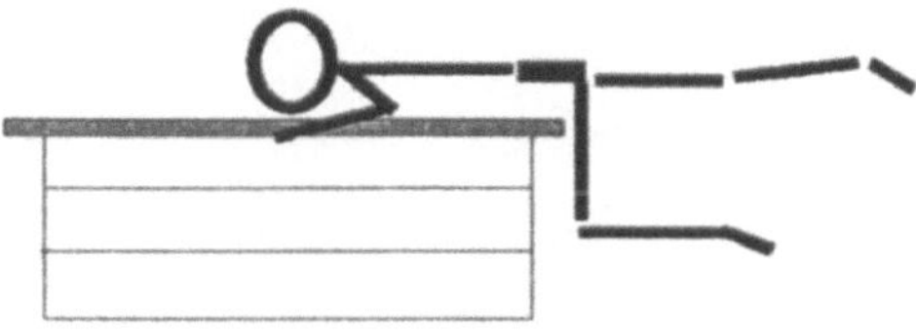

2 A Beinrückheben wechselseitig / gleichzeitig

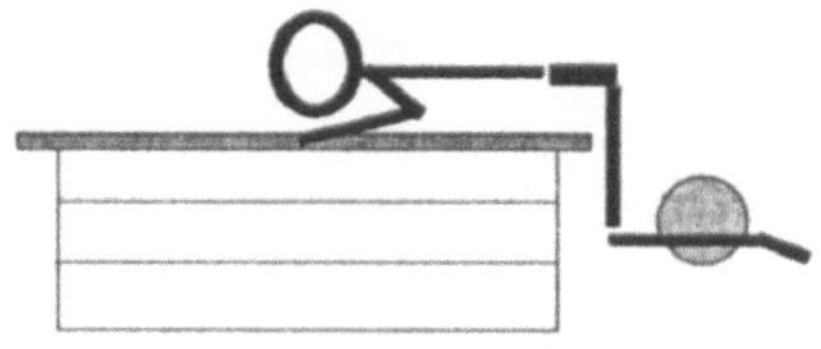

3 A/F Beinrückheben gegen Partnerwiderstand oder mit Zusatzlast

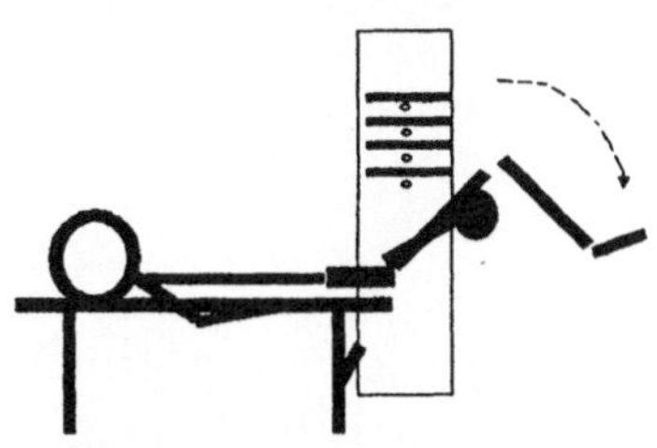

4 F Beinrückheben mit Studiogerät aus der Rückenlage

Tiefe kurze und lange Rückenstreckmuskulatur

5 A/F Rumpfaufrichten aus der Bauchlage mit Partnerhilfe

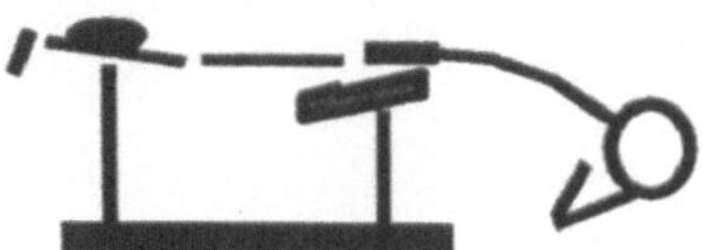

6 F/L Rumpfaufrichten mit dem Hyperextensionsgerät ohne/mit Zusatzlast

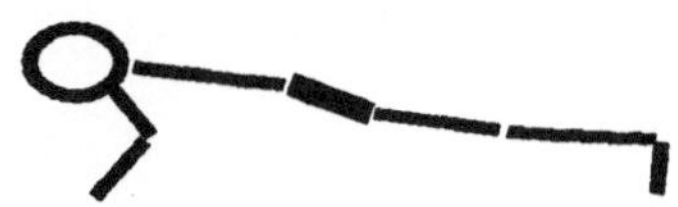

7 F/L Liegestütze

Schultergürtelmuskulatur

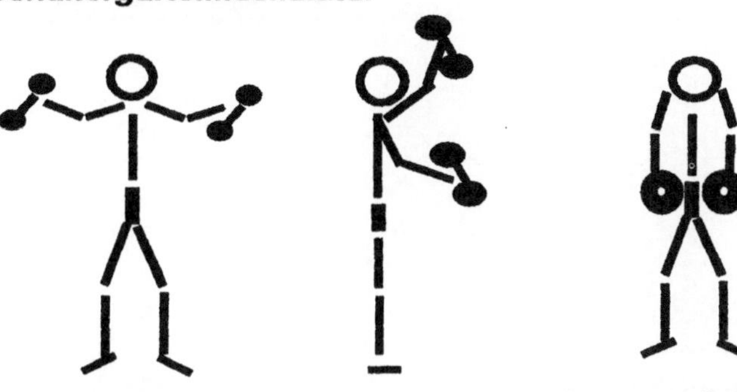

8 A Armseitheben 9 A Armheben vorne 10 A Schulterheben

Breiter Rückenmuskel

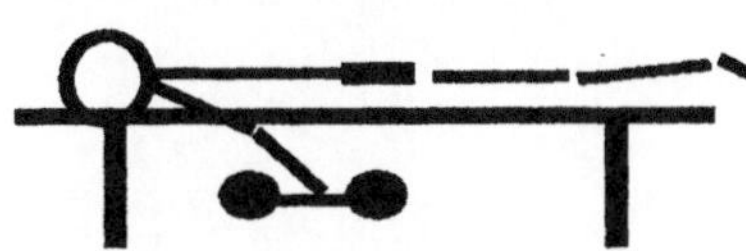

11 A Armseitheben in der Bauchlage

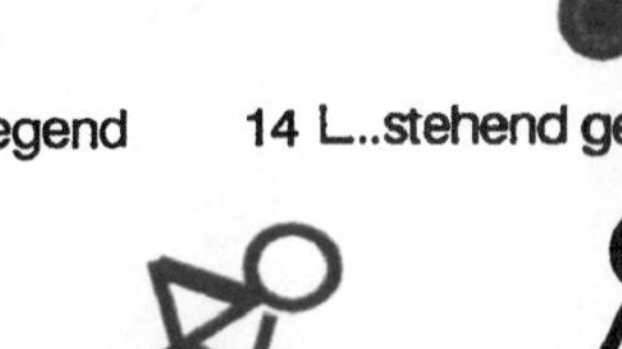

12 F ...stehend gebeugt

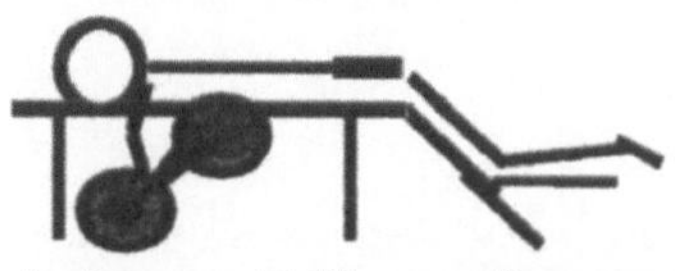

Schultern und Ellbogen liegen auf derselben Linie wie die Langhantelstange

13 A/F Bankziehen - Rudern liegend

14 L..stehend gebeugt

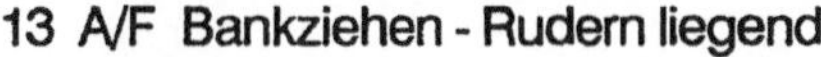

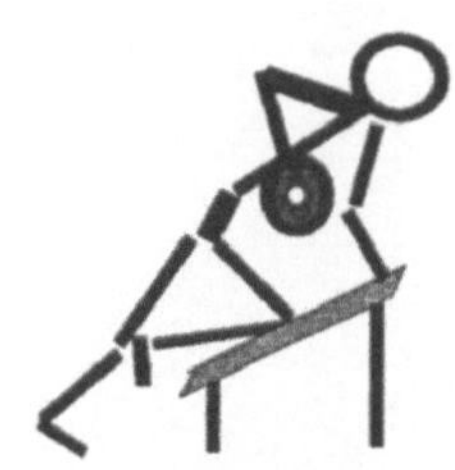

15 A Rudern sitzend 16 F ...einarmig aufgestützt

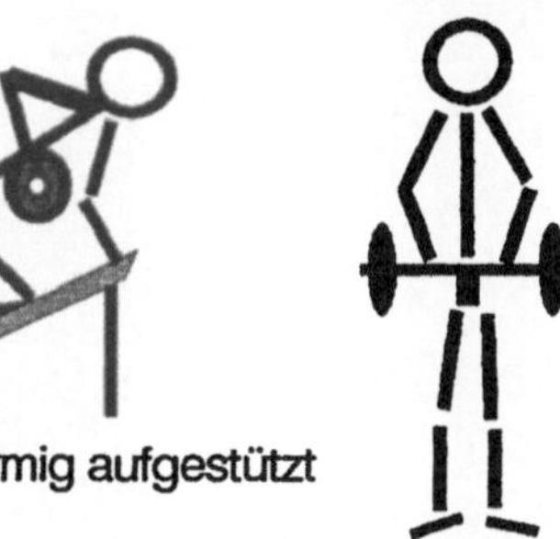

17 F ...stehend (Trapezziehen)

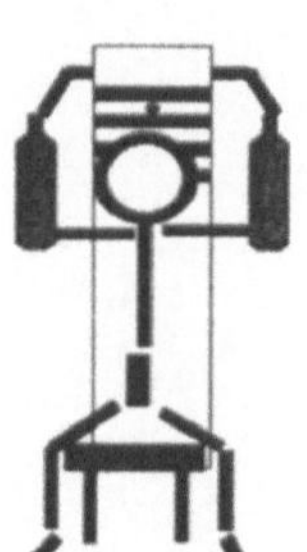

18 A Butterfly umgekehrt

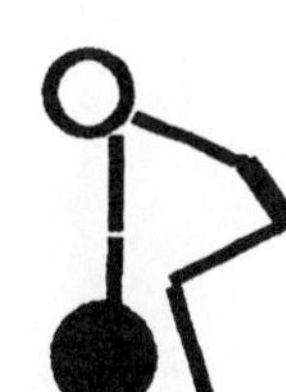

19 F/L Kreuzheben

Rücken - ,Schulter - und Brustmuskulatur

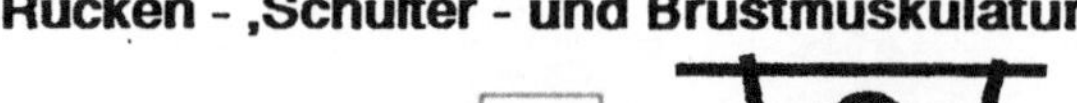

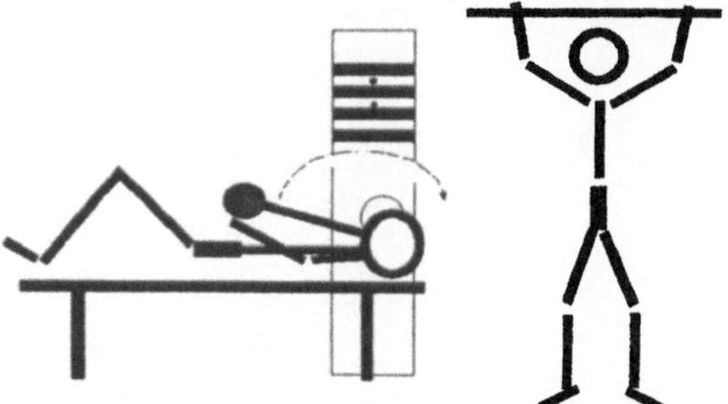

20 F/L Überzüge von unten nach oben 21 F/L Klimmzug

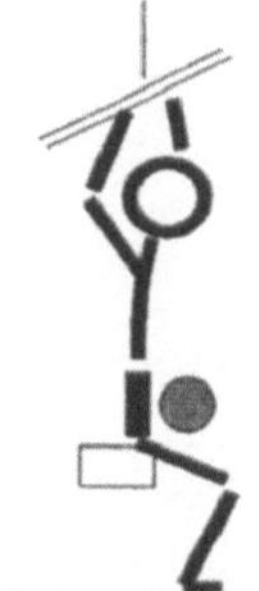

22 F/L Nackenziehen

A = Anfänger F = Fortgeschrittene L = Leistungssportler

Notizen / ergänzende Übungen / sportartspezifische Übungen

A = Anfänger F = Fortgeschrittene L = Leistungssportler

Übungstafel 4 ARMMUSKULATUR

Oberarmstreckmuskulatur

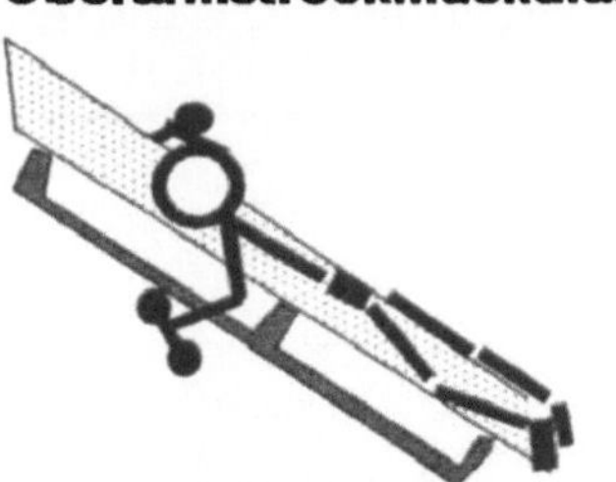

1 A Armstrecken, Bauchlage

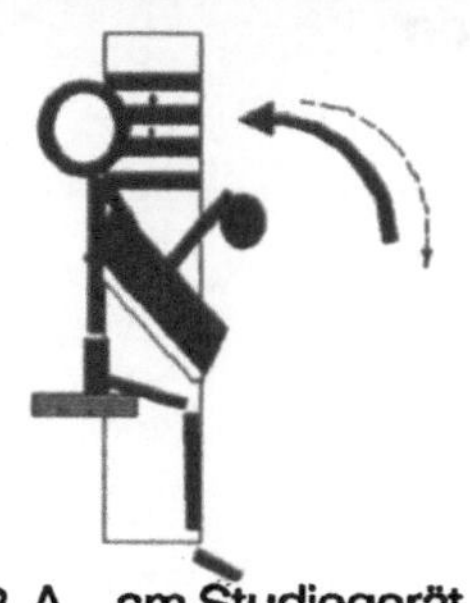

2 A ...am Studiogerät beidarmig oder einarmig

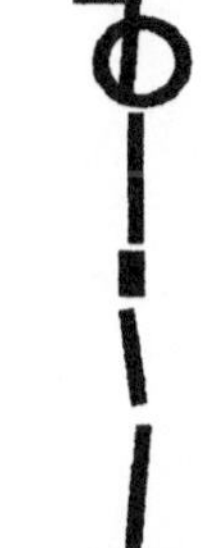

3 F ...stehend

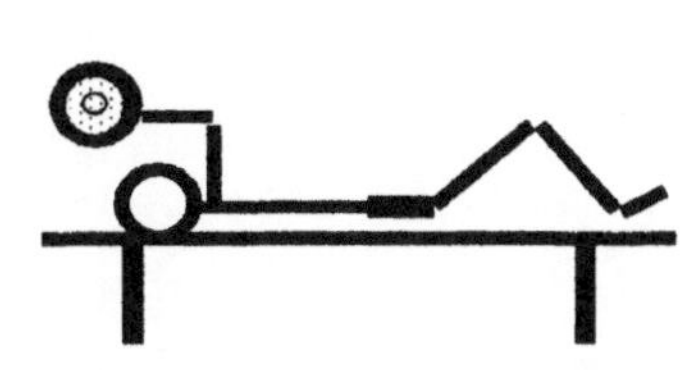

4 F ...liegend in der Rückenlage

5 F ...kniend aufgestützt

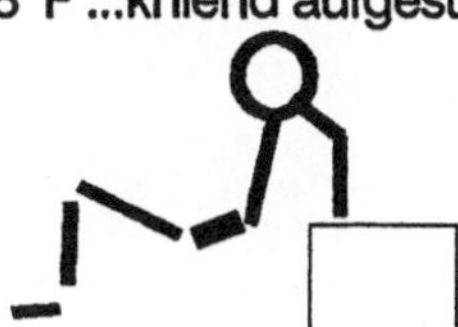

6 A ...im vereinfachten Barrenstütz

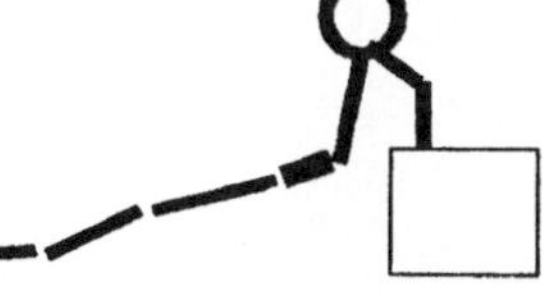

6 F....erschwert

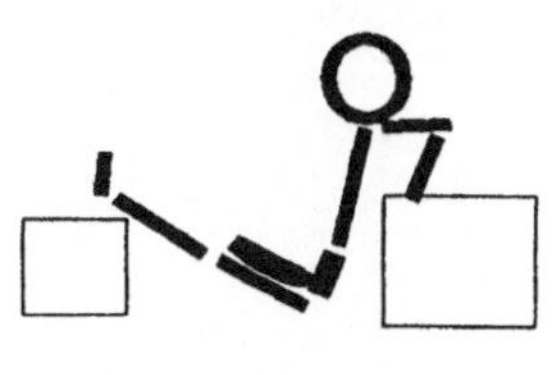

7 L ..mit erhöhter Fußposition ohne und mit Zusatzlast

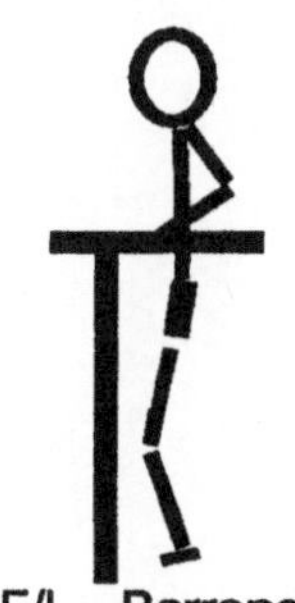

8 F/L ...Barrenstütz

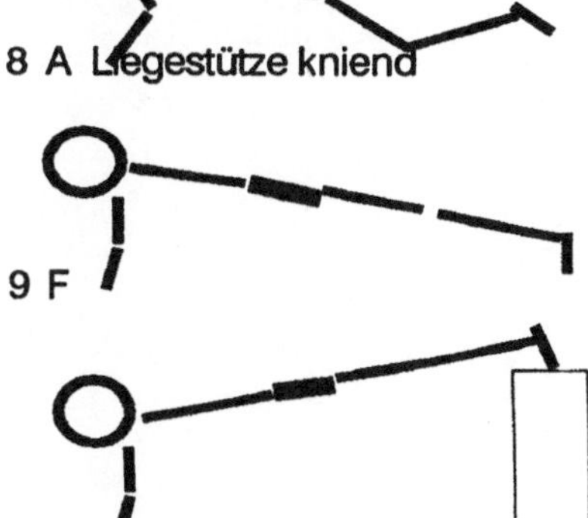

8 A Liegestütze kniend

9 F

10 L.....mit erhöhter Fußposition

Oberarmbeugemuskulatur

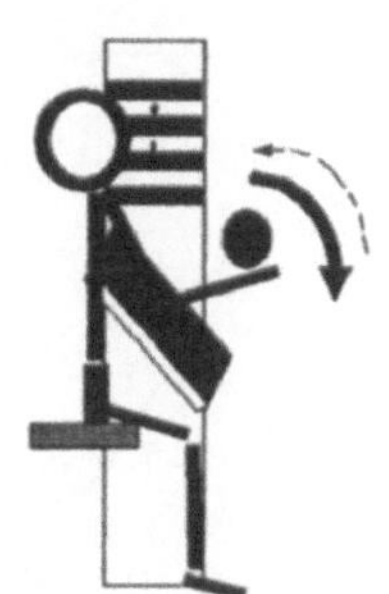

12 A Armbeugen

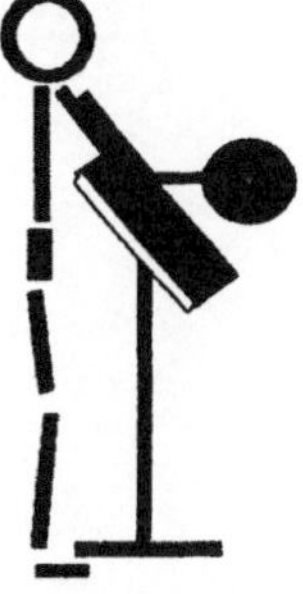

13 A ...frei

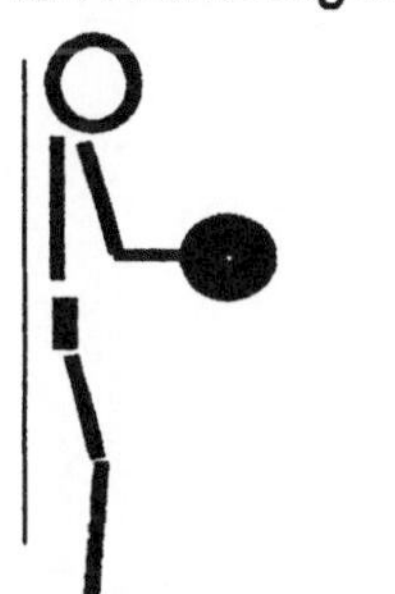

14 F...frei mit Rükkenstütze

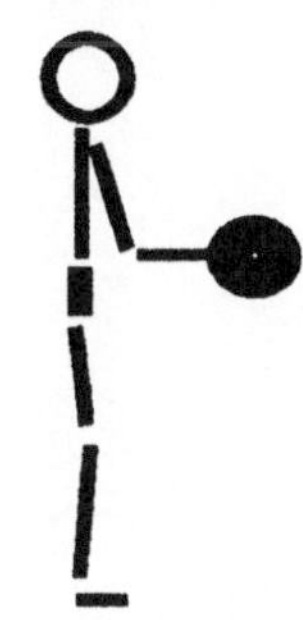

15 F ... frei

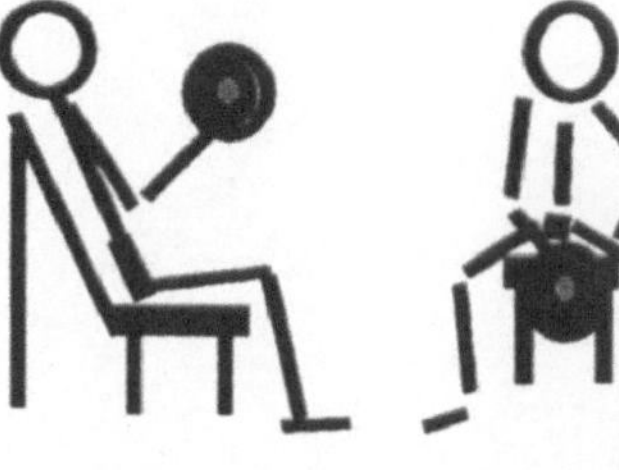

16 F..auf der Schrägbank

17 F sitzend aufgestützt

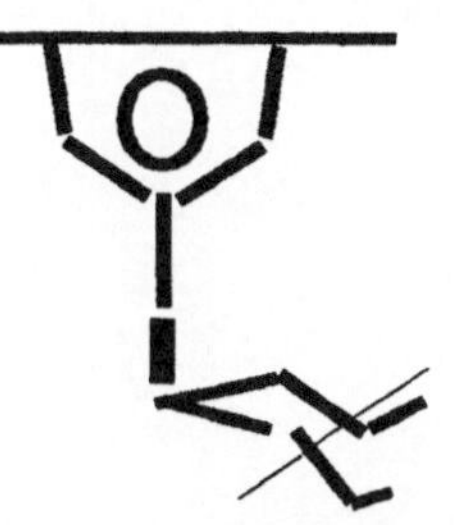

18 A/F Klimmzug mit aufgelegten Beinen

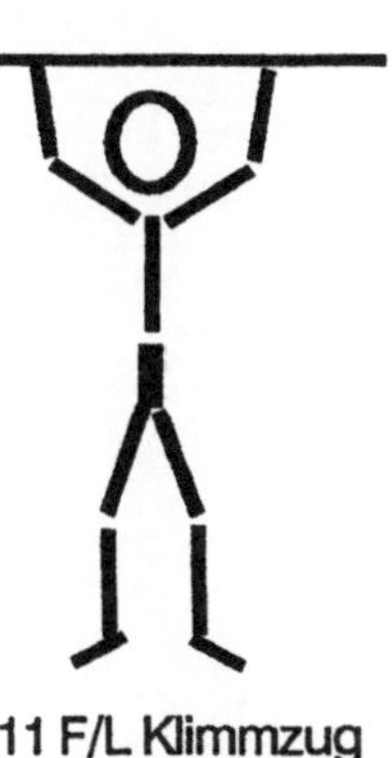

11 F/L Klimmzug mit Ristgriff

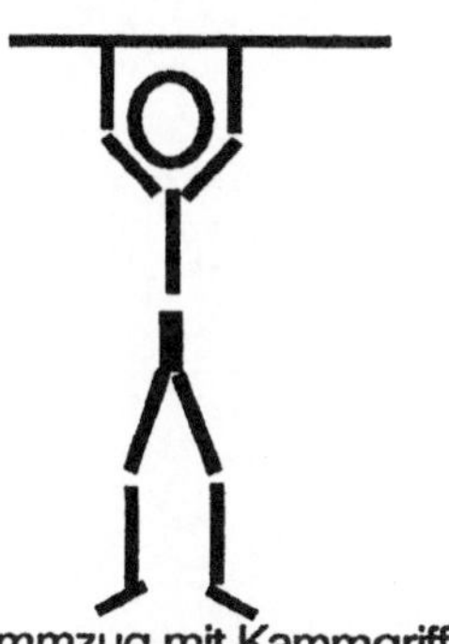

19 F/L Klimmzug mit Kammgriff

Unterarmbeugemuskulatur

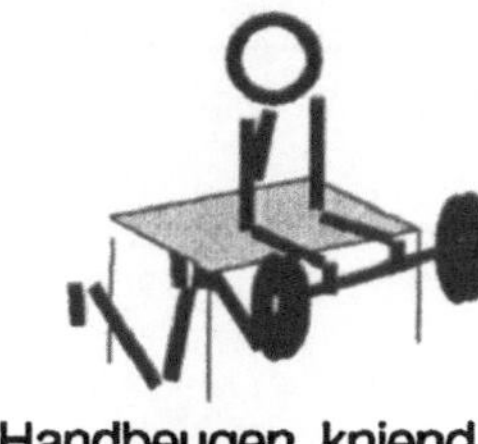

20 A Handbeugen kniend

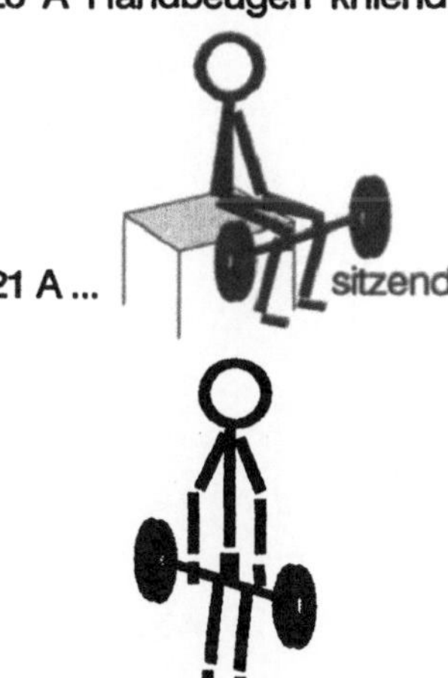

21 A... sitzend

22 F ...stehend Handflächen zeigen nach oben

Unterarmstreckmuskulatur

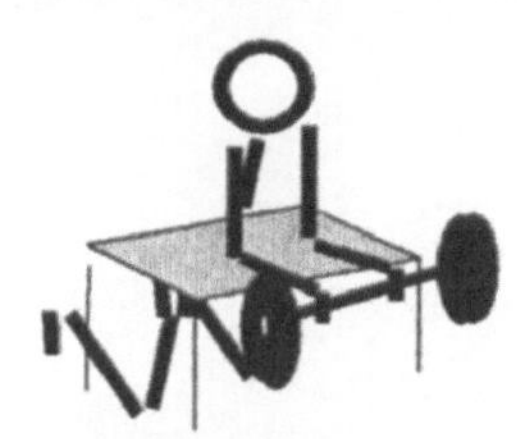

23 A Handstrecken kniend

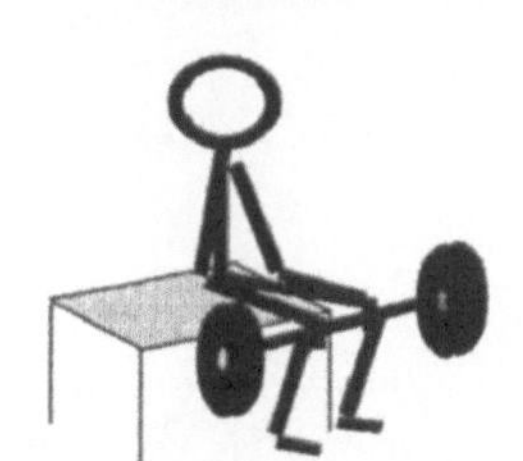

24 A Handstrecken sitzend

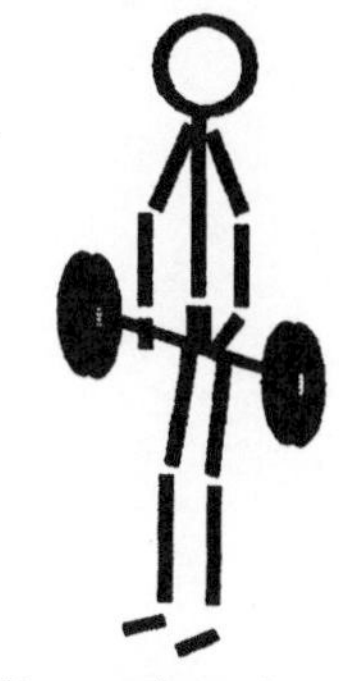

25 F ... stehend Handflächen zeigen nach unten

A = Anfänger F = Fortgeschrittene L = Leistungssportler

Notizen / ergänzende Übungen / sportartspezifische Übungen

A = Anfänger F = Fortgeschrittene L = Leistungssportler

Oberer Teil - gerade Bauchmuskulatur

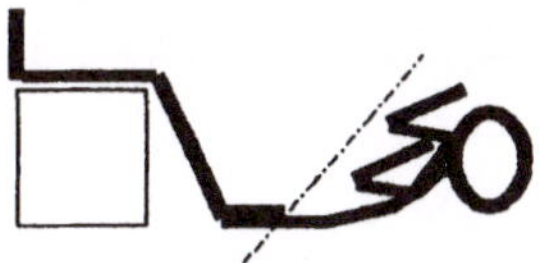

1 A Rumpfaufrichten - Lendenwirbel behalten Bodenkontakt, Beinauflage entlastet zusätzlich die Wirbelsäule

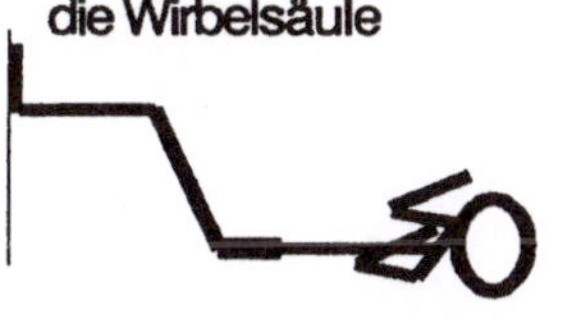

2 A .... mit abgestützten Beinen

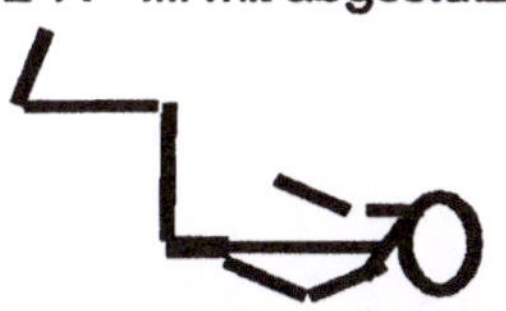

3 A Crunch - zusätzliche isometrische Arbeit durch freies Halten der Beine
Variationen: Veränderung der Armhaltung und Diagonalausführung

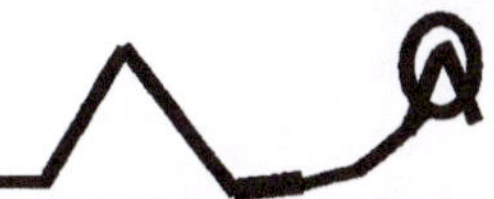

5 A Rumpfaufrichten mit aufgestellten Beinen ohne Fußfixierung; <u>die Hände werden nur seitlich gehalten, der Kopf darf nicht fixiert werden, um eine Überlastung der Halswirbelsäule zu vermeiden.</u>

Mittlerer Anteil der geraden Bauchmuskulatur sowie Aktivierung der Schienbeinmuskulatur

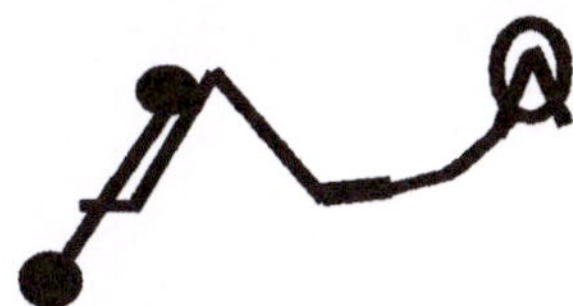

6 F..mit Fußfixierung

Die Übung Rumpfheben mit Fußfixierung in der Ebene bzw. auf dem Schrägbrett erlaubt einen größeren Aktionsradius der Bauch - Hüft - Muskulatur. Allerdings muß die Übung von oben begonnen werden und die Bauchmuskulatur angespannt bleiben, und der <u>Rumpf darf nicht auf dem Brett abgelegt werden</u>, da sonst möglicherweise aus dem Hohlkreuz gearbeitet wird.

Diese Übungen sind für Anfänger nicht geeignet !

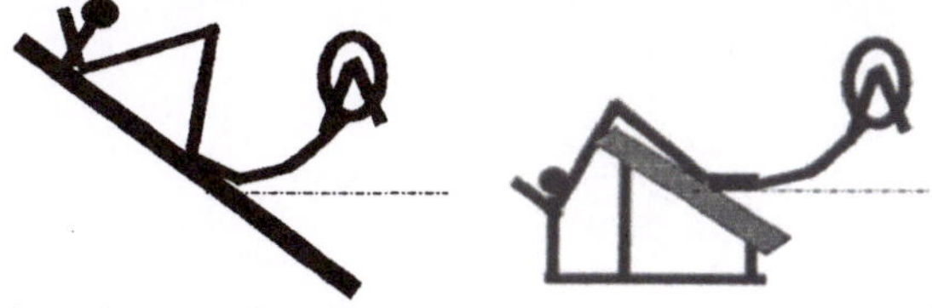

8 L .. ohne und mit Zusatzlast

Gebeugte Hüft- und Kniegelenke reduzieren stark die Aktivierung des Lenden - Darmbein-Muskels und geraden Schenkelmuskels. Überschreitet der Beugewinkel 30 - 40 ,° beginnt der Lenden - Darmbein - Muskel zu arbeiten. Dies belastet besonders bei schwacher Bauchmuskulatur die Lendenwirbelsäule.
Soll der Hüftbeuger mittrainiert werden, muß das Rumpfaufrichten in vollständiger Bewegungsamplitude erfolgen

Bauch - Hüft - Muskulatur

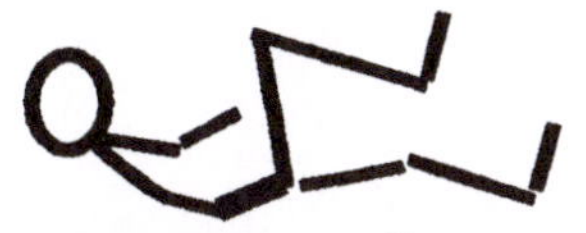

9 F Kombinierte Übung ,gleichzeitiges Rumpf - und abwechselndes Beinheben

Schräge Bauchmuskulatur, Hüftmuskulatur

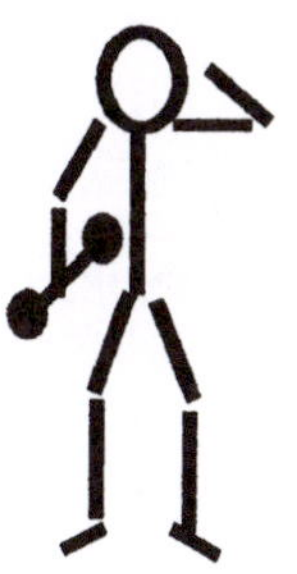
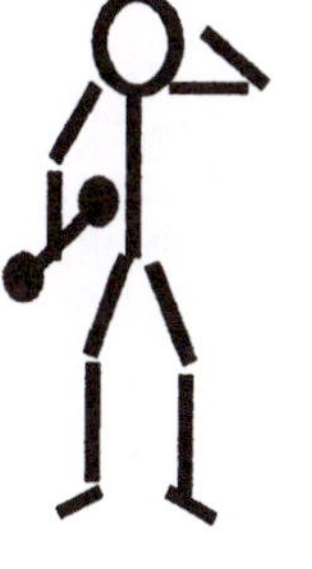

10 F Rumpfseitneigen stehend

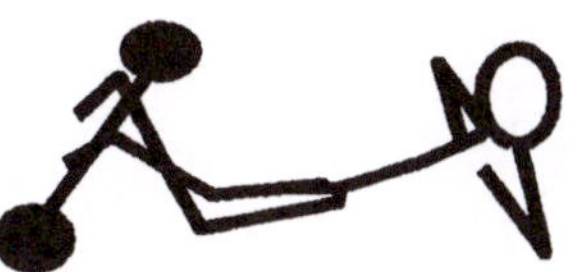

11 F Seitliches Rumpfheben mit Fußfixierung

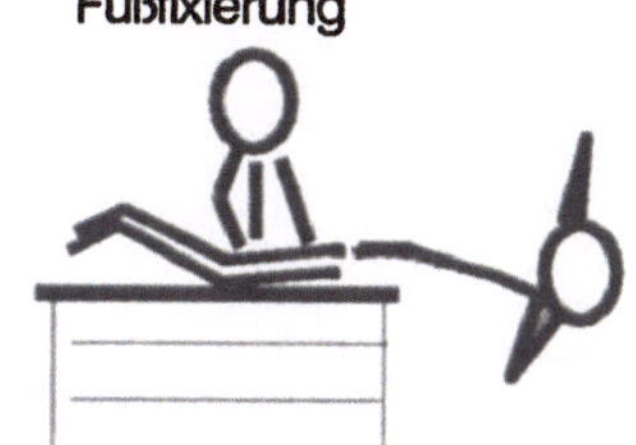

12 F/L ...mit Partnerhilfe

Unterer Teil - gerade Bauchmuskulatur

13 A Beinheben aus der Rückenlage

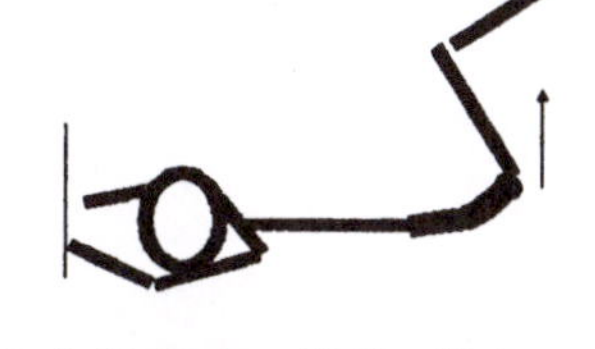

14 A/F Bein - Hüft - Heben , Anheben des Beckengürtels

15 F ... auf der Schrägbank

Hüftbeugemuskulatur

16 A / F Knieheben

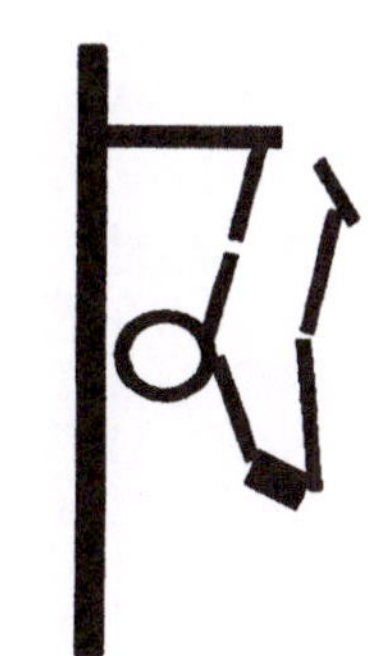

17 L Beinheben im Streckhang

A = Anfänger F = Fortgeschrittene L = Leistungssportler

Notizen / ergänzende Übungen / sportartspezifische Übungen

A = Anfänger F = Fortgeschrittene L = Leistungssportler

Schienbeinmuskulatur **Wadenmuskulatur**

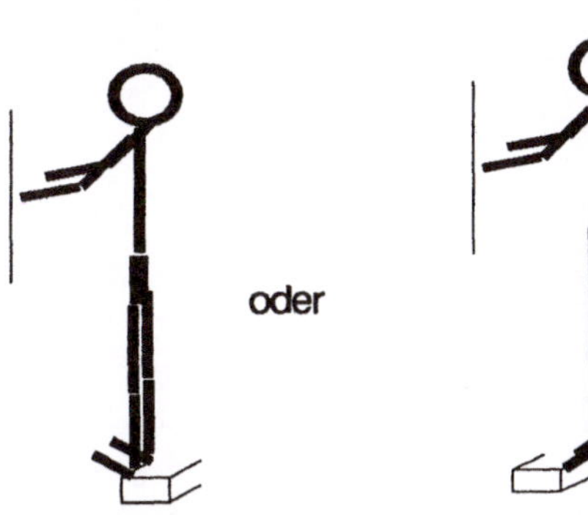

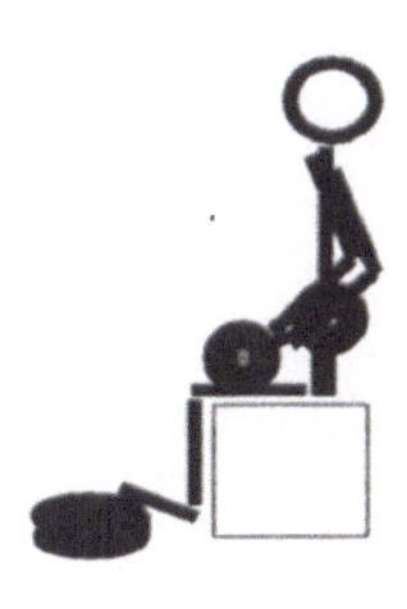

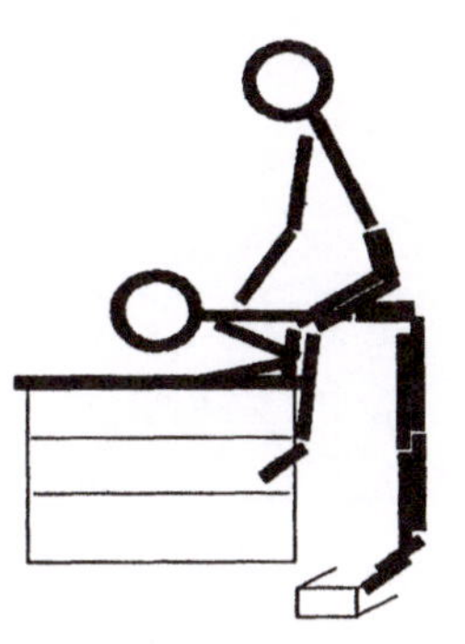

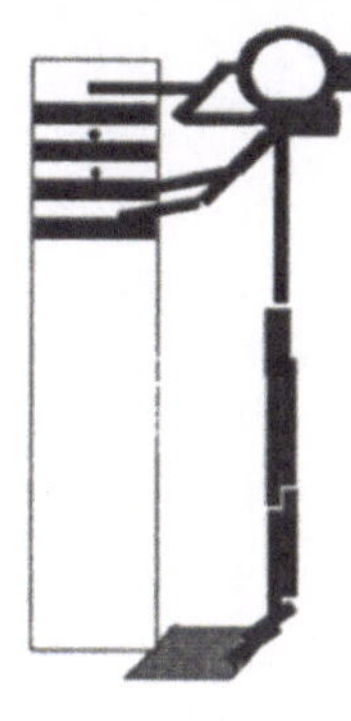

1 A Fußspitzenheben 2 A Fersenheben einbeinig oder beidbeinig

3 F..sitzend mit Zusatzlast

4 F...mit Partner

5 F ..mit Studiogerät

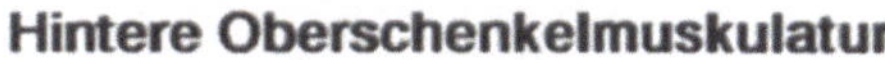

Hintere Oberschenkelmuskulatur

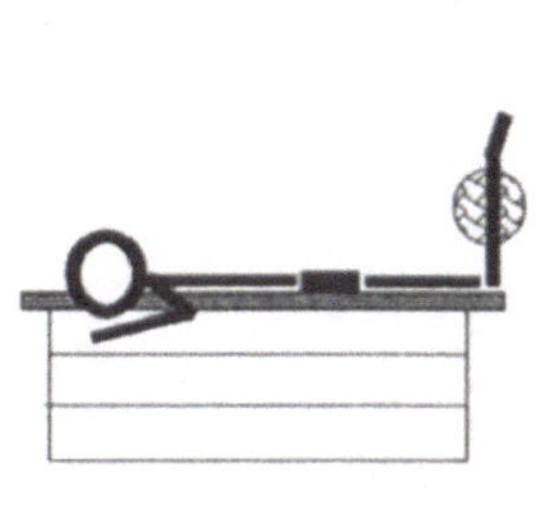

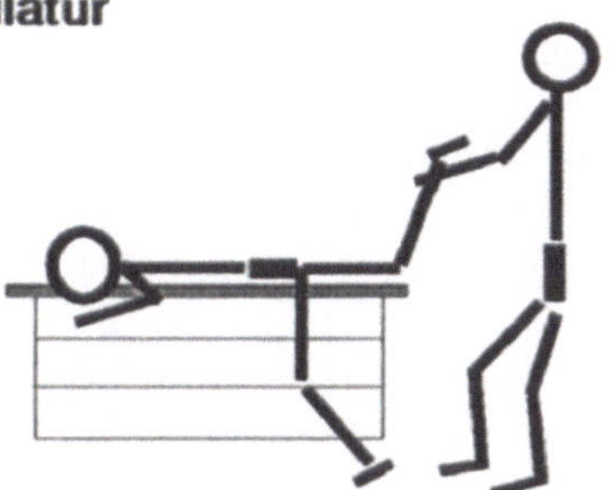

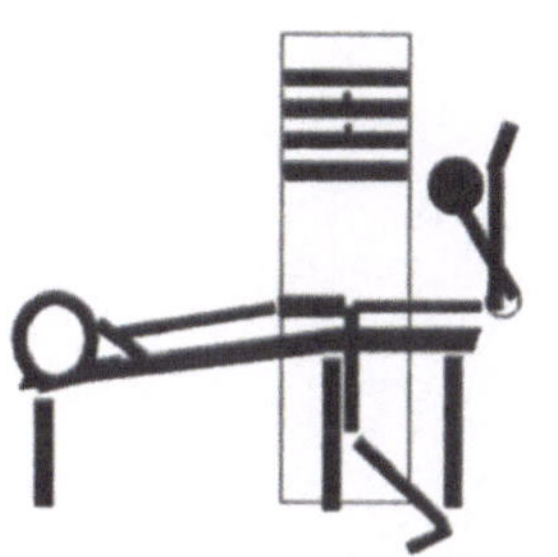

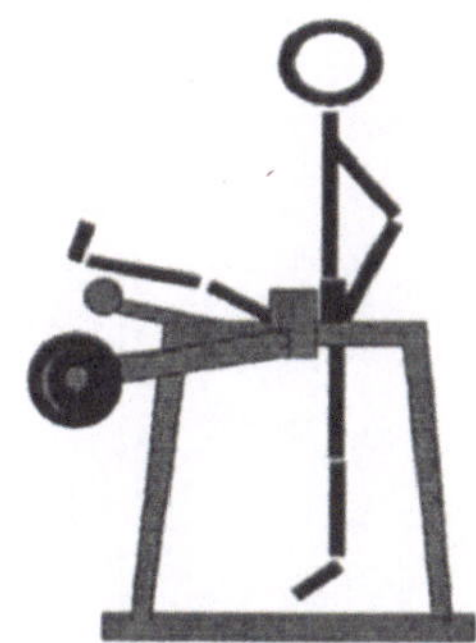

6 A Beinbeugen mit leichten Widerständen

7 A ... gegen Partnerwiderstand

8 F ...am Studiogerät ein - beinig oder beidbeinig

9 F Beinsenken

Vordere Oberschenkelmuskulatur und Hüftmuskulatur **Seitliche Oberschenkel - Hüft - Muskulatı**

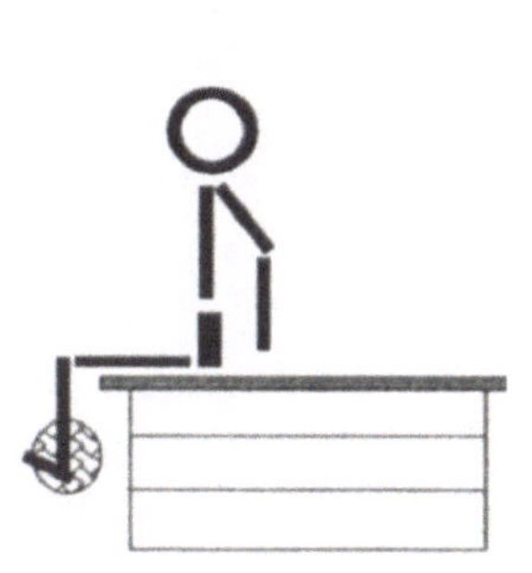

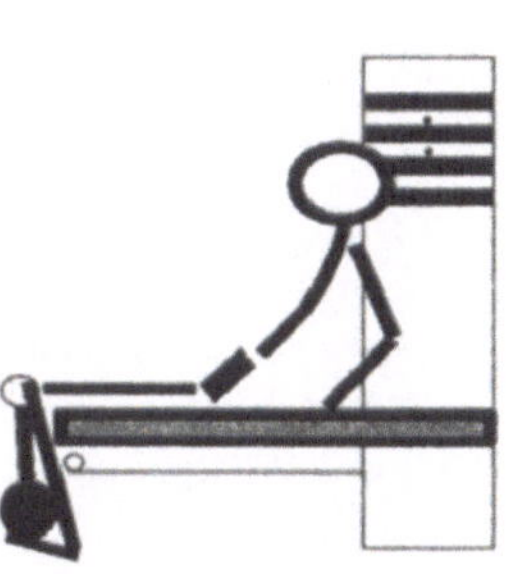

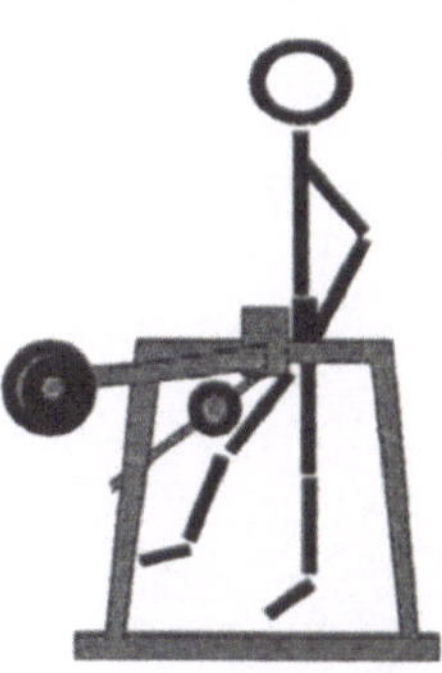

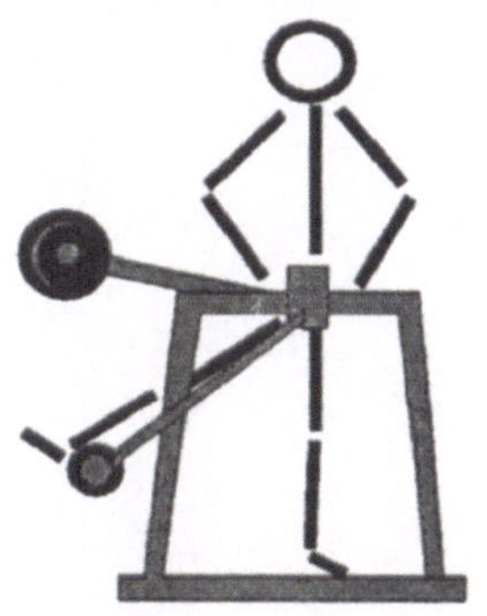

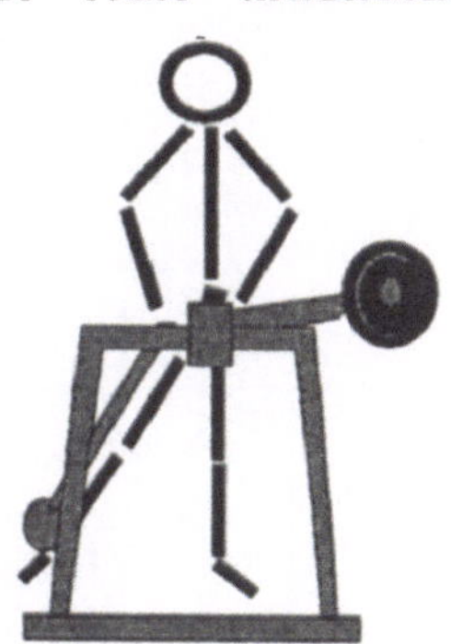

10 A Beinstrecken mit leichten Widerständen

11 F ..am Studiogerät ein - beinig oder beidbeinig

12 F Beinheben

13 F Beinanziehen

14 F Beinabspreizen

Beinstreckmuskulatur

Gesäß- und Rückenmuskulatur

Oberschenkelstreckmuskulatur

Bei Plazierung der Füße oben wird die Gesäßmuskulatur stärker trainiert, werden sie weiter unten plaziert, liegt der Schwerpunkt auf der Oberschenkelmuskulatur

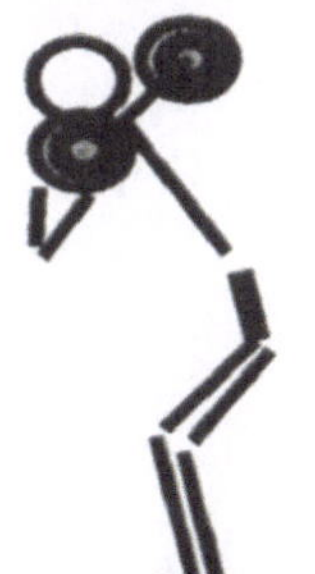

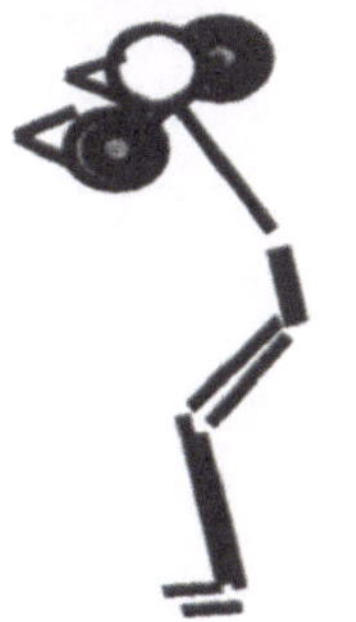

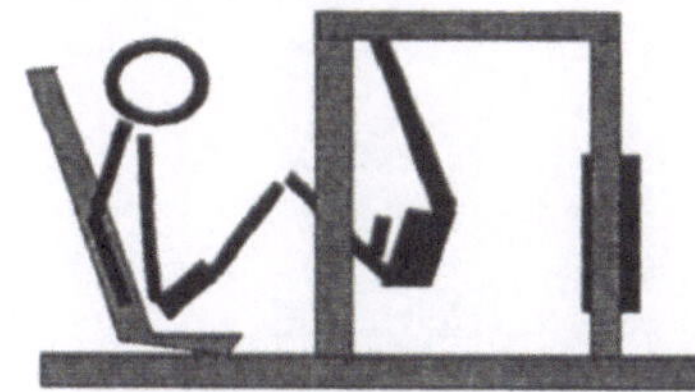

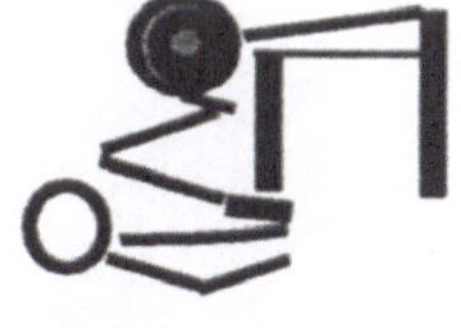

16 F/L Kniebeuge, Hantel hinten / vorne 17 F/IL Sitzkniebeuge

18 F/L Beinpresse sitzend einbeinig oder beidbeinig

19 F/L ...liegend

Die Hantel möglichst körpernah aufnehmen!

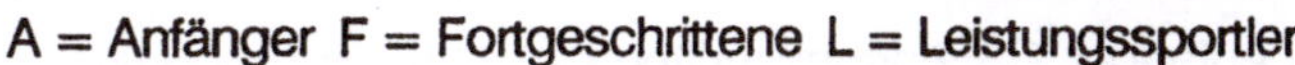

A = Anfänger F = Fortgeschrittene L = Leistungssportler

Notizen / ergänzende Übungen / sportartspezifische Übungen

A = Anfänger F = Fortgeschrittene L = Leistungssportler

Hals - Nacken - Muskulatur

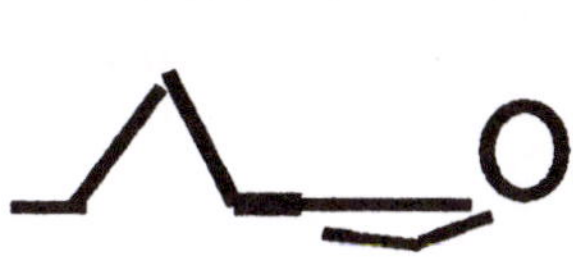

1 A Kopfheben

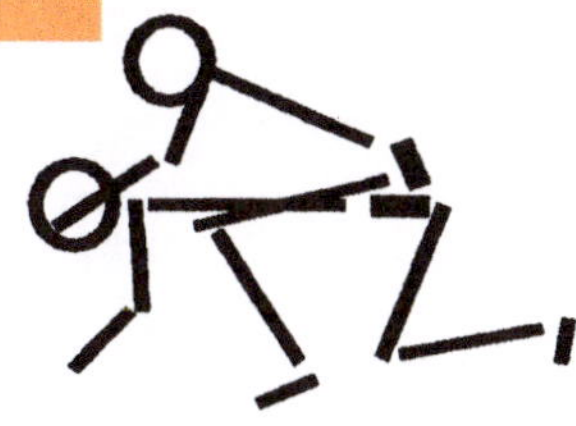

2 F Kopfheben/ senken gegen Partnerwiderstand

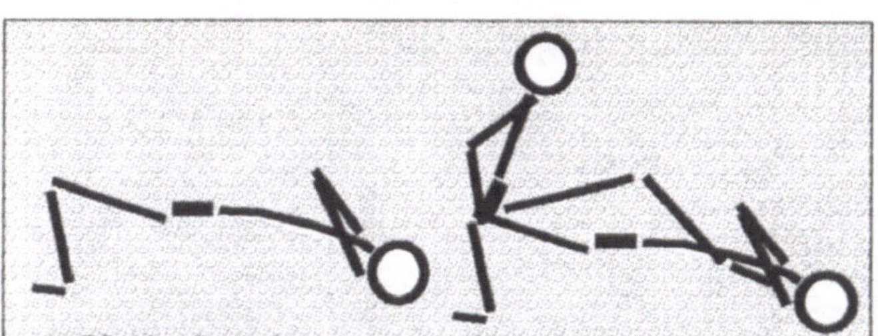

3 F/L Kopfbrücke 4 L ..mit Partnerlast
Siehe "Unfunktionelle Übungen"!

Schulter - Brust - Muskulatur

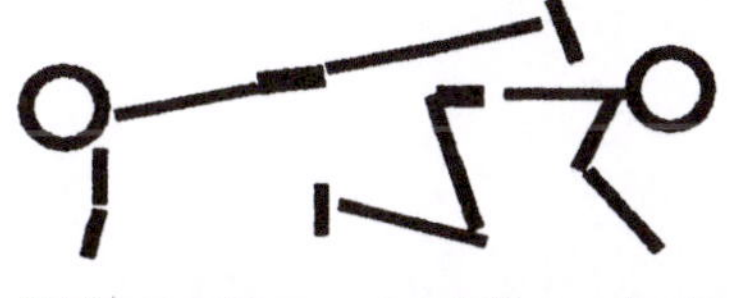

1 F Liegestütze mit erhöhter Beinposition

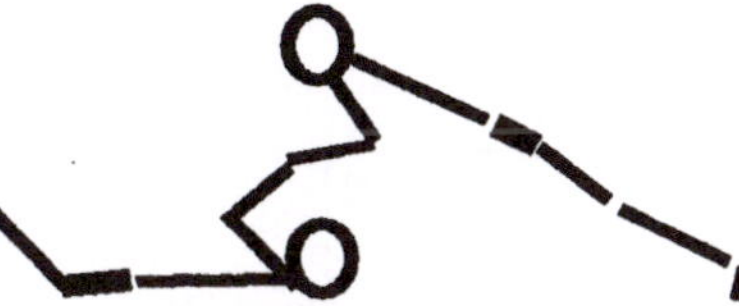

2 F Doppelliegestütz

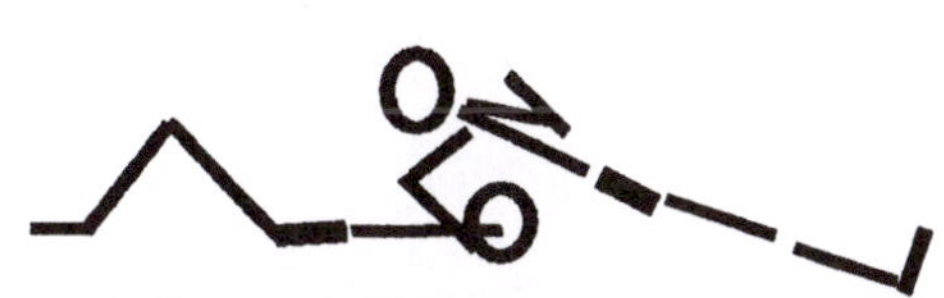

3 F Partnerdrücken (Bankdrücken)

Rücken - Schulter -Muskulatur

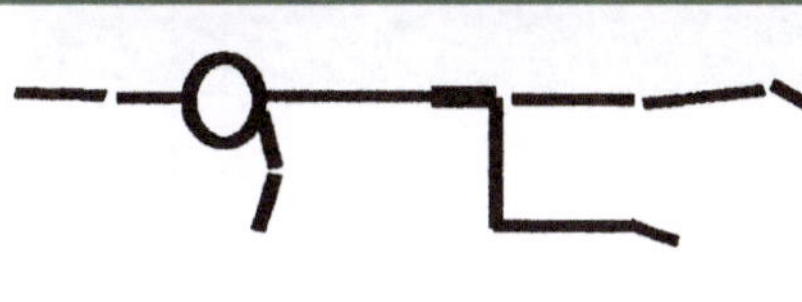

1 A Bein - Arm - Heben, Vierfüßlerstand

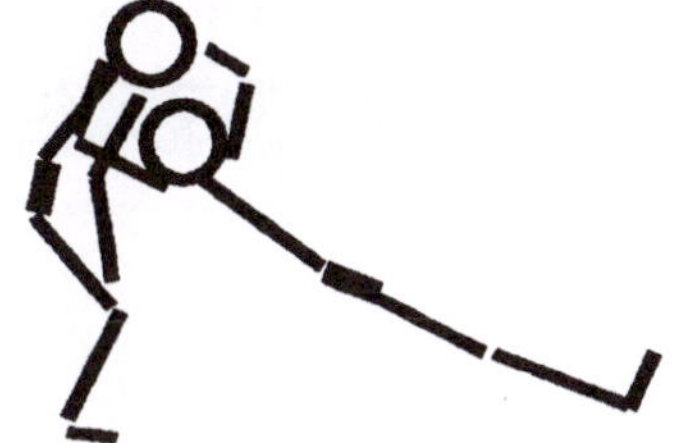

2 F Klimmzug am Partner

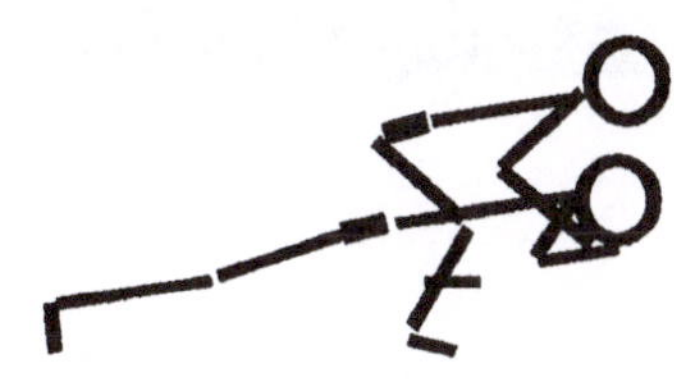

3 F Rudern gebeugt mit Partner

Armmuskulatur

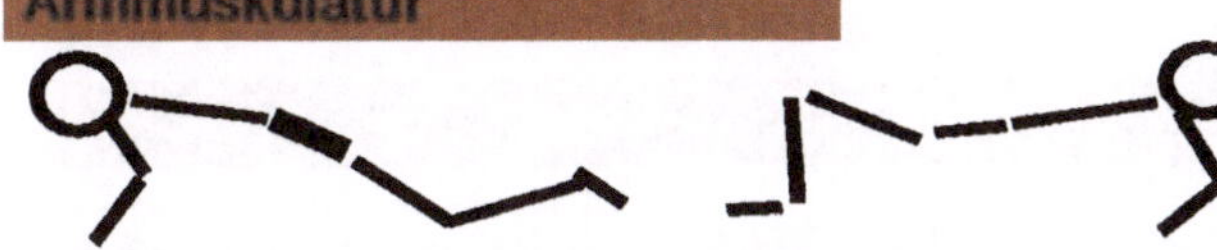

1 A Liegestütze

2 F Liegestütze rücklings

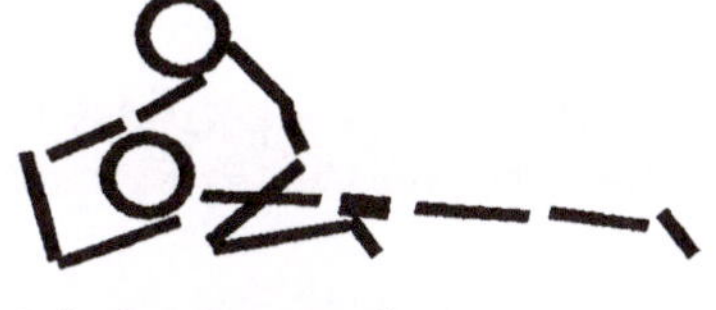

3 A Armbeugen/strecken gegen Partnerwiderstand

Bauch - Hüft - Muskulatur

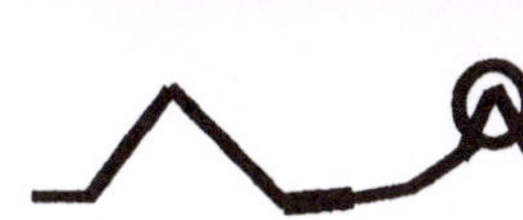

1 A Rumpfaufrichten

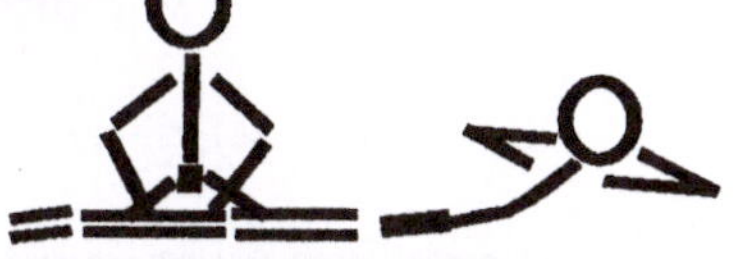

2 A Rumpfheben seitlich

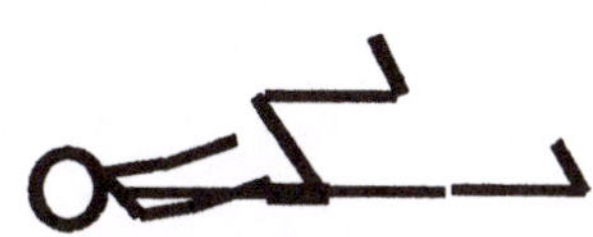

3 A Beinheben

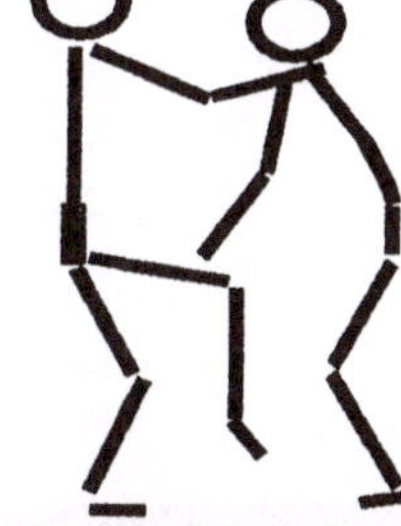

4 A/F Beinheben gegen Partnerwiderstand

Beinmuskulatur

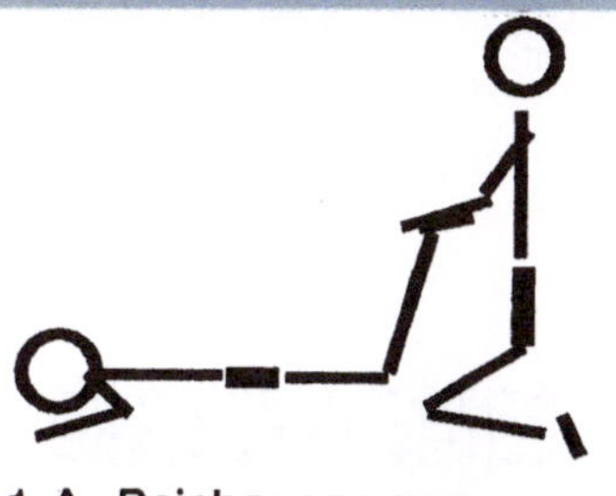

1 A Beinbeugen gegen Partnerwiderstand

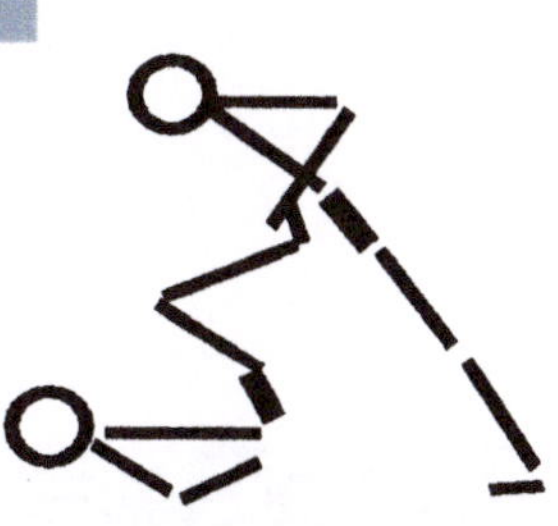

2 A Beinpresse gegen Partnerwiderstand

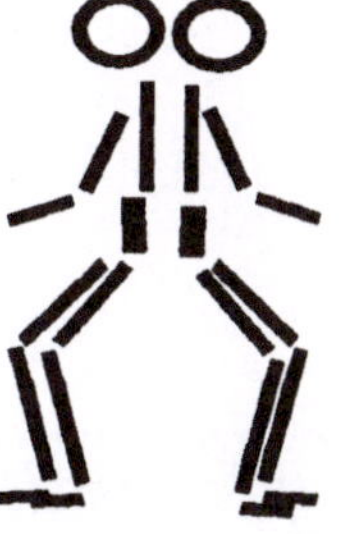

3 A Doppelkniebeuge

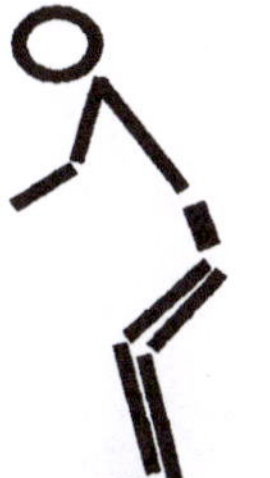

4 A Kniebeuge 5 F/L...mit Partner

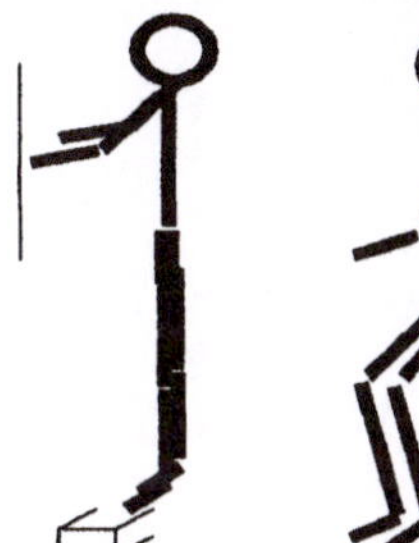

1 A Fersenheben

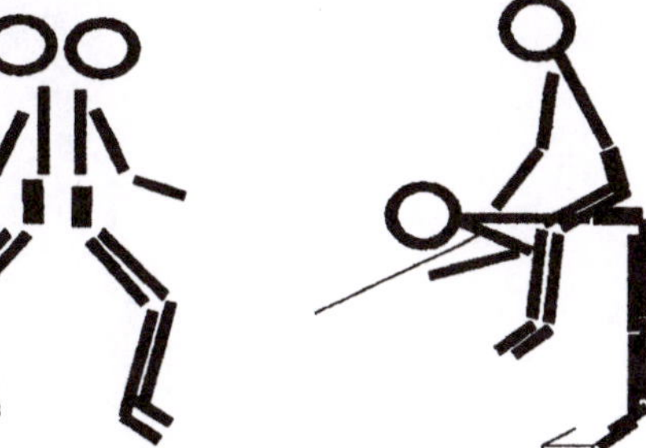

2 F ...mit Zusatzlast (Partner)

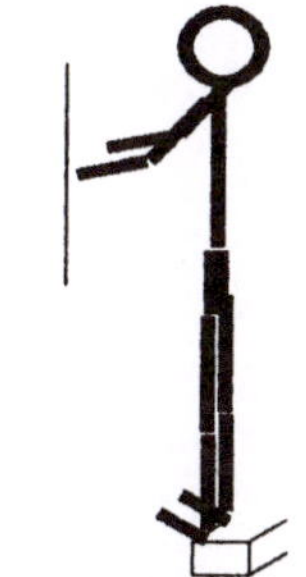

3 A Fußspitzenheben

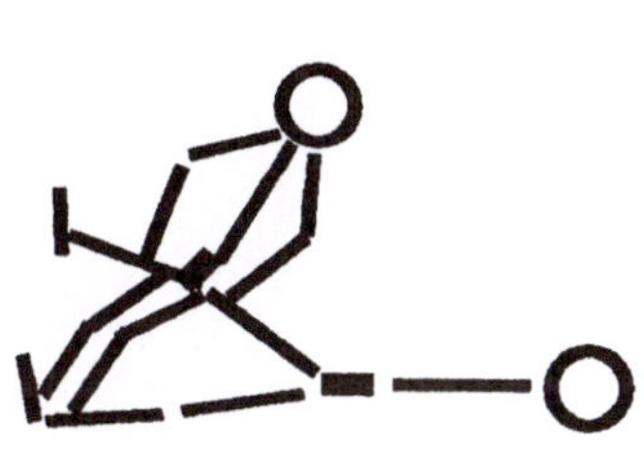

4 F Beinrudern mit Partner

Hals - Nacken - Muskulatur

Schulter - Brust - Muskulatur

Rücken - Schulter - Muskulatur

Armmuskulatur

Bauch - Hüft - Muskulatur

Beinmuskulatur

Übungstafel 8 — DEHNUNGSÜBUNGEN

Seitliche Hals - Nacken - Muskulatur — **Seitl. Rumpf - Schulter - Muskulatur Brustmuskulatur**

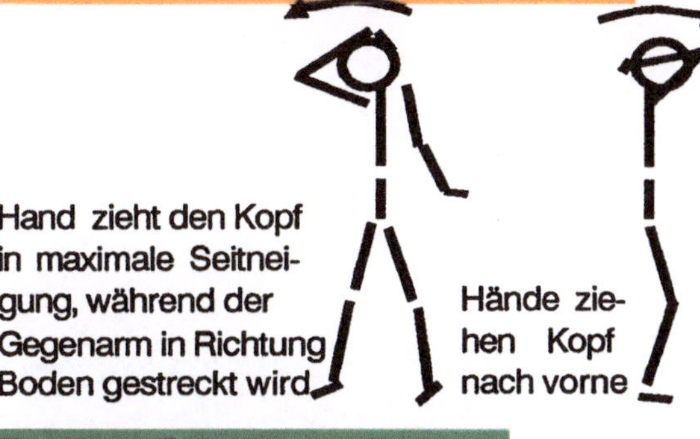

Hand zieht den Kopf in maximale Seitneigung, während der Gegenarm in Richtung Boden gestreckt wird

Hände ziehen Kopf nach vorne

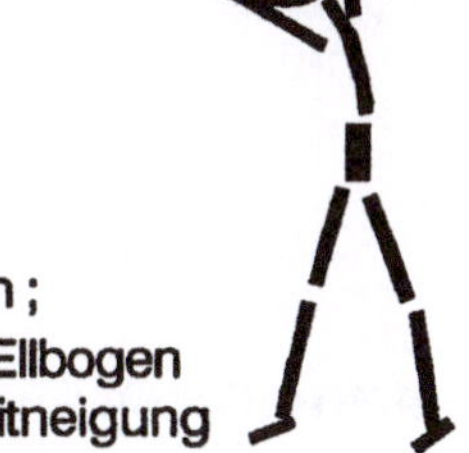

Rumpfseitbeugen; Hand zieht am Ellbogen und verstärkt Seitneigung

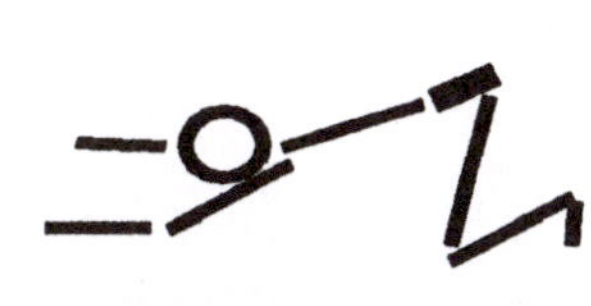

Hände nach vorne schieben, Schultern in Richtung Boden ziehen

Rücken - Schultermuskulatur

Tiefe Rückenstreckmuskulatur

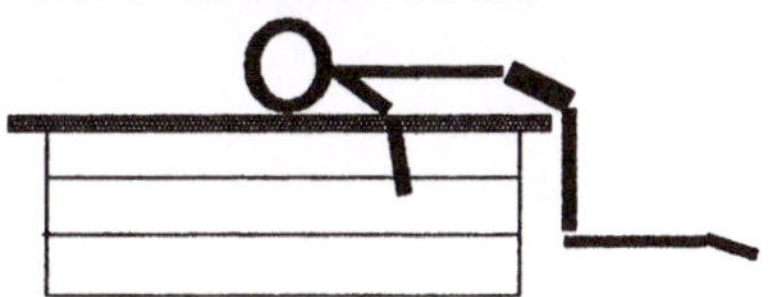

Hakenposition, Gesäß und Beine hängen lassen

Gesäß - und tiefe Rückenstreckmuskulatur

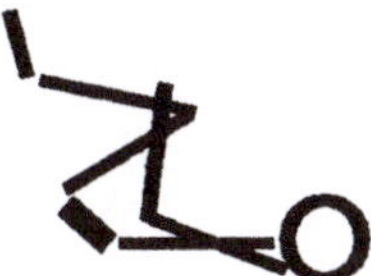

Hände ziehen Knie zur Brust

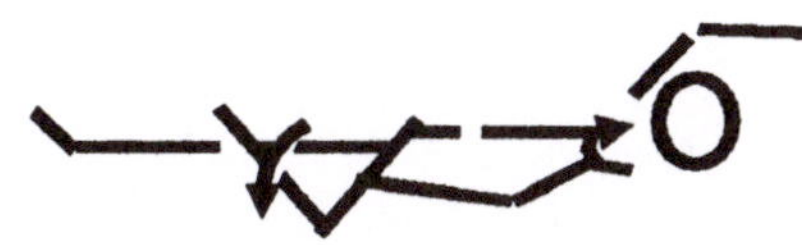

Kniegelenk 90° beugen und Bein überschlagen, gleichzeitig Schulter auf dem Boden lassen

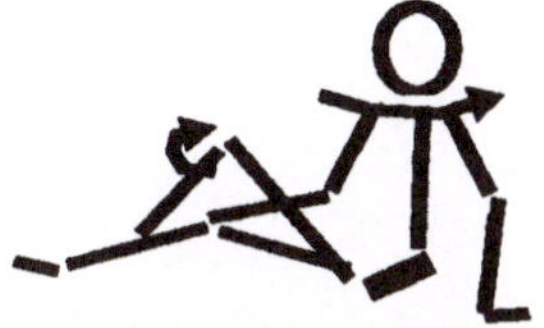

Yogasitz, das linke Bein wird über das rechte geschlagen und der Oberkörper verwringt sich dagegen

Armmuskulatur

Unterarmstrecker und Schulterblattstabilisatoren

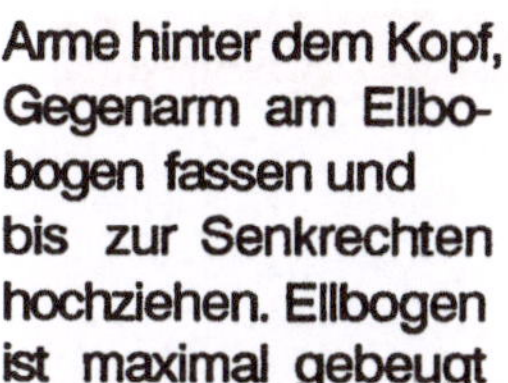

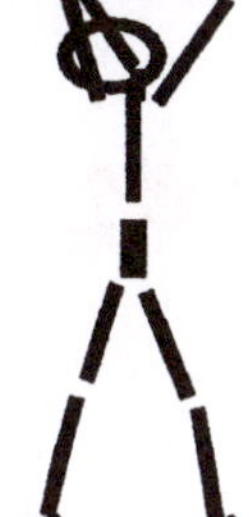

Arme hinter dem Kopf, Gegenarm am Ellbogen fassen und bis zur Senkrechten hochziehen. Ellbogen ist maximal gebeugt

Unterarmstrecker

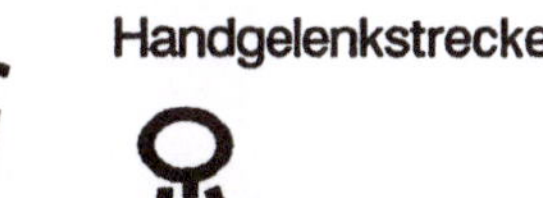

Arme hinter dem Kopf, linke Hand faßt rechtes Handgelenk und führt den rechten Arm hinter den Kopf

Handgelenkstrecker

Handbeugen; Hand nach vorne mit Unterstützung beugen

Handgelenkbeuger

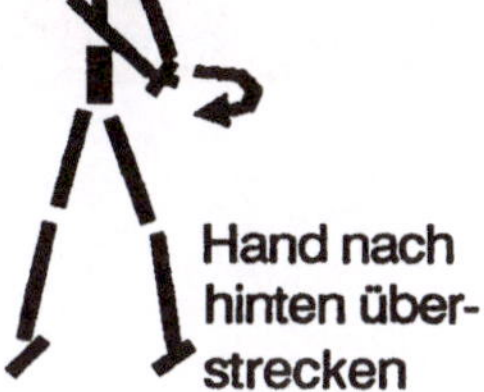

Hand nach hinten überstrecken

Bauch - Hüft - Muskulatur **und Beinmuskulatur**

Hüftgelenkbeuger

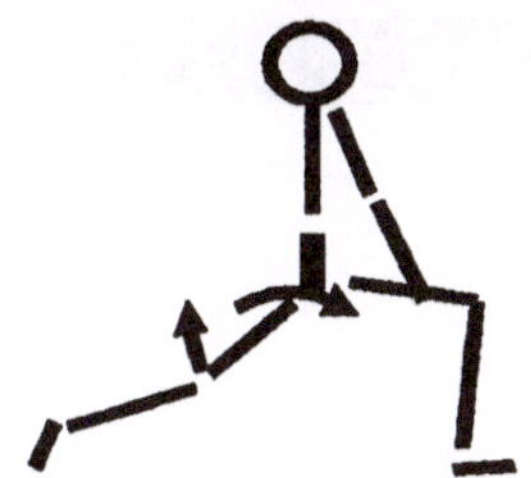

Hüfte nach vorne schieben

und Kniegelenkstrecker

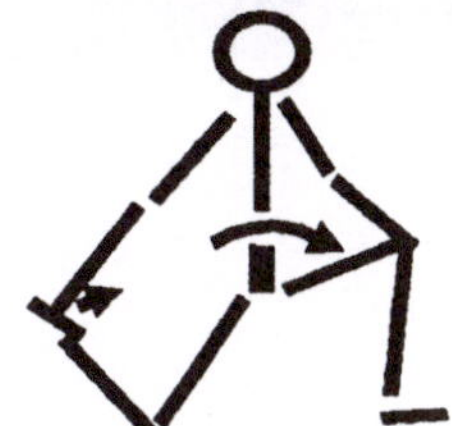

Ferse in Richtung Gesäß ziehen

Adduktoren

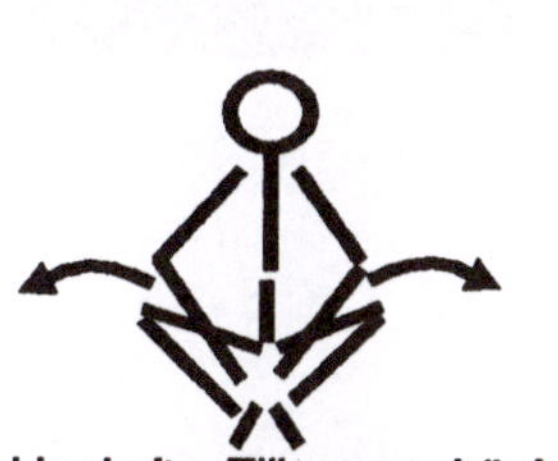

Hocksitz, Ellbogen drücken Knie nach unten

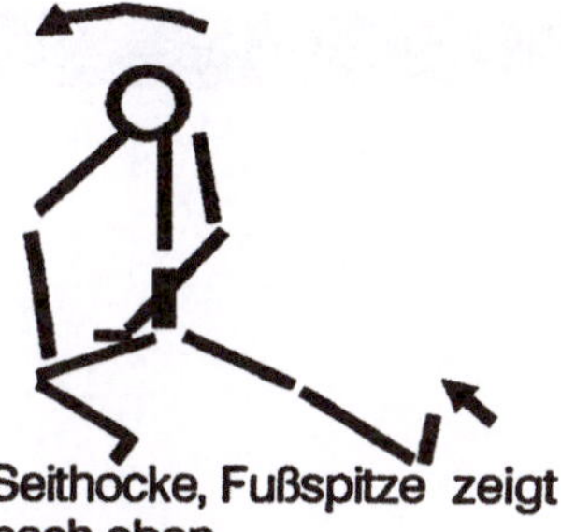

Seithocke, Fußspitze zeigt nach oben

Beinmuskulatur

Kniegelenkbeuger

Bein bis zur Senkrechten strecken, Knie durchdrücken, Hände unterhalb des Kniegelenks fixieren, das Gegenbein wird auf den Boden gepreßt, um eine Beckenkippung zu verhindern. Durch zusätzliches Anziehen der Fußzehen wird die Wadenmuskulatur gedehnt

Wadenmuskulatur

Becken nach vorne schieben, Fußspitzen zeigen nach vorne, Fersen bleiben auf dem Boden

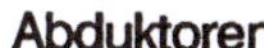

Abduktoren

Überkreuzte Beine, Körpergewicht seitlich verlagern

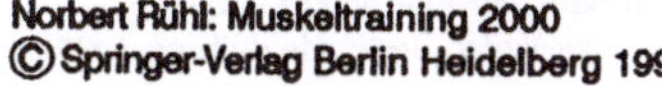

..modifiziert nach Tennis Funktionsgymnastik Knebel, K-P. 1990

Übungstafel 8 DEHNUNGSÜBUNGEN

Seitliche Hals - Nacken - Muskulatur

Seitl. Rumpf - Schulter - Muskulatur /Brustmuskulatur

Rücken - Schulter - Muskulatur

Armmuskulatur

Bauch - Hüft - Muskulatur

Beinmuskulatur

Was muß man bei der Planung wissen?

Modell über Zusammenhang von Trainingsmaßnahmen und Anpassung

Das Modell der Anpassungsgeschwindigkeit nach Weineck (1986) macht deutlich, daß die Programme im Muskeltraining so gestaltet sein müssen, daß der gesamte Organismus genügend Zeit findet, sich auf die veränderten Reize einzustellen. Beispielsweise können hohe Belastungsintensitäten muskulär bewältigt werden, stellen jedoch für den Sehnen - Band - Apparat oder die Gelenke eine Überlastung dar. Das obige Gedankenmodell zeigt außerdem den Zusammenhang zwischen den auszuwählenden Belastungsintensitäten, Wiederholungszahlen, korrekter Technik und ihre möglichen Auswirkungen auf den Organismus. Geringere Belastungsintensitäten ermöglichen nicht nur höhere Wiederholungszahlen und geben der Muskulatur, dem Sehnen - Band - Apparat und den Gelenken mehr Zeit zur Anpassung, sondern sind auch Voraussetzung für eine korrekte Ausführung der jeweiligen Übung, um auch die Muskelgruppe zu beüben, die beabsichtigt ist. Besondere Bedeutung nimmt hier vor allem die Verletzungsprophylaxe ein; das Verhindern von akuten Verletzungen sowie langfristigen Folgeschäden.

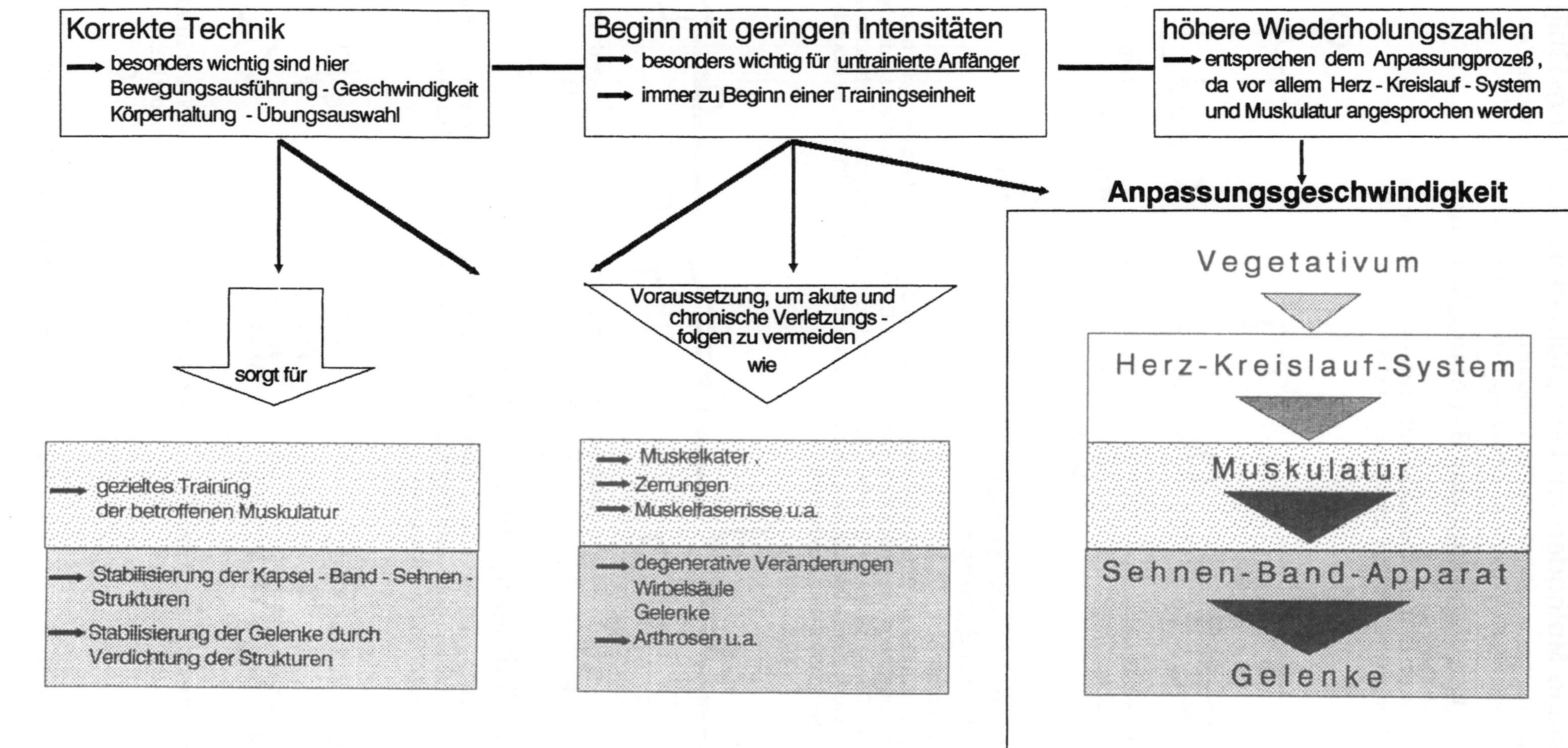

Einfache Methoden zur Überprüfung der Leistungsfähigkeit - Planungshilfen

Tests Die hier ausgewählten Beispiele verdeutlichen, wie mit Hilfe von einfachen Tests Muskelschwächen bzw. Verkürzungen erkannt werden können.

Test - Kraftfähigkeit der Bauchmuskulatur

Voraussetzungen:
Ausschalten der Hüftbeugemuskulatur durch senkrechtes Strecken der Beine.
Die Testperson versucht Kopf und Schultergürtel dem Becken zu nähern.

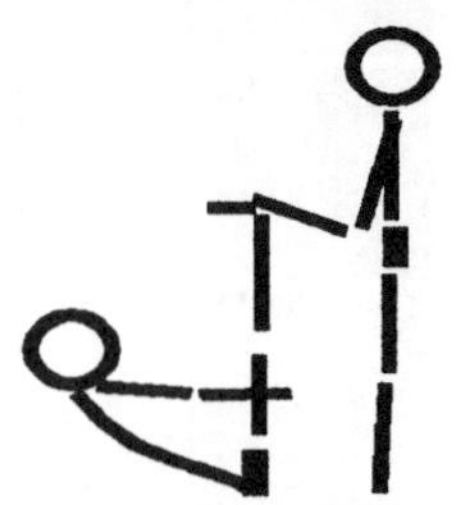

Großteil der Brustwirbelsäule hat abgehoben

++

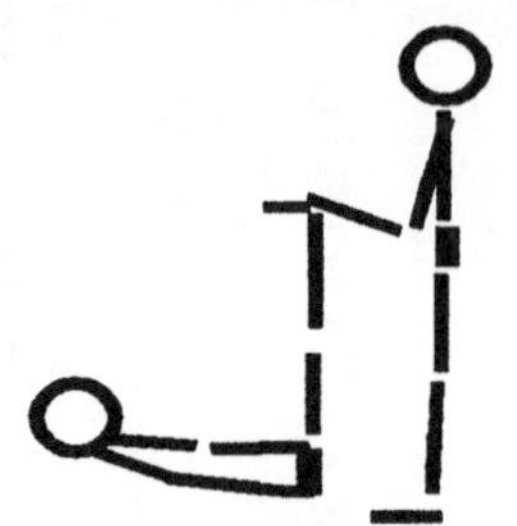

Schultergürtel und oberer Teil der Brustwirbelsäule haben abgehoben

+

Nur der Schultergürtel hat abgehoben

0

empfohlene Übungen

Kräftigen
oberer Teil der geraden Bauchmuskulatur

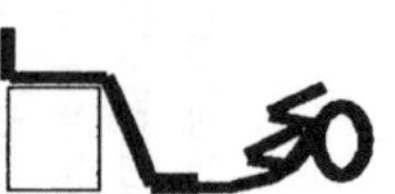

Test - Kraftfähigkeiten der Gesäßmuskulatur

(bzw.verkürzte Hüftgelenkbeuger)

Voraussetzung :

Becken muß aufliegen. Ein Oberschenkel drückt gegen den Kasten, der andere wird bis zur Waagrechten angehoben. Die Unterschenkel sind gebeugt. Die Übung wird im Wechsel durchgeführt. Kann der Oberschenkel bei 2-4 Wiederholungen nicht mehr zur Waagrechten gebracht werden, liegen deutliche Defizite vor. Läßt sich diese Übung überhaupt nicht durchführen, ist möglicherweise auch die Hüftbeugemuskulatur verkürzt.

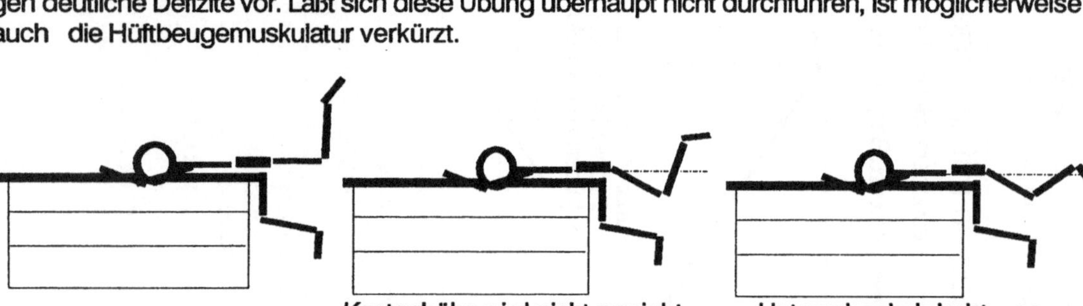

++

Kastenhöhe wird nicht erreicht

0

...Unterschenkel dreht weg

0

Dehnen
Hüftgelenkbeuger
Kniegelenkstrecker

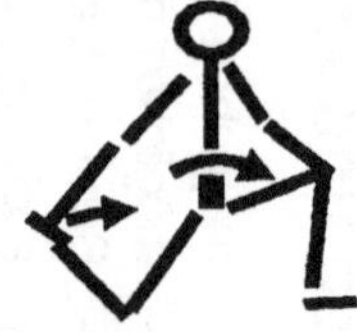

Kräftigen
Beinheben
Vierfüßlerstand

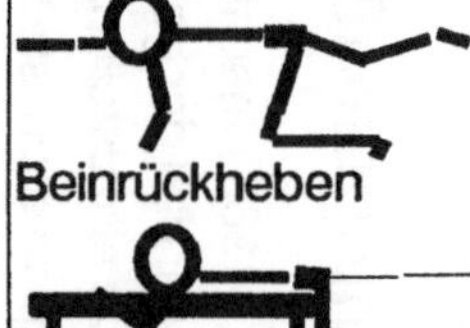

Beinrückheben

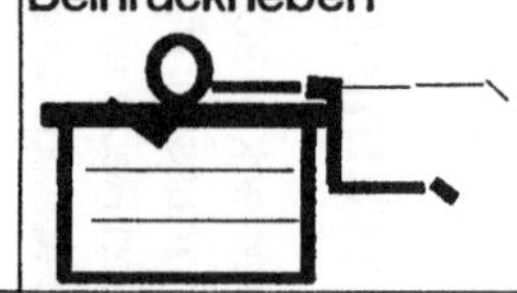

Test - Schultergürtelmuskulatur

Voraussetzung : Aufrechter Sitz - Ellbogen bis in Schultergelenkhöhe bringen und leichten Ball soweit wie möglich hinter dem Kopf halten. Kann diese Position nicht erreicht werden, liegt eine Verkürzung der Brustmuskulatur vor.

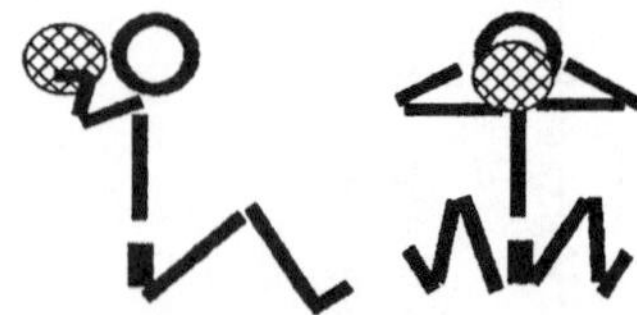

10 sec in dieser Position halten

++

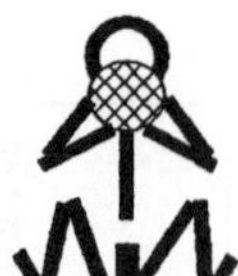

Absinken der Ellbogen

0

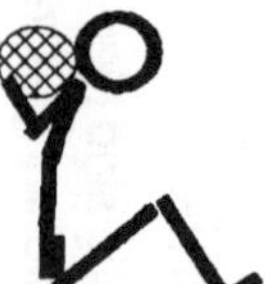

Kopf sinkt zu früh ab, runder Rücken

0

modifiziert nach Janda (1981) 0 = mangelhaft + = befriedigend ++ = gut

Dehnen
Schulter- Rumpf - Muskulatur

Brustmuskulatur

Kräftigen

Rückenmuskulatur

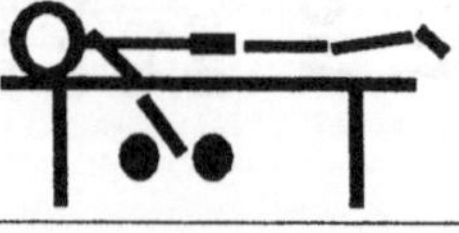

Muskuläre Dysbalancen

Norbert Rühl: Muskeltraining 2000

Muskuläres Ungleichgewicht (Dysbalance) kann sowohl
a.)im Bereich des Muskels und seines Gegenmuskels (Agonist - Antagonist) durch einseitige Belastungen im Alltag oder auch im Sport verursacht werden als auch
b.)im Bereich der seitengleichen Leistungsfähigkeit der Muskulatur (z.B.linker Arm schwächer - rechter Arm stärker usw.).

Zu a.) Hier muß im Bereich der Übungsauswahl das Prinzip Agonist und Antagonist Anwendung finden. Wird z.B. der Armbeuger trainiert, muß auch der Armstrecker trainiert werden usw. Allerdings neigen bestimmte Muskeln bzw. Muskelgruppen zur Verkürzung oder auch zur Abschwächung (siehe Tabelle), was bei der Übungsauswahl nach dem Prinzip des Ausgleichs berücksichtigt werden muß.

<u>Beispiele für Übungen - Prinzip Agonist - Antagonist :</u>

Kopfheben	Kopfsenken	Beinbeugen	Beinstrecken	Bankdrücken	Bankziehen
Armheben	Armsenken	Beinanziehen	Beinabspreizen	Rumpfbeugen	Rumpfstrecken u.a.
Armbeugen	Armstrecken	Fersenheben	Fußspitzenheben		
Handbeugen	Handstrecken	Beinheben	Beinsenken		

<u>M u s k u l a t u r, die zur Verkürzung neigt:</u>

- Brustmuskulatur
- Kapuzenmuskel
- Schulterblattheber
- Ellenbogenstrecker
- Rückenstrecker im Hals - und Lendenbereich
- Viereckiger Lendenmuskel
- Hüftgelenkbeuger
- Adduktoren
- Schenkelbindenspanner
- Kniegelenkstrecker
- Kniegelenkbeuger
- Wadenmuskulatur

Zu b.) Hier sollte die oftmals durch einseitige Alltagsbelastung (z. B. langes Sitzen) oder gar naturgemäß einseitige sportartspezifische Belastung durch isolierte Übungen der einen Seite(siehe Beispiele) entsprechend ausgleichend trainiert werden. Das bedeutet, daß in diesem Fall Übungen vermieden werden sollen, die seitengleich ausgeführt werden können, da damit die schwächere Seite vernachlässigt wird .
Beispiele für einseitige Ausführung:

Armbeugen

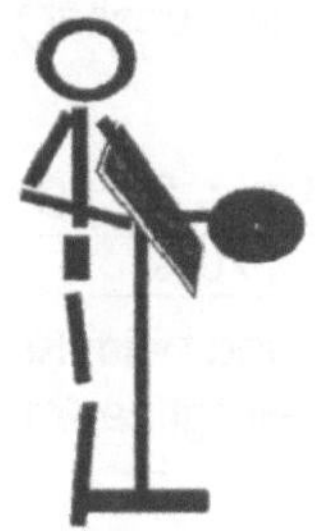

Beinbeugen

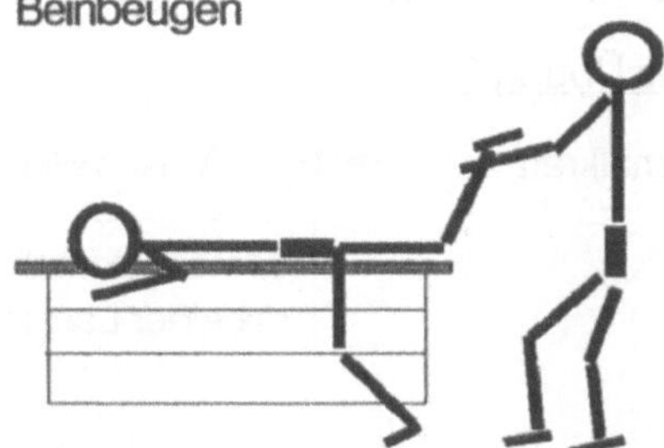

...am Studiogerät

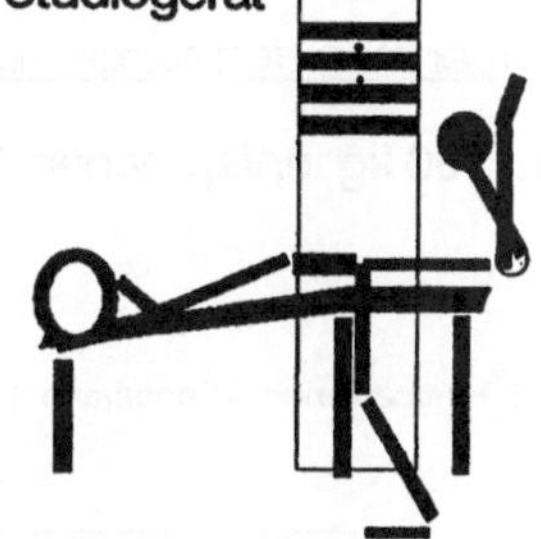

Die einseitige Ausführung bietet bei dieser Übung zusätzlich eine Fixierung des Beckens, was Ausweichbewegungen des Beckens verhindert!

Butterfly einseitig am Studiogerät

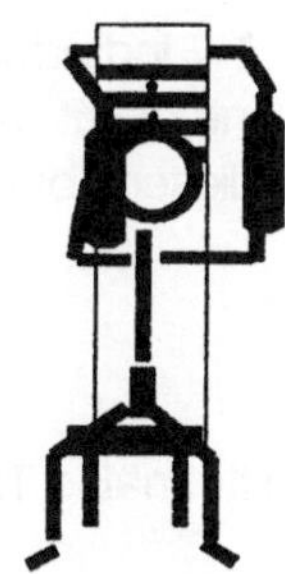

Rudern einarmig

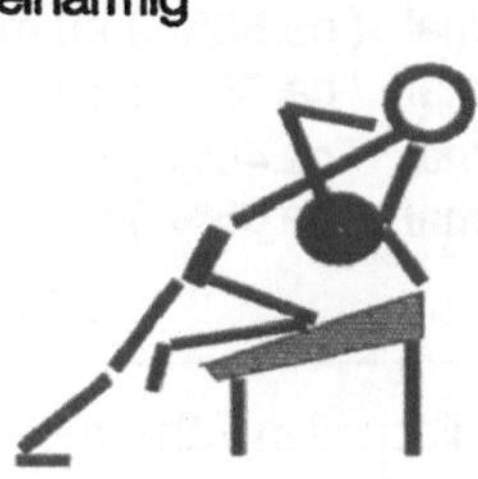

Beinbeugen stehend

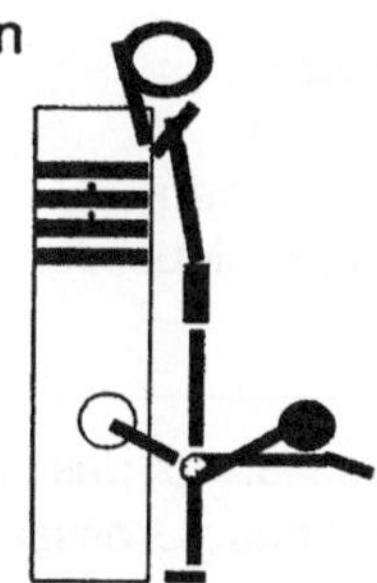

Praktischer Hinweis: Eine seitenungleiche Belastungsfähigkeit läßt sich einfach über unterschiedlich mögliche Wiederholungszahlen der jeweiligen Seite feststellen. Muskuläre Dysbalancen im Bereich der Agonisten- Antagonisten führen häufig zu Haltungsschwächen bzw. Haltungsschäden, die vom Facharzt diagnostiziert werden müssen. Erst danach kann eine Trainingsplanung im Rahmen einer Gesamttherapie erfolgen.

Abschließende Bemerkung: Es darf nicht der Eindruck entstehen, daß nun ständig die einseitige Ausführung bestimmter Techniken bevorzugt werden soll. Die gleichzeitig seitengleiche Übungsausführung hat grundsätzlich ihre Berechtigung, da ohne sie eine Stabilisation größerer Muskelgruppen im Sinne einer Ganzkörperstabilisation sowie eine umfassende intermuskuläre Koordination nicht möglich ist.

Wie ermittelt man die erwünschte Belastungsintensität ?

Wiederholungszahl und Belastungsintensität

Die Tabelle stellt eine Beziehung her zwischen der möglichen Wiederholungszahl einer Übung und der damit zusammenhängenden Belastungsintensität, in der diese Serie durchgeführt wird.

Belastungs-intensität	100%	95%	90%	85%	80%	75%	70%	65%	60%	55%	50%	45%	40%	35%
mögliche Wiederholungs-zahl	1	1 - 2	3 - 4	4 - 6	6 - 8	8 -10	10-13	13-16	16-20	20-24	⟶			

Die Ermittlung der maximalen Kraftleistung ist Voraussetzung, um eine genaue Trainingssteuerung zu ermöglichen. Hierfür gibt es zwei Möglichkeiten:

a.) Maximalkrafttest	Vorteil - genaue Bestimmung des Maximalkraftwertes	Nachteil - belastungsintensiv ungeeignet für Anfänger
b.) Ermittlung durch Tabelle wie Beispiel 1 und 2	Vorteil - nicht belastungsintensiv gut geeignet für Anfänger	Nachteil - weniger exakte Maximalkraft-bestimmung

Zu a.) Maximalkrafttest:

Der Maximalkrafttest ist gerade für Anfänger oder gar untrainierte Anfänger im Bezug auf Überlastungsreaktionen bzw. Verletzungen problematisch. Hier empfiehlt es sich, die Maximalkraftwerte durch Tabelle zu ermitteln. Unabhängig davon, ob man durch Test oder Ermittlung die Maximalwerte herausfindet, sollte dies grundsätzlich unter den gleichen Bedingungen stattfinden.

Zu b.) Ermittlung durch Tabelle:
Beispiel 1:Ein Übender kann mit einer Langhantel von 50 kg gerade 10 Kniebeugen durchführen und muß dann pausieren. Nach der obenstehenden Tabelle entsprechen die 50 kg bei dieser Übung ca. 70 % der maximalen Belastungsfähigkeit des Übenden.
Beispiel 2 :Ein Übender kann mit der Übung Liegestütze auf den Knien gerade 6 Wiederholungen durchführen und muß dann pausieren. Dies entspricht etwa 80% seiner maximalen Leistungsfähigkeit (Belastungsintensität) bei dieser Übung.

Wie errechnet man den Maximalkraftwert für eine Übung ?

Beispiel 1: 50 kg entsprechen 70 % der Maximalkraft ⟶ $\text{Max.- Wert} = \frac{100\% \cdot 50\text{ kg}}{70\%} \sim 71\text{ kg}$

> Seine Maximalkraftleistung beim Kniebeugen mit einer Langhantel beträgt ca. 71 kg.

modifiziert nach Hartmann und Tünnemann (1990)

Testmöglichkeit für die Leistungsbewertung im Anfängertraining :

Liegestütze	20 mal* (ca.60%)	30 mal* (ca.50%)	40 mal* (ca.40%)
Klimmziehen	6 mal (ca.80%)	10 mal (ca.75%)	13 mal (ca.70%)
Rumpfaufrichten	30 mal (ca.50%)	40 mal (ca.40%)	50 mal (ca.30%)
Kniebeugen einbeinig	10 mal (ca.75%)	15 mal (ca.65%)	20 mal (ca.60%)
	durchschnittlich	gut	sehr gut

* = individuelle Belastungsintensität des Übenden bei dieser Übung

Intensitätsskala für das Training der motorisch - konditionellen Fähigkeiten Kraft und für mittelmäßig Trainierte 20 bis 30jährige (aus : Grosser et al. 1987)

Kraft (% der Maximalkraft)		Ausdauer (% der besten Laufzeit)	Pulsfrequenz pro min
30 - 50 %	gering	30 - 50 %	130
50 - 70 %	leicht	50 - 60 %	140
70 - 80 %	mittel	60 - 75 %	150
80 - 90 %	submaximal	75 - 90 %	165
90 - 100 %	maximal	90 -100 %	180

Tabelle zur Ermittlung der Belastungsintensität bezogen auf den Maximalkraftwert

Die untenstehende Tabelle erleichtert die Planung für Leistungssportler, die exakt und schnell über die jeweiligen Daten verfügen müssen. Ein Beispiel : Athlet B hebt beim Kniebeugen 85 kg (Maximalkraftwert). Laut Muskelaufbauprogramm soll er nun mit 75% Belastungsintensität trainieren, was in der Tabelle mit 64 kg Trainingsgewicht angegeben wird.

Maximalkraftwert (in kg)	30	35	40	45	50	55	60	65	70	75	80	85	90	95 % Belastungsintensität
5,0	1,5	2,0	2,0	2,5	2,5	3,0	3,0	3,5	3,5	4,0	4,0	4,5	4,5	5,0
7,5	2,5	2,5	3,0	3,5	4,0	4,0	4,5	5,0	5,5	6,0	6,0	6,5	7,0	7,0
10,0	3,0	3,0	4,0	4,5	5,0	5,5	6,0	6,5	7,0	7,5	8,0	8,5	9,0	9,5
12,5	4,0	4,5	5,0	5,5	6,0	7,0	7,5	8,0	9,0	9,5	10,0	10,5	11,5	12,0
15,0	4,5	5,5	6,0	7,0	7,5	8,5	9,0	10,0	10,5	11,5	12,0	13,5	13,5	14,5
17,5	5,5	6,0	7,0	8,0	9,0	9,5	10,5	11,5	12,5	13,0	14,0	15,0	16,0	16,5
20,0	6,0	7,0	8,0	9,0	10,0	11,0	12,0	13,0	14,0	15,0	16,0	17,0	18,0	19,0
25,0	7,5	9,0	10,0	11,5	12,5	14,0	15,0	16,5	17,5	19,0	20,0	21,5	22,5	24,0
30,0	9,0	10,5	12,0	13,5	15,0	16,5	18,0	19,5	21,0	22,5	24,0	25,5	27,0	28,5
35,0	10,5	12,5	14,0	16,0	17,5	19,5	21,0	23,0	24,5	26,5	28,0	30,0	31,5	33,5
40,0	12,0	14,0	16,0	18,0	20,0	22,0	24,0	26,0	28,0	30,0	32,0	34,0	36,0	38,0
45,0	13,5	16,0	18,0	20,5	22,5	25,0	27,0	29,5	31,5	34,0	36,0	38,5	40,5	43,0
50,0	15,0	17,5	20,0	22,5	25,0	27,5	30,0	32,5	35,0	37,5	40,0	42,5	45,0	47,5
55,0	16,5	19,5	22,0	25,0	27,5	30,5	33,0	36,0	38,5	41,5	44,0	47,0	49,5	52,5
60,0	18,0	21,0	24,0	27,0	30,0	33,0	36,0	39,0	42,0	45,0	48,0	51,0	54,0	57,0
65,0	19,5	23,0	26,0	29,5	32,5	36,0	39,0	42,5	45,5	49,0	52,0	55,5	58,5	62,0
70,0	21,0	24,5	28,0	31,5	35,0	38,5	42,0	45,5	49,0	52,5	56,0	59,5	63,0	66,5
75,0	22,5	26,5	30,0	34,0	37,5	41,5	45,0	49,0	52,5	56,5	60,0	64,0	67,0	71,5
80,0	24,0	28,0	32,0	36,0	40,0	44,0	48,0	52,0	56,0	60,0	64,0	68,0	72,0	76,0
85,0	25,5	30,0	34,0	38,5	42,5	47,0	51,0	55,5	59,5	64,0	68,0	72,5	76,5	81,0
90,0	27,0	31,5	36,0	40,5	45,0	49,5	54,0	58,5	63,0	67,5	72,0	76,5	81,0	85,5
95,0	28,5	33,5	38,0	43,0	47,5	52,5	57,0	62,0	66,5	71,5	76,0	81,0	85,5	90,0
100,0	30,0	35,0	40,0	45,0	50,0	55,0	60,0	65,0	70,0	75,0	80,0	85,0	90,0	95,0
105,0	31,5	37,0	42,0	47,5	52,5	58,0	63,0	68,5	73,5	79,0	84,0	89,5	94,5	100,0
110,0	33,0	38,5	44,0	49,5	55,0	60,5	66,0	71,5	77,0	82,5	88,0	93,5	99,0	104,5
115,0	34,5	40,5	46,0	52,0	57,5	63,5	69,0	75,0	80,0	86,5	92,0	98,0	103,5	109,5
120,0	36,0	42,0	48,0	54,0	60,0	66,0	72,0	78,0	84,0	90,0	96,0	102,0	108,0	114,0
125,0	37,5	44,0	50,0	56,5	62,5	69,0	75,0	81,5	87,5	94,0	100,0	106,5	112,5	128,5
130,0	39,5	45,5	52,0	58,5	65,0	71,5	78,0	84,5	91,0	97,5	104,0	110,5	117,0	123,5
135,0	40,5	47,5	54,0	61,0	67,5	74,5	81,0	88,0	94,5	101,5	108,0	115,0	121,5	128,5
140,0	42,0	49,0	56,0	63,0	70,0	77,0	84,0	91,0	98,0	105,0	112,0	119,0	126,0	133,0
145,0	43,5	51,0	58,0	65,5	72,5	80,0	87,0	94,5	101,5	109,0	116,0	123,5	130,5	138,0
150,0	45,0	52,5	60,0	67,5	75,0	82,5	90,0	97,5	105,0	112,5	120,0	127,5	135,0	142,5

* Werte, die bei 0,25 bzw. 0,75 liegen, sind jeweils auf 0,5 bzw. 1,0 auf - oder abgerundet!

modifiziert nach Hartmann u. Tünnemann (1990)

<u>Bemerkung zum Einsatz und Training der Muskelfasertypen im Zusammenhang mit der Belastungsintensität.</u>

Die verschiedenen Muskelgruppen weisen a.) rote Muskelfasertypen ("Slow - twichen - Fasern" (ST) hauptsächlich für langandauernde Arbeit verantwortlich)
b.) weiße Muskelfasertypen (" Fast - twich - glycotic - Fasern " (FTG) für Schnellkraftbeanspruchungen verantwortlich)
c.) intermediäre Fasertypen ("Fast - twich - oxidativ- Fasern" (FTO) schnellzuckende Fasern, die noch eine günstige aerobe Energiebereitstellung bieten) auf.

Die Verteilung innerhalb der Muskelgruppen ist zwar genetisch unterschiedlich festgelegt, dennoch ist beispielsweise im Bereich der Haltemuskulatur (Rumpfmuskulatur) der Anteil der roten Fasern höher als im Bereich der Extremitätenmuskulatur. Es ist anzunehmen, daß der Anteil der roten Muskelfasern bei einem Langstreckenläufer höher liegt, als bei einem Athleten, der im wesentlichen Maximalkraftleistungen zu vollbringen hat.
Davon unabhängig werden bei Belastungsintensitäten bis zu 40% vorwiegend ST- Fasern aktiviert. Bei steigender Belastungsintensität übernehmen schließlich FTO - und FTG - Fasern den Hauptanteil der Arbeit.

Was muß man bei der Ausführung beachten?

Korrekte Technik

Hinweise zur funktionell korrekten Bewegungsausführung an ausgewählten Beispielen

Armmuskulatur

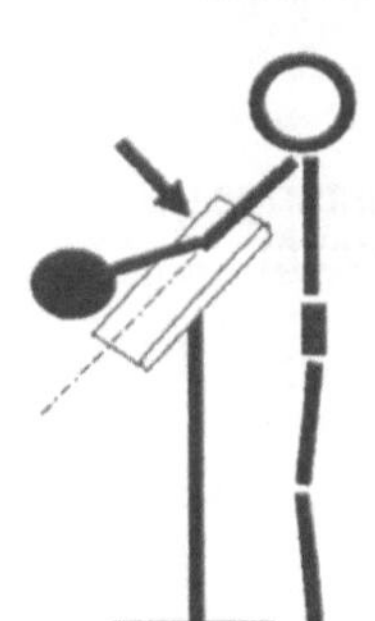

Wirbelsäule gerade !

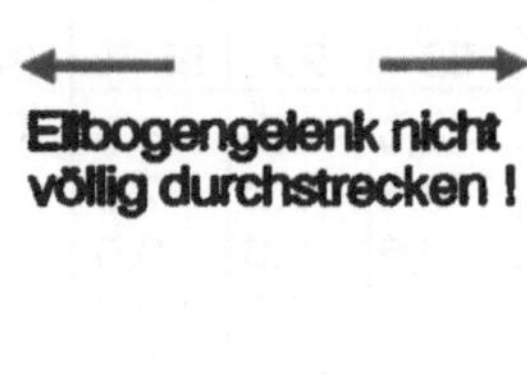

Ellbogengelenk nicht völlig durchstrecken !

Schultern gerade halten

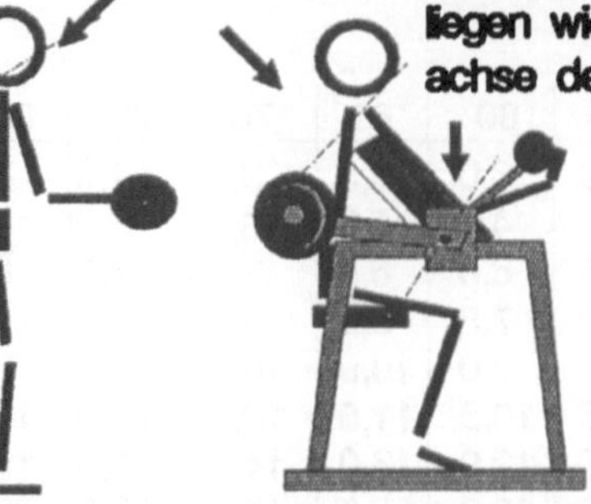

Ellbogengelenk muß auf derselben Linie liegen wie die Drehachse des Gerätes

Handgelenke gerade halten, ähnlich dem seitlichen Barrenstützgriff oder auf den Fäusten aufstützen

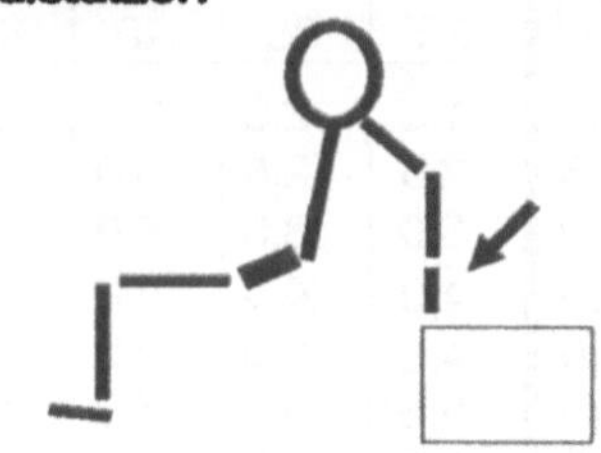

Schulter - Brust - Muskulatur

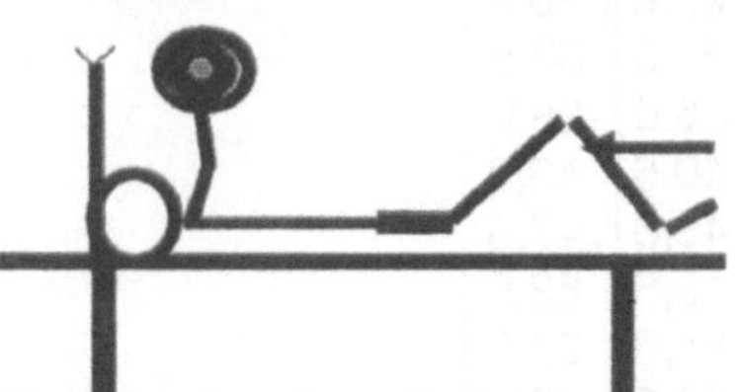

Beine aufstellen - Entlastung der Wirbelsäule !

Deutliches Hervortreten der Schulterblätter läßt mangelnde Fixationsfähigkeit der Muskulatur erkennen, dann werden Liegestütze auf den Knien ausgeführt! Wirbelsäule nicht durchhängen lassen !

Armseitheben in der Rückenlage

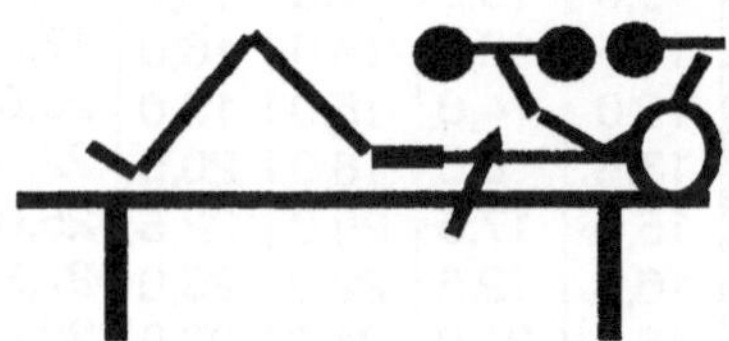

Ellbogengelenk gebeugt halten, nicht völlig durchstrecken - Gelenkschutz !

Bauchmuskulatur

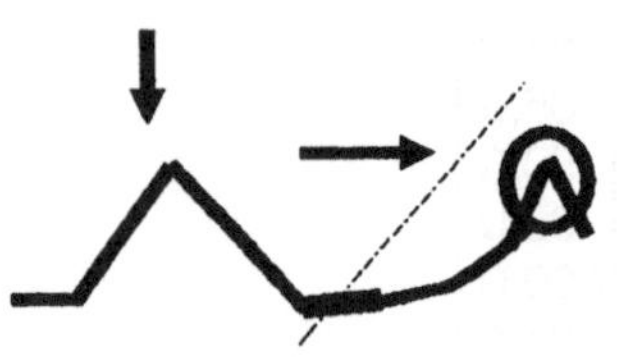

Gebeugte Hüft - und Kniegelenke reduzieren stark die Aktivierung des Lenden - Darmbein-Muskels und des geraden Schenkelmuskels. Überschreitet der Beugewinkel 30°- 40°, beginnt der Lendendarmbeinmuskel zu arbeiten. Dies belastet besonders bei schwacher Bauchmuskulatur die Lendenwirbelsäule

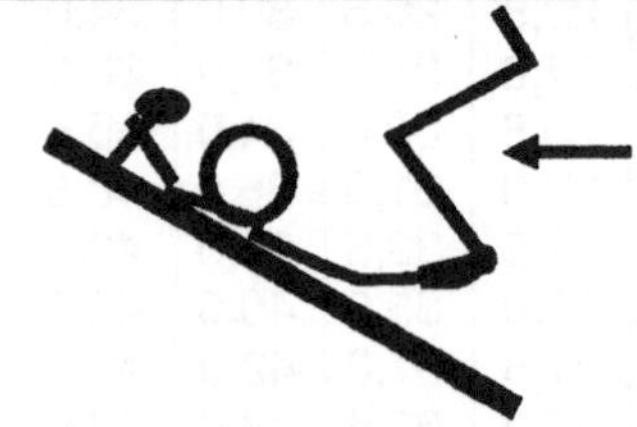

Rückenmuskulatur

Beckengürtel muß noch aufliegen!

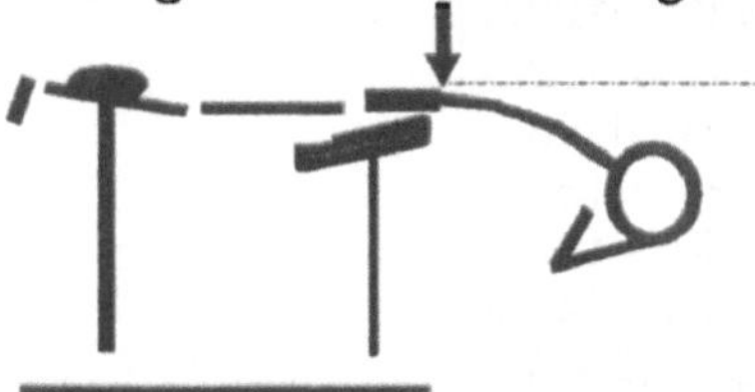

Oberkörper nur leicht über Waagrechte aufrichten. Beim Absenken Rückenmuskulatur anspannen. Beim Aufrichten entspannen, Kinn liegt zunächst auf der Brust, langsam über Hals - Brust - und Lendenwirbel aufrollen bis zur Waagrechten. Kopf nicht in den Nacken nehmen !

Abgeklappte Liegefläche verhindert Hohlrückenhaltung. Bei gerader Auflageebene Becken unterlegen. Auf keinen Fall Beine fixieren

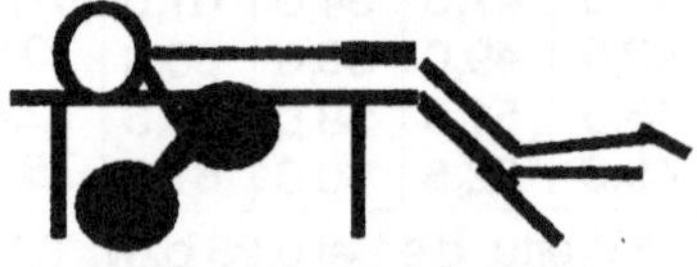

Beinmuskulatur

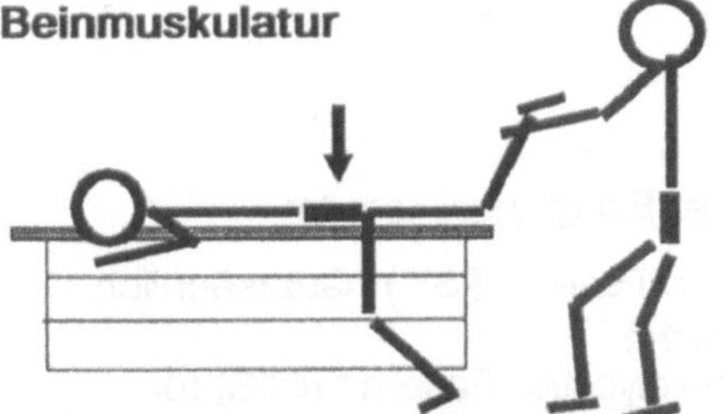

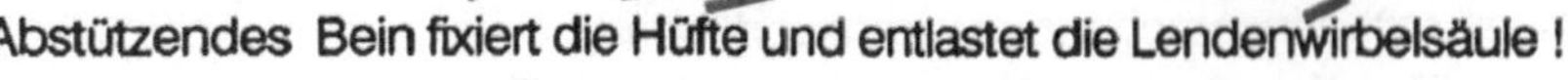

Abstützendes Bein fixiert die Hüfte und entlastet die Lendenwirbelsäule !

Kniegelenk muß auf derselben Linie liegen wie die Drehachse des Gerätes

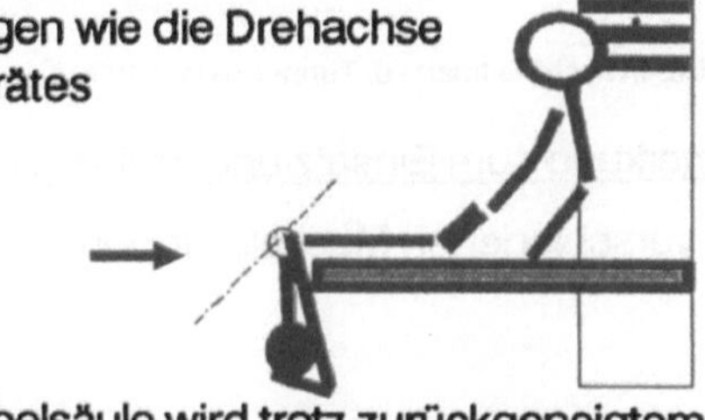

Die Wirbelsäule wird trotz zurückgeneigtem Oberkörper fixiert und gerade gehalten

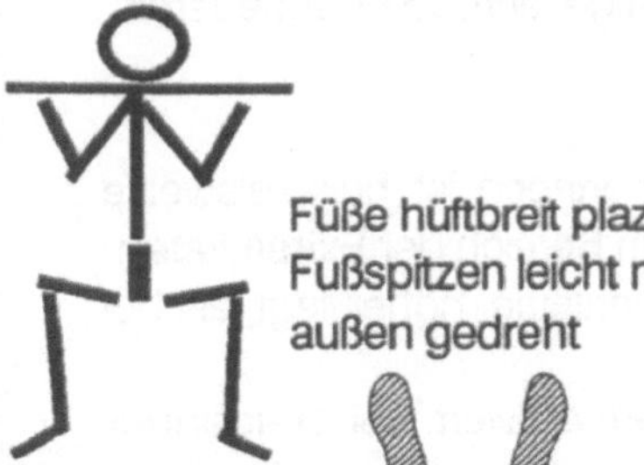

Füße hüftbreit plazieren, Fußspitzen leicht nach außen gedreht

Kopf leicht anheben in den Nacken - Wirbelsäule gerade halten !

Bevor Kniebeuge mit Zusatzlast ausgeführt wird, muß die Technik korrekt beherrscht werden!

Anfänger beugen das Knie nur bis zu einem 90°- Winkel!

Hüftgelenk muß auf derselben Linie liegen wie die Drehachse des Gerätes. Der Oberkörper wird mit den Händen stabilisiert, Ausweichbewegungen vermeiden

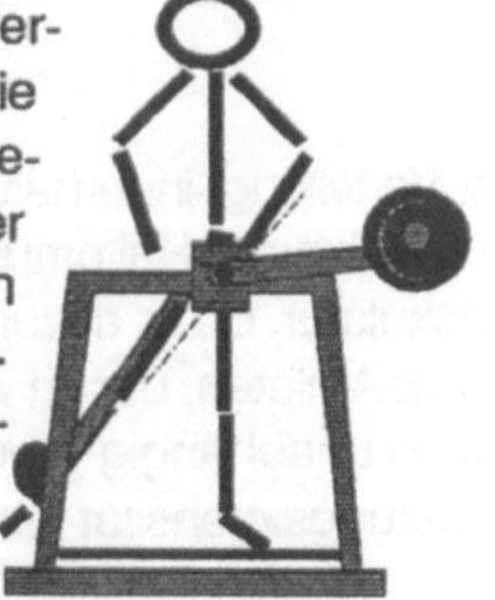

Unfunktionelle Übungen (Dehnung, Mobilisation, Kräftigung)

Eine ganze Reihe von Übungen, die wir vom traditionellen Unterricht bzw. Training kennen, sind heute erstaunlicherweise immer noch im Repertoire vieler Übungsleiter und Lehrer, obwohl längst aufgezeigt wurde, daß sie uneffektiv sind und vor allem bei untrainierten Anfängern sowie im Kindes - und Jugendalter zu Schäden führen können. Außerdem gibt es Übungen, die von einem gut trainierten Athleten problemlos bewältigt werden, für einen weniger trainierten hingegen eine Überforderung bedeuten bzw. nur eine unfunktionelle Ausführung zulassen.

unfunktionelle Übungen

da sie von ihrer grundsätzlichen Struktur zu Fehlbeanspruchungen führen - hier vor allem im Bereich Hals - und Lendenwirbelsäule

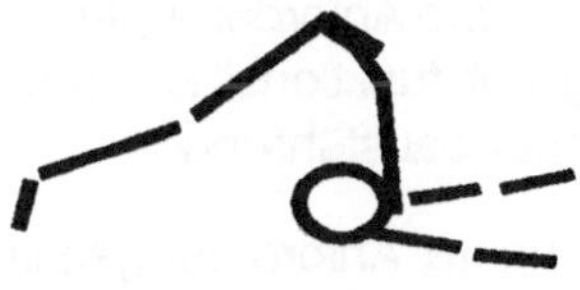

Überkopflage rückwärts

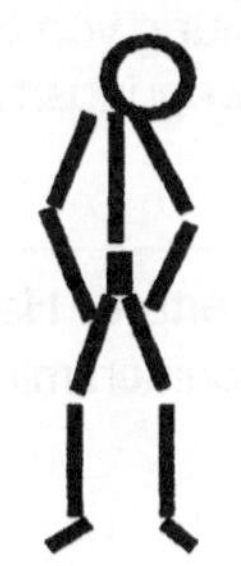

Kopfkreisen

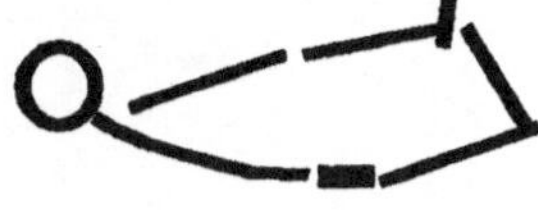

Bauchwippe

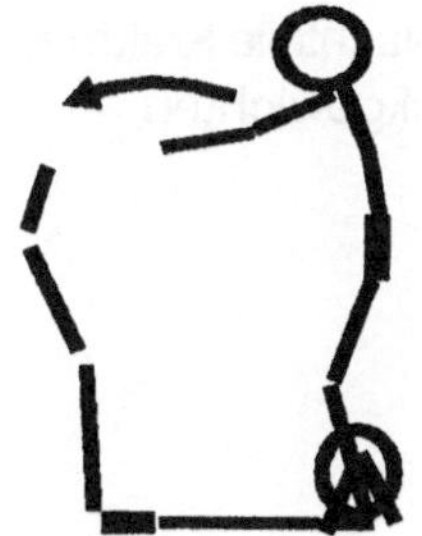

Beine wegschleudern

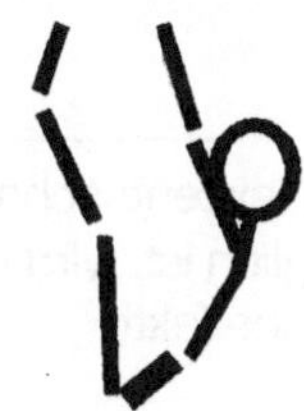

Klappmesser

Übungen generell vermeiden !

unfunktionelle Ausführung I

sobald sie technisch unkorrekt ausgeführt werden, können sie zu Fehlbeanspruchungen führen - hier vor allem im Bereich der Lendenwirbelsäule

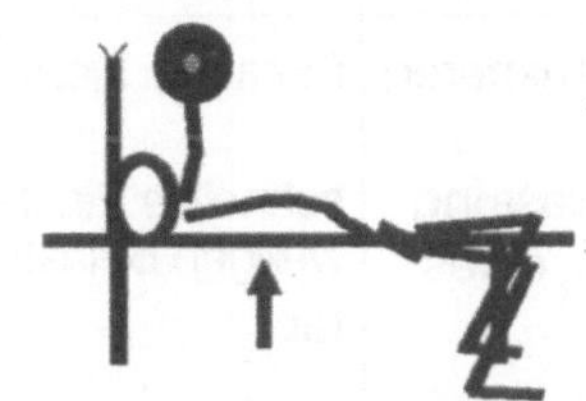

Bankdrücken mit herunterhängenden Beinen

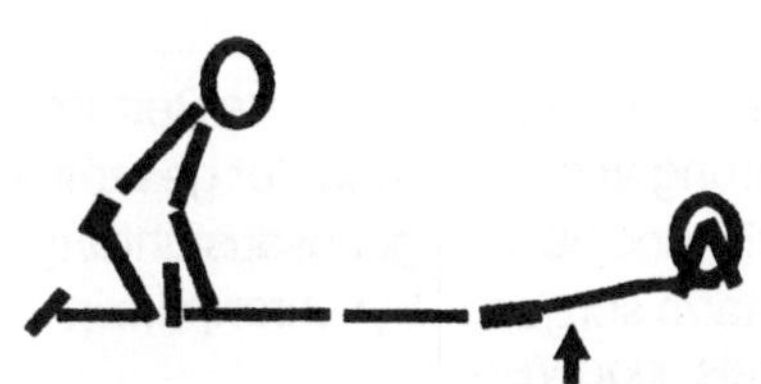

Sit- up mit gestreckten Beinen

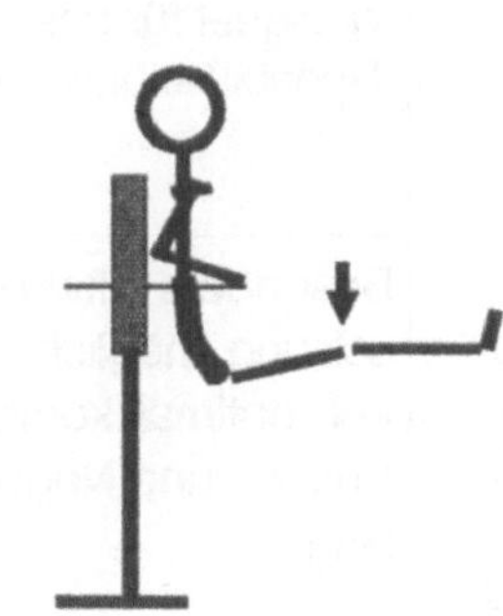

Beinheben mit gestreckten Beinen

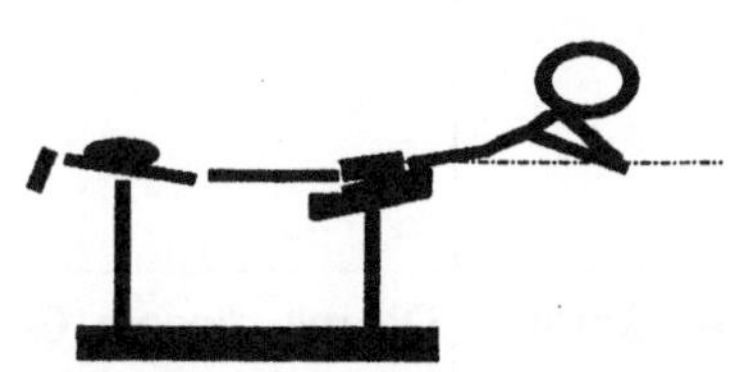

Rumpfaufrichten ins Hohlkreuz
gilt für alle Übungen, die die Lendenwirbelsäule in die Hyperlordose ziehen

Übungen nur in korrekter Ausführung !

unfunktionelle Ausführung II

durch technisch mangelhafte Ausführung aufgrund unzureichender Maximalkraftfähigkeiten

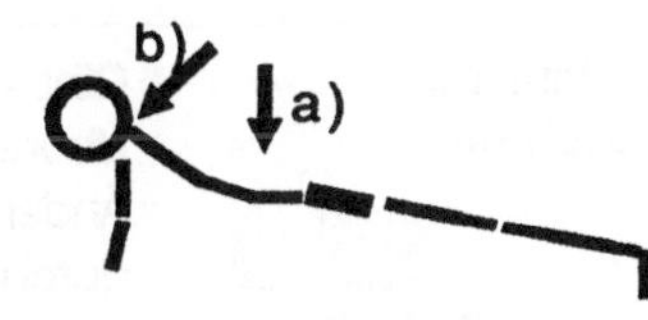

Liegestütze
a.) mit durchhängender Wirbelsäule
b.) bei ungenügender Fixationsfähigkeit der Schultergürtelmuskulatur

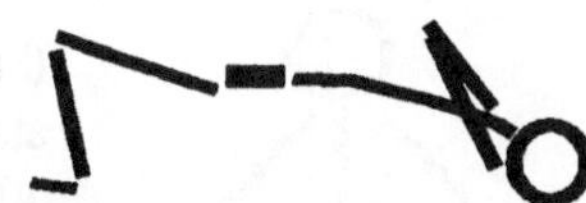

Kopfbrücke
Fehlbeanspruchung der Halswirbelsäule

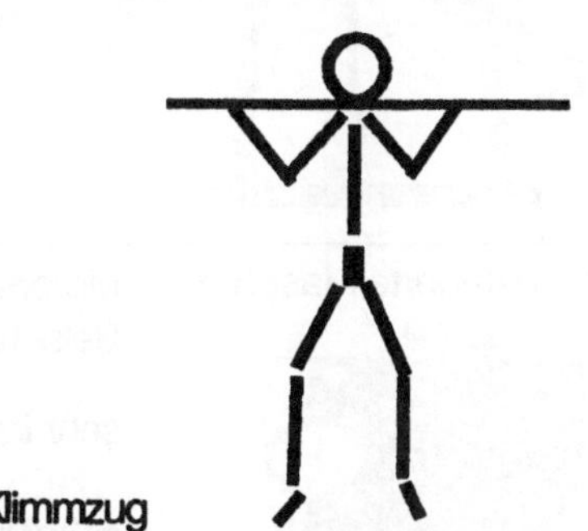

Klimmzug
Fehlbeanspruchung siehe Liegestütze b)

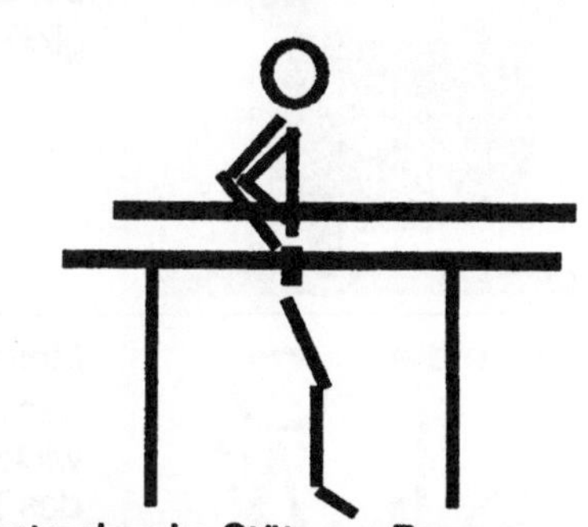

Armstrecken im Stütz am Barren
Fehlbeanspruchung siehe Liegestütze b)

Übungen sind für Anfänger ungeeignet!

...modifiziert nach Knebel et al. (1988)

Norbert Rühl: Muskeltraining 2000

Gerätevergleich - Übersicht

		Vorteile	Nachteile
1. Freie Hantel	Kurzhanteln: - variable Hanteln Gewicht durch Aufstecken von Scheiben veränderbar - Fausthanteln nicht veränderbar Langhanteln	Muskulatur wird im koordinativen Bereich stark beansprucht, was sich sehr positiv auf den qualitativen Charakter der Bewegung auswirkt minimaler Geräteaufwand für eine Vielzahl von Übungen vielseitig einsetzbar	Hohe technische Anforderungen im Bezug auf funktionell korrekte Bewegungsausführung erfordert mehr Aufmerksamkeit, um Verletzungsrisiko gering zu halten mehr Zeitaufwand bei der Veränderung der jeweiligen Belastungsintensität
2. Kraftmaschine mit Steckgewichten	Gibt es für alle denkbaren Übungen Änderung der Belastung durch Umstecken eines Stiftes vorgegebene Bewegungsführung	Einfache Handhabung schnelles Einstellen der jeweiligen Belastungsintensität hoher Sicherheitskomfort geringe Unfallgefahr	Geringere Anforderungen in Bezug auf funktionell korrekte Bewegungsausführung geringere Anforderungen im koordinativen Bereich der Muskulatur und dadurch Vernachlässigung der Schulung von Gleichgewicht und Bewegungsrhythmus
3. Synchrongeräte	Gleichmäßige Belastung durch Synchrongetriebe (Firma Schnell) und verstellbarer Lastarm sorgen für äußerst vielseitige Verwendbarkeit	Optimale Reizsetzung während der gesamten Bewegungsausführung durch Synchronprinzip Veränderungsmöglichkeit der Belastungskurve durch verstellbaren Lastarm und damit auch besonders geeignet für das Rehabilitationstraining	Etwas kompliziertere Handhabung als Maschinen mit Steckgewichten
4. Motorgesteuerte Maschine	Motorsteuerung gibt Belastungsintensität vor sehr intensives Training schnelle Ausschöpfung der Energiereserven möglich	Besonders effektive Reizsetzung möglich im Bezug auf optimal kombiniertes Positiv - und Negativtraining	Siehe Nachteile Kraftmaschine - mit Steckgewichten
5. Cybex-Geräte	Motorgesteuertes Gerät, das nur Widerstand entwickelt, bei Krafteinsatz des Trainierenden Isokinetisches Training	Da mit diesem Gerät nur konzentrische Muskelarbeitsweise möglich ist, können Cybex - Geräte schon bald nach operativen Eingriffen in der Rehabilitation eingesetzt werden	Da keine exzentrische Muskelarbeit möglich ist, wird das Training bald ineffektiv für den Breiten - und Leistungssport weitgehend ungeeignet

Hinweise für die Planung in Unterricht und Training

Das Muskeltraining wird von der thematischen Seite im Lehrplan im Rahmen der Konditionsschulung legitimiert. Bereits in der Einleitung wurde auf die grundsätzliche Berechtigung des Muskeltrainings schon in der Grundschule hingewiesen. Darüber hinaus muß es zur Forderung erhoben werden, das Muskeltraining grundsätzlich in den Unterricht einzubeziehen.
Für den Grundschulbereich sind speziell die Programme für 8 - bis 12 jährige erarbeitet. Im übrigen hat der Sportlehrer die Möglichkeit mit Musik zu arbeiten (siehe S.3) und die Übungen in Spielform zu kleiden. Die umfangreiche Sammlung der Übungen auf den Übungstafeln sind zudem eine Hilfe, die Programme zu verändern bzw. zu ergänzen. Die differenzierte Darstellung in Anfänger -, Fortgeschrittenen und Leistungsstufe erleichtern die Auswahl. Mit einer einfachen Faustregel kann jeder Sportlehrer und Übungsleiter die für den jeweiligen Leistungsstand geeigneten Übungen herausfinden. Kann ein 8 -bis 12 jähriger eine Übung 10 bis 12 mal korrekt durchführen, kann sie ins Programm aufgenommen werden. Ansonsten ist die Übung so zu variieren, daß dies möglich ist.
(Siehe Hinweise auf den Übungstafeln S. 32, 33, 36)

Beispiel: Liegestütz

Wirbelsäule kann nicht gerade gehalten werden

erleichterte Ausführung durchführen

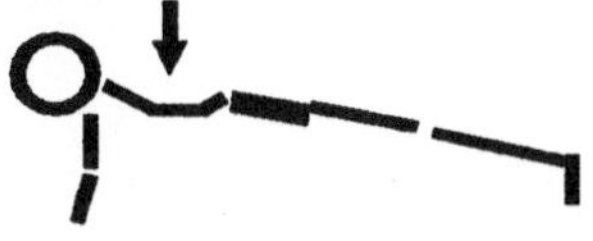

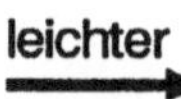

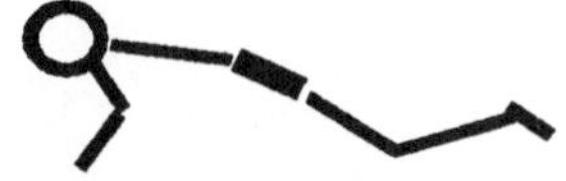

Die Erleichterung einer Übungsausführung bei Überforderung gilt nicht nur für den obengenannten Altersbereich, sondern sollte eine grundsätzliche methodische Maßnahme darstellen.

Beispiel: Klimmzug

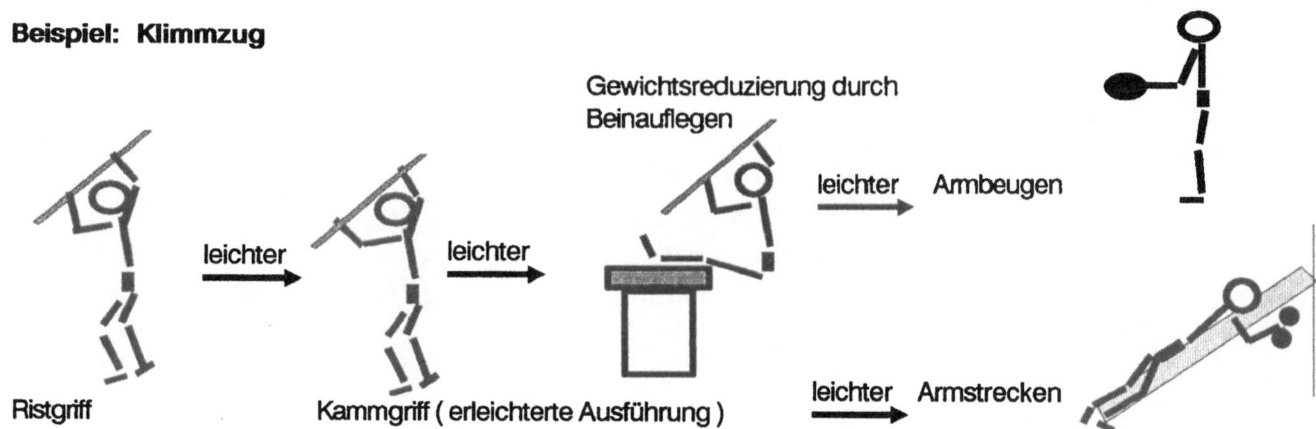

In Nordrhein - Westfalen wurde im Sommer 1990 an Grundschulen eine Untersuchung an gerade eingeschulten Erstklässlern durchgeführt. Innerhalb eines halben Jahres wurde bei den Schülern eine deutliche Verkürzung der Hüftbeugemuskulatur festgestellt, was offenbar im Zusammenhang mit der langen Sitzdauer zu sehen ist (mündliche Mitteilung Frau Prof. Dr. E. Zimmermann, Bielefeld 3/91).
Eine "Verkürzung der Muskulatur" in diesem Bereich bedeutet eine Haltungsschwäche, die zu einer Hohlkreuzbildung führen kann. Nur ein präventives Eingreifen mit gezieltem Muskeltraining (Kräftigung und Dehnung der entsprechenden Muskelgruppen) verhindert, daß aus der Haltungsschwäche ein Haltungsschaden wird.
In diesem Falle ist es ohnehin angeraten, daß die Schüler zu Hause Tätigkeiten wie Lesen, Schreiben, Spielen etc., wenn möglich, in der Bauchlage ausführen, was der Verkürzung der Hüftbeugemuskulatur entgegenwirkt.
Außerdem wird in diesem Zusammenhang auf das Programm "Haltungsschwäche - Hohlkreuz " hingewiesen, in dem die entsprechenden Kräftigungs - und Dehnungsübungen dargestellt sind.

Selbstverständlich bietet sich auch für einen Großteil der dargestellten Programme in der Schule ein breites Anwendungsfeld (siehe Erläuterung zu den Programmen).

Für die Grundschule (8 - bis 12jährigen) absolut ungeeignet und für alle nicht leistungsorientierte 12 - bis 16jährigen, die kein sorgfältiges Grundlagentraining absolviert haben, ist das " Intramuskuläre Koordinationstraining ". Hierunter fallen die Methoden des Maximalkrafttrainings, deren Belastungsintensität über 75% der Maximalkraftfähigkeit liegen.

Erläuterungen zu den Programmen

Die vorliegenden Programme sind nach Erkenntnissen der Trainingslehre sowie Erfahrungen aus der Sportpraxis zusammengestellt. Sie sollen nicht als Rezepte verstanden werden, sondern als Hilfen bzw. Grundlagen, mit denen man auf die jeweilige Situation abgestimmt, eine entsprechende Planung durchführen kann. Es sollte selbstverständlich sein, daß Anfänger und besonders untrainierte Anfänger in den jeweiligen Programmen immer mit den niedrigen Bereichen der angegebenen Belastungsintensitäten beginnen.
Die vorgeschlagenen Übungen in den Programmen können ebenfalls je nach Anforderung und Bedarf ergänzt bzw. ausgewechselt werden. Hier spielen der Trainingszustand und angestrebte Ziele eine entscheidende Rolle.
" Muskuläre Dysbalancen " sind bei der Übungsauswahl ebenso zu berücksichtigen wie das Erreichen eines Leistungshöhepunktes eines Athleten.
Immer wieder werden in der Trainingsplanung falsche Schwerpunkte gesetzt. Obwohl manche Athleten über für ihre Disziplin ausreichende Maximalkraftkapazitäten verfügen, absolvieren sie Maximalkraftprogramme, anstatt im Bereich der Kraftausdauer oder Maximalkraftausdauer auch sportartspezifisch ihre Kondition zu verbessern. Diesem Beispiel lassen sich beliebig viele anfügen. Eine differenzierte Betrachtung und Anwendung des Muskeltrainings ist hier erforderlich. Bevor ein Plan und ein damit verbundenes Programm ausgewählt wird, muß das angestrebte Ziel klar definiert sein.

Einfacher gestaltet sich eine Planung im Bereich des Breiten -, Gesundheits - oder Schulsports. Die Tatsache, daß hier eine optimale Leistungsfähigkeit zu einem vorgegebenen Zeitpunkt nicht als erstrangiges Ziel im Vordergrund steht, erleichtert die Planung. Hier sind vor allem Übungsauswahl, funktionell korrekte Technik sowie das Vermeiden zu hoher Belastungsintensitäten zu beachten.
Schüler mit 8 - 12 Jahren können bereits ein Programm wie Nr. 10 oder Nr. 11 absolvieren. Hier stehen im Vordergrund PRÄVENTION - AUFBAU - STABILISIERUNG der Bänder, Sehnen, Gelenke und Haltemuskulatur.
Hinzu kommt, daß durch ein zweimaliges Training pro Woche muskuläre Dysbalancen, Skoliosen, Beckenschiefstände ausgeglichen bzw. Arthrosen und Sehnenansatzschmerzen verhindert werden können.
Ungeeignet für Schüler in diesem Alter sind stark forciertes Muskelaufbautraining oder intramuskuläres Koordinationstraining und Pyramidentraining.
Selbstverständlich sind auch Kraftausdauerprogramme und Schnellkraftprogramme möglich. Wobei Kraftausdauer zunächst nur im extensiven Bereich sinnvoll ist, was vornehmlich den Bereich der aeroben Ausdauer betrifft.

TRAININGSPLANVORSCHLÄGE: im Wochenrhythmus — Trainingseinheiten (TE) pro Woche

Beispiel	Adressat	Ziel	1. TE Programm - Nr.	2. TE Programm - Nr.	3. TE Programm - Nr.	4. TE → Programm - Nr.
1	Untr. Anfänger	allg. Fitness	1	1 Übungen variieren		
2	Untr. Anfänger	allg. Fitness	1	Laufen/Fahrradfahren		
3	Anfänger/ Breitensportler	Stabilisierung der Rumpf- und Beinmuskulatur	2	3	Laufprogramm	
4	Breitensportler	Verbesserung/ Kraftausdauer	7	sportartspezifisch		
5	Breitensportler	Haltungsschwäche abbauen/ Hohlkreuz - allgemein Maximalkraft verbessern	12	2	12	
6	Leistungsportler	Maximalkraftverbesserung mit Muskelzuwachs	3	sportartspezifisch	3	sportartspezifisch →
7	Leistungssportler	Maximalkraft ohne Muskelzuwachs	5	sportartspezifisch	5	sportartspezifisch
8	Leistungssportler	Verbesserung Schnellkraft	9	6	9	6 →
↓		Weitere Angaben über die Zeitdauer in den jeweiligen Programmen !				

Glossar

Abduktoren Beinabspreizmuskeln
Adduktoren Beinanziehermuskeln
aerobe Ausdauer Ausdauer bei aerober Energiegewinnung
Agonist Muskel, der eine bestimmte dem Agonisten entgegengesetzte Bewegung ausführt
anaerobe Energiebereitstellung ohne Sauerstoff ablaufender Stoffwechselvorgang
Ansatz körperferne Verbindung des Muskels mit Skelett
Antagonist Gegenmuskel, der eine bestimmte dem Agonisten entgegengesetzte Bewegung ausführt
Atrophie Zellenschrumpfung - Abnahme Zellmasse (Muskelatrophie)
auxotonische Muskelkontraktion Spannungs- und Längenänderung des Muskels
cool - down entmüden
Dauerleistungsmethode Methode zur Verbesserung der aeroben Ausdauer
dynamische Muskelarbeit Veränderung der Muskellänge - gleichzeitig Spannungsentwicklung
Dysbalance funktionelles Ungleichgewicht der Muskulatur
eingelenkiger Muskel nur über ein Gelenk ziehend
Ermüdungsaufstockung zunehmende Ermüdung beim Intervalltraining durch Anhäufung von Milchsäure im Organismus
extensive Intervallmethode dient vor allem der Entwicklung der aeroben Ausdauer
Extensoren Gelenkstreckmuskeln
exzentrische Muskelarbeit unter Verlängerung des Muskels stattfindende Spannungsentwicklung - nachgebende Muskelarbeit
Flexoren Gelenkbeugemuskeln
Formerhaltungstraining Training zur Erhaltung der körperlichen Leistungsfähigkeit ohne Leistungszuwachs
Hyperextension Überstreckung - starke Hohlkreuzbildung der Wirbelsäule
Hypertrophie Vergrößerung einzelner Zellen und Gewebsbestandteile ohne zahlenmäßige Zunahme (Muskelhypertrophie)
intensive Intervallmethode zur Verbesserung der anaeroben Fähigkeiten
intermuskuläre Koordination Zusammenspiel motorischer Einheiten verschiedener Muskeln
Intervalltraining Methode mit periodischem Wechsel von Belastung und Erholung
intramuskuläre Koordination Zusammenspiel zwischen den Muskelzellen verschiedener motorischer Einheiten in einem Muskel
isometrische Kontraktion Spannungsentwicklung des Muskels ohne Verkürzung
isotonische Kontraktion Muskelverkürzung bei gleichbleibender Spannung
Komplexübungen mehrere Muskelgruppen beanspruchende Übungen (Ganzkörperübungen)
konzentrische Muskelarbeit unter Verkürzung des Muskels stattfindende Spannungsentwicklung
Kreistraining Aneinanderreihung verschiedener Übungen zu Übungskreisen (Durchgängen)
lokale Ausdauer Ausdauer einer genügend kleinen Muskelgruppe
lokales Muskeltraining auf eine bestimmte Muskelpartie reduzierte Belastung
Lordose Krümmung der Wirbelsäule nach vorne (Lendenlordose)
lumbosakraler Übergang Kreuzbein - Lendenwirbelsäule
mehrgelenkiger Muskel über mehr als ein Gelenk ziehender Muskel
Muskelkater Muskelschmerzen nach ungewohnten Belastungen durch Mikroverletzungen innerhalb der Muskelfasern
Negativphase Übungsphase, in der das Gewicht durch nachgebende (exzentrische) Muskelarbeit abgesenkt wird
plyometrische Sprünge Tiefsprünge im Schnellkrafttraininig
Pyramidentraining Belastungsvariation durch steigende (fallende) Intensität und dementsprechende abnehmende (zunehmende) Wiederholungszahl der aufeinanderfolgenden Sätze bzw. Serien einer Übung
Reizdauer Maß für Zeitdauer der Übungen (Belastungsdauer)
Reizdichte zeitliches Verhältnis von Belastung und Erholung im Training
Reizhäufigkeit Anzahl der Reize einer Serie oder einer Trainingseinheit
Reizintensität Maß für Intensität der Übungen (Belastungsintensität)
Reizumfang Summe aller Trainingsreize einer Trainingseinheit
Rotatoren Gelenkdrehmuskeln
Satz Anzahl der unmittelbar aufeinander folgenden Wiederholungen einer Übung
Satzpause Pause zwischen den Sätzen einer Übung
Serie Anzahl der Sätze einer Übung
Skoliose seitliche Verkrümmung der Wirbelsäule
Stationstraining Organisationsform, bei der jede Übung mit allen Wiederholungs - und Satzzahlen stationär durchgeführt wird - nach dem letzten Satz folgt die nächste Übung
statische Muskelarbeit unter gleichbleibender Muskellänge stattfindende Spannungsentwicklung
stretch dehnen, strecken
Superkompensation Auffüllung der Energiespeicher während der Erholungsphase auf höheres Niveau
Synergisten gleichsinnig zusammenwirkende Muskeln
Ursprung körpernahe Verbindung des Muskels mit Skelett
Vordehnung passive Verlängerung des Muskels über Ruhelage
Wiederholungsmethode anaerobe Methode zur Entwicklung von Schnelligkeit, Kraft und Stehvermögen

Literatur

Ehlenz H, Grosser M, Zimmermann E (1987) Krafttraining, 3. Aufl. BLV, München

Freiwald J (1989) Prävention, Rehabilitation im Sport. Rowohlt, Reinbek

Grosser M (1989) Training der konditionellen Fähigkeiten.Studienbrief 20, Trainerakademie Köln. Hofmann, Schorndorf

Grosser M, Ehlenz H, Zimmermann E (1987) Richtig Muskeltraining. BLV, München

Güßbacher A (1988) Orthopädische Praxis, Das Muskelaufbautraining zur aktiven Gelenkstabilisation nach Kniegelenksverletzungen und Operationen. Medizinisch - literarische Verlagsgesellschaft, Uelzen

Hartmann J, Tünnemann H (1990) Das große Buch der Kraft. Sportverlag, Berlin

Hollmann W, (1989) Training - Grundlagen und Adaptationen aus physiologisch - medizinischer Sicht. Studienbrief 9, Trainerakademie Köln. Hofmann, Schorndorf

Jarmoluk P (1989) Laktat - und Katecholaminbestimmung als Mittel zur Leistungssteigerung im Judo. SFT- Verlag, Erlensee

Jonath U (1985) Circuittraining. Rowohlt, Reinbek

Kendall F P, Kendall McCrery, E (1988) Muskeln.Funktionen und Test, 2. Aufl. G. Fischer - Verlag, Stuttgart

Klein-Vogelbach S (1990) Funktionelle Bewegungslehre, 4. Aufl. Springer, Berlin Heidelberg New York

Knebel K.- P, Herbeck B, Schaffner S (1988) Tennis Funktionsgymnastik. Rowohlt, Reinbeck

Knebel K - P (1990) Funktionsgymnastik. Rowohlt, Reinbek

Letzelter M, Letzelter H (1986) Krafttraining. Rowohlt, Reinbek

Mader A, Heck H, Liesen H, Hollmann W (1982) : Simulative Berechnungen der dynamischen Änderungen von Phosphorylierungspotential, Laktatbildung und Laktatverteilung beim Sprint. In Sport: Leistung und Gesundheit. Kongreßband Deutscher Sportärztekongreß Köln, S. 499-508

Mende J (1988) Körpertraining. Rowohlt, Reinbek

Mende J (1989) Muskeltraining. Rowohlt, Reinbek

Rummler H, Urban D (1986) Der Muskelfunktionszustand bei trainierenden Kindern. Medizin Sport 2: 41- 43

Schmidtbleicher D (1987) Motorische Beanspruchungsform Kraft: Struktur und Einflußgrößen, Trainingsmethoden, Diagnose und Trainingssteuerung. Deutsche Zeitschrift für Sportmedizin 38, 377

Weineck J (1986) Sportbiologie. Perimed, Erlangen

Willimczik K (1989) Biomechanik der Sportarten. Rowohlt, Reinbek

Musik : Hückstädt / Musikproduktion

Das freie Musikarchiv, Bad Wimpfen 19 92

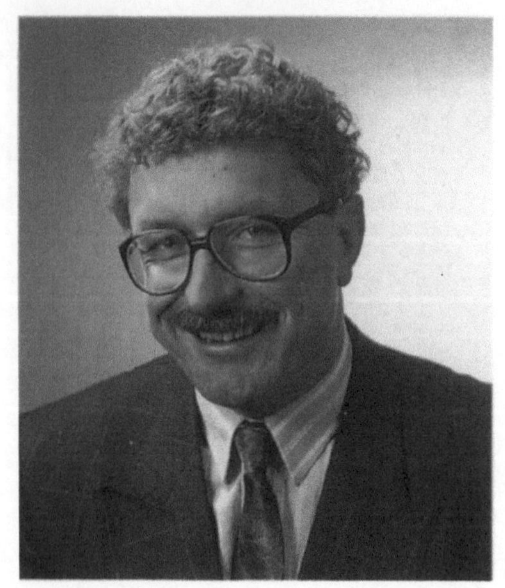

Norbert Rühl, Jahrgang 55, ist seit 1980 als Sport- und Deutschlehrer an der Realschule tätig. Im Leistungssport sammelte er Erfahrung im Bereich Judo. Er ist Träger des 5. Dan Judo, mehrfacher Deutscher Vizemeister und Ex-Nationalkämpfer. Außerdem kämpfte er 8 Jahre in der 1. Bundesliga. Nach Beendigung seiner aktiven Laufbahn absolvierte er ein 4jähriges Weiterbildungsstudium an der Trainerakademie Köln. Seit 1985 ist er als Verbandstrainer im Badischen Judoverband tätig. Insgesamt kann der Autor auf eine 20jährige Trainererfahrung zurückgreifen. Gleichzeitig spezialisierte er sich auf den Bereich Muskeltraining und ist im Sportbund sowie im Schulamtsbereich mit der Fortbildung „Muskeltraining" beauftragt.

ISBN 978-3-642-48971-6

Muskeltraining richtig! 10 Punkte, die man beachten sollte !

Sportschuhe, die festen Halt bieten, sowie Sportkleidung, die die Muskulatur warmhält, sind selbstverständlich.

1.Grundsätzlich aufwärmen
→ Herz-Kreislauf-System anregen
→ Muskulatur vorbereiten
→ Gelenkknorpel vorbereiten
→ psychische Vorbereitung

2.Beginn mit geringen Intensitäten → langsam steigern

3.Ständig dehnen zwischen den Übungen - Regenerationszeiten /Pausenzeiten beachten

4.Korrekte Technik
→ Bewegungsausführung
→ Geschwindigkeit
→ Körperhaltung
→ Preßatmung vermeiden ! Während der Übungsausführung gleichmäßig weiteratmen

5.Programmauswahl
→ Herz - Kreislauf - Training begleitet grundsätzlich alle Trainingsprogramme (Laufprogramme, Kraftausdauerprogramme etc.)

6.Dysbalancen vermeiden
→ seitengleich trainieren
→ Prinzip Agonist - Antagonist
Muskel und Gegenmuskel trainieren - bei Ungleichgewicht schwächeren Muskel auftrainieren

7.Übungen immer wieder variieren → Der Muskel paßt sich schnell an - Stillstand

8.Rumpfkraft vor Extremitätenkraft → Kräftige Beine und Arme benötigen eine starke Rumpfmuskulatur

9.Ganzkörperübungen anstreben → Muskuläre Balance des Körpers

10.Cool - down nicht vergessen ! → Verkürzt die Regenerationszeit (lockern, dehnen, auslaufen)

Wichtige Tips für den praktischen Einsatz und Umgang mit den Programmkarten, Übungskarten(Nummernleitsystem)und Nummernkarten

Programmkarten (Seite 51-82):

Die vorliegenden Programmkarten haben 3 Funktionen.

1.Das Datenfeld
Das Datenfeld im Kopf der Programmkarte liefert die wesentlichen Informationen des jeweiligen Programmes.

2.Das Programmfeld
Unter dem Datenfeld findet man die vorgeschlagenen Übungen im Programmfeld, mit und ohne Geräte oder als Partnerübungen. Die Übungen sind mit den Nummern [1] — [12] versehen, welche die Reihenfolge sowie die Anzahl der Übungen festlegen. Selbstverständlich können die Übungen je nach Zielstellung und Anforderung ergänzt oder gekürzt werden.

3.Das Individualprogramm
Die Programme haben auf der Rückseite ein leeres Programmfeld, in welches ein individuelles Programm nach dem entsprechenden Datenfeld geschrieben werden kann. **Schreiben Sie Ihr Programm selbst !**

Übungskarten (eine Auswahl von 24 Übungen; Seite 87 - 112):

Die Übungskarten eignen sich besonders für die Organisation von Gruppentraining, Unterrichtseinheiten, Trainingseinheiten, aber auch im Einzeltraining finden sie Verwendung.

1. Die Übungskarten dienen der Bebilderung der einzelnen Stationen, um schnell die wichtigsten Informationen zur Verfügung zu haben. Während auf der Vorderseite die Übungen mit einfachen Geräten oder auch in Variationen für Studiogeräte zu finden sind, zeigt die Rückseite die jeweils verwandten Übungen ohne Geräte [□ Ohne - Geräte - Übung] sowie eine Reihe von Partnerübungen. Gleichzeitig wird zu jeder Kräftigungsübung die entsprechende Dehnungsübung dargestellt. Außerdem sind grundsätzlich die betroffenen Muskelgruppen genannt sowie die Variationsmöglichkeiten der verschiedenen Übungen.

Mit den Karten der "Ohne - Geräte - Übungen" lassen sich auch Gymnastikprogramme zusammenstellen.

Nummernleitsystem für 3 Programme [[P] OHNE- GERÄTE - PROGRAMM [3] △2 ②] :

Das Nummernleitsystem ist für den schnellen Einsatz der Übungskarten ohne großen Zeitaufwand gedacht.
Auf der Rückseite der Übungskarten sind unter drei verschieden Formen (Viereck, Dreieck, Kreis) Zahlenfolgen zu finden, die für drei Programme die Übungsauswahl sowie die Reihenfolge festlegen. Diese Nummern leiten durch drei unterschiedliche Programme. Die Übungskarten können mit Hilfe des Nummernleitsystems ohne großen Zeitaufwand schnell in der entsprechenden Reihenfolge ausgelegt werden. Bei diesen drei Programmöglichkeiten kann auf den Einsatz der Nummernkarten verzichtet werden. Das Nummernleitsytem ist für den sonstigen Einsatz der Übungskarten ohne Bedeutung.

□ = Programm Rumpfstabilisation Reihenfolge [1] bis [6] ohne Geräte - siehe Programmdaten von Nr. 2 oder 3

△ = Programm Kraftausdauer Reihenfolge △1 bis △12 ohne Geräte - siehe Programmdaten von Nr. 7 oder 8

○ = Programm Beine - Po Reihenfolge ① bis ⑧ ohne Geräte - siehe Programmdaten von Nr.2 oder 3

[P] bezeichnet alle Übungen ohne Geräte, die mit Hilfe eines Partners ausgeführt werden .

2 .Die Übungskarten können vom Übungsleiter als Informationshilfe bei einem Gruppentraining benutzt werden, z . B. zur Gymnastik, Aerobic´ etc.

Nummernkarten (Organisationshilfen für das Gruppentraining / den Unterricht; Seite 113-136):

Die Nummernkarten haben eine Vorderseite **3** und eine Rückseite. **VI** **1 2 3 4 5 6** **A F L**

1. Die Nummern 1 - 12 erleichtern die Festlegung der Übungsreihenfolge eines Kreistrainings in einem Gymnastikraum, einer Sporthalle oder einem Fitnessstudio.

2. Die römischen Ziffern **I** - **XII** auf der Rückseite legen die Übungsfolge beim Stationstraining fest. Die unter den römischen Ziffern stehenden arabischen Zahlen 1 - 6 weisen auf die möglichen Serien hin, die je nach Leistungsstand
A = Anfänger
F = Fortgeschrittene
L = Leistungsstufe
an den einzelnen Stationen nacheinander durchgeführt werden, bevor der Stationswechsel erfolgt.

PROGRAMM 1 Untrainierte Anfänger

Individualprogramm Gymnastik ohne und mit Geräten

Ärztliche Untersuchung empfohlen!

Ziel:
- ➜ Herz - Kreislauf - Training (allgemeine Ausdauer)
- ➜ Abbau Unterhautfettgewebe
- ➜ Gewebestraffung ohne Muskelquerschnittsvergößerung

Trainingshäufigkeit:	2 mal wöchentlich
Programmdauer:	4 - 6 Wochen

Methode:
Dauerleistungsmethode

Intensitätsbereich :
20 - 35 %

Bemerkungen:
Belastungspuls nicht höher als 150 / min

Belastungsdauer:
10 - 30 min wöchentl. 2 - 4 min steigern

Wiederholungen:
6 - 10 pro Serie/Übung

Serien:
ergeben sich aus Belastungsdauer

Pausen:
keine

Ausführungsgeschwindigkeit:
zügig

Anzahl der Übungen:
6 - 10 Übungen auswählen

Organisationsform:
Kreistraining

9 Bein - Arm - Heben Vierfüßlerstand

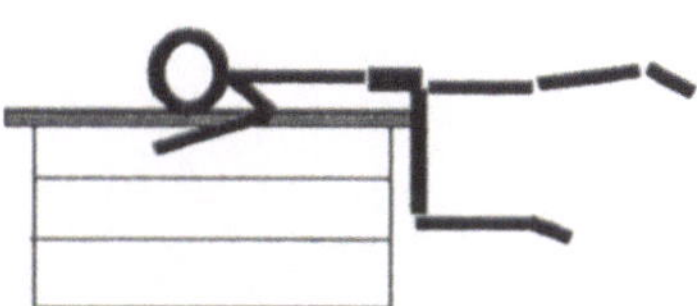

1 Beinrückheben wechselseitig

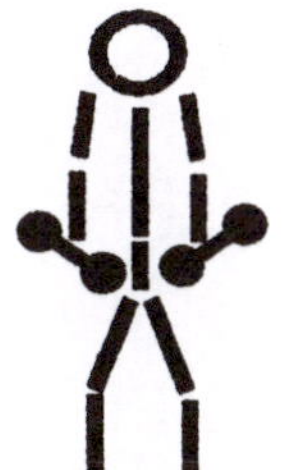

8 Schulterheben

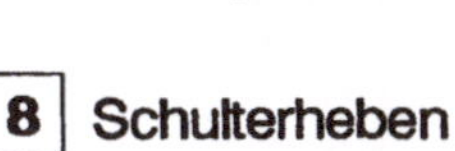

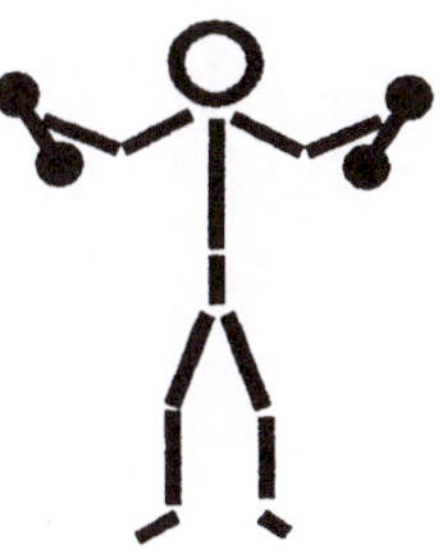

2 Armseitheben

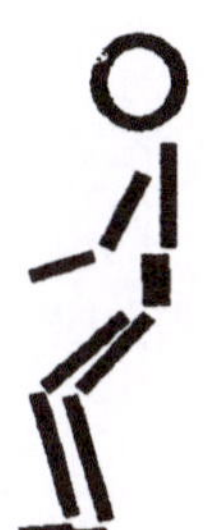

10 Kniebeuge

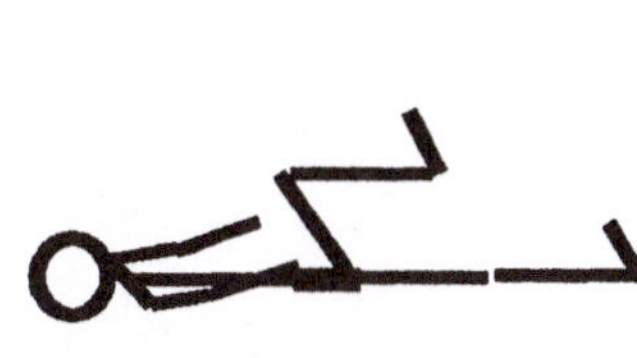

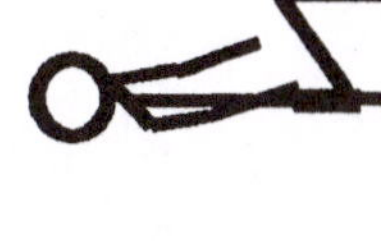

7 Beinheben

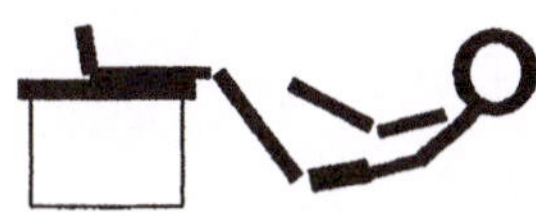

3 Rumpfheben mit und ohne Drehung
Lendenwirbel behalten Bodenkontakt !

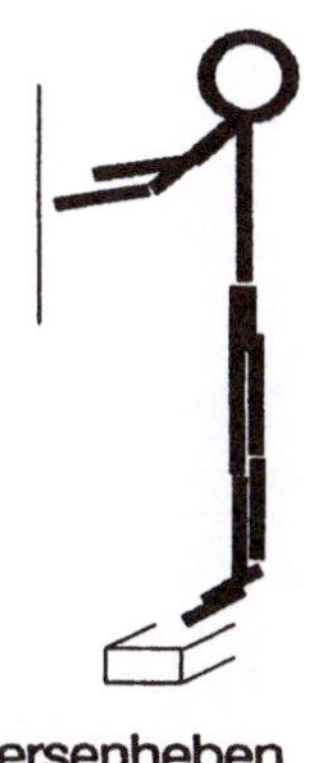

6 Fersenheben

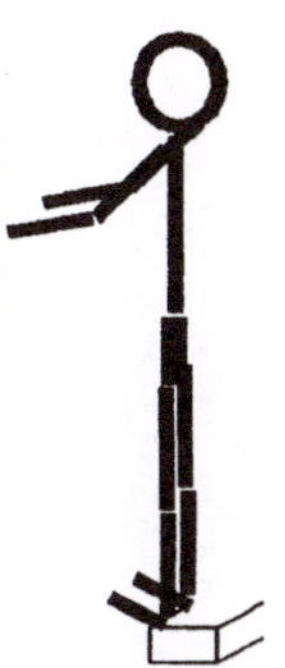

4 Fußspitzenheben

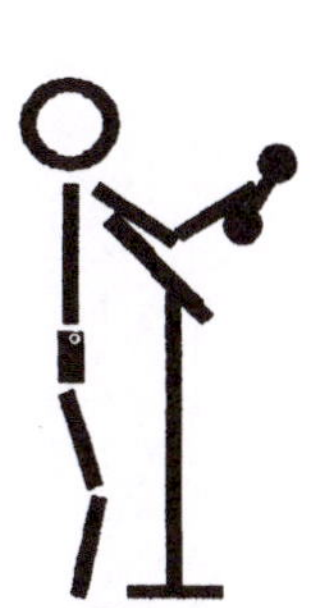

5 Armbeugen mit leichter Zusatzlast

Programmwechsel beim Erreichen einer Belastungsdauer von 30 min

PROGRAMM 2 **Steigerung der Maximalkraft 1**

Anfänger - ohne Gerätehilfe - Aufbaugymnastik

Muskelaufbau

Ziel:
→ Herz - Kreislauf - Training (allgemeine Ausdauer)
→ Abbau Unterhautfettgewebe
→ Gewebestraffung ohne Muskelquerschnittsvergößerung

Trainingshäufigkeit:	2 mal wöchentlich
Programmdauer:	4 - 6 Wochen

Methode:
Dauerleistungsmethode

Intensitätsbereich :
20 - 35 %

Bemerkungen:
Belastungspuls nicht höher als 150 / min

Belastungsdauer:
10 - 30 min wöchentl. 2 - 4 min steigern

Wiederholungen:
6 - 10 pro Serie

Serien:
ergeben sich aus Belastungsdauer

Pausen:
keine

Ausführungsgeschwindigkeit:
zügig

Anzahl der Übungen:
6 - 10 Übungen auswählen

Organisationsform:
Kreistraining

Programmwechsel beim Erreichen einer Belastungsdauer von 30 min

PROGRAMM 2 Steigerung der Maximalkraft 1

Anfänger - ohne Gerätehilfe - Aufbaugymnastik

Muskelaufbau

Ziel:
→ Vergrößerung Muskelquerschnitt
→ Gewebestraffung

Trainingshäufigkeit:	2 - 3mal wöchentlich
Programmdauer:	4 - 6 Wochen

Methode:
Muskelaufbautraining (W)

Intensitätsbereich :
40 - 60%

Bemerkungen:
Übungen so variieren, daß die vorgegebenen Wiederholungszahlen möglich sind

Belastungsdauer:
ca. 20 sec pro Serie

Wiederholungen:
8 - 15 pro Serie

Serien:
3 - 6 pro Übung

Pausen:
1 - 3 min
in den Pausen dehnen !

Ausführungsgeschwindigkeit:
langsam - mittel

Anzahl der Übungen:
6 - 10 Übungen auswählen

Organisationsform:
Stationstraining

Werden ohne Schwierigkeiten in der vorgegebenen Zeit höhere Wiederholungszahlen erreicht, müssen die Übungen in erschwerter Ausführung angewendet werden! Siehe Übungstafeln.

I Bauchmuskulatur

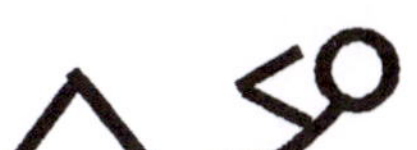

Rumpfheben mit und ohne Drehung

Lendenwirbel behalten Bodenkontakt !

II Rücken - Schultergürtel - Arm - Brust - Muskulatur

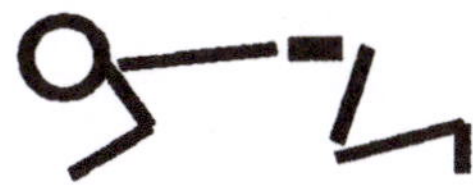

Liegestütze auf den Knien

III Hüftbeuge - Bauch - Muskulatur

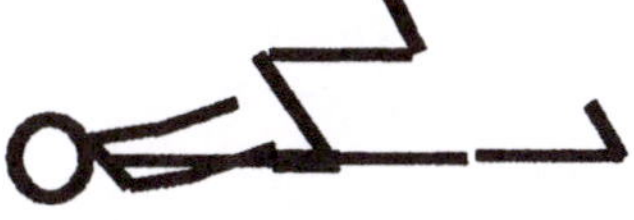

Beinheben

IV Rücken -, Gesäß - und hintere Beinmuskulatur

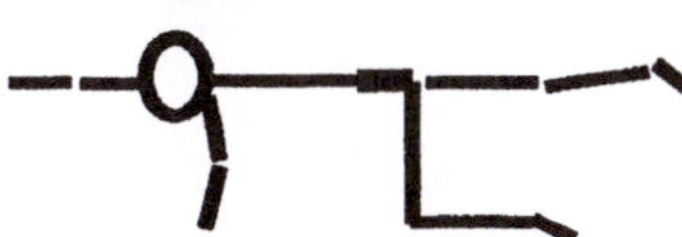

Bein - Arm - Heben, Vierfüßlerstand

V hintere Beinmuskulatur

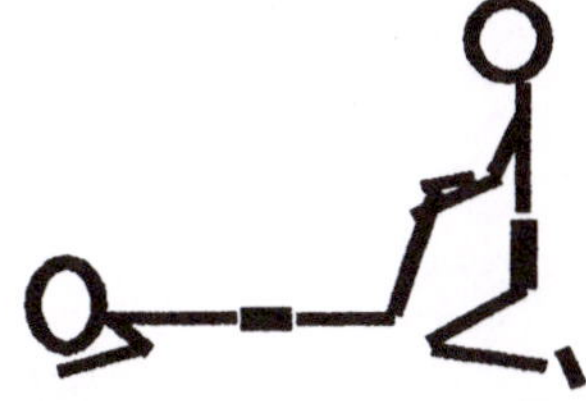

Beinbeugen gegen Partnerwiderstand

VI vordere Beinmuskulatur

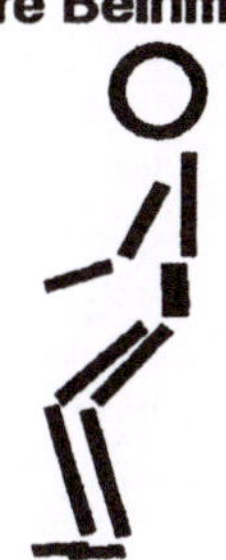

Kniebeuge

VII

Fersenheben

VIII

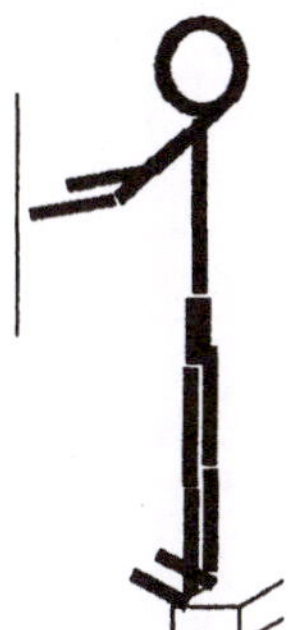

Fußspitzenheben

Ein wichtiger Tip! Das Programm kann in Superserien absolviert werden. Übung I und Übung II werden im Wechsel ohne Pause durchgeführt, bis die beabsichtigten Serien erreicht sind. Danach folgt das nächste Übungspaar. Hierzu kann auch die Musikcassette 2 B eingesetzt werden.

PROGRAMM 2 Steigerung der Maximalkraft 1

Individualprogramm Anfänger - ohne Gerätehilfe - Aufbaugymnastik

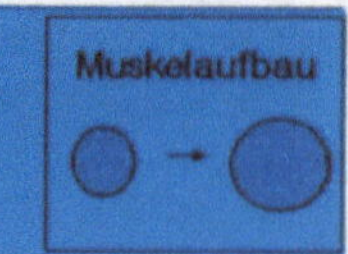

Ziel:
→ Vergrößerung Muskelquerschnitt
→ Gewebestraffung

Trainingshäufigkeit:	2 - 3mal wöchentlich
Programmdauer:	4 - 6 Wochen

Methode:
Muskelaufbautraining (W)

Intensitätsbereich :
40 - 60%

Bemerkungen:
Übungen so variieren, daß die vorgegebenen Wiederholungszahlen möglich sind

Belastungsdauer:
ca. 20 sec pro Serie

Wiederholungen:
8 - 15 pro Serie

Serien:
3 - 6 pro Übung

Pausen:
1 - 3 min
in den Pausen dehnen !

Ausführungsgeschwindigkeit:
langsam - mittel

Anzahl der Übungen:
6 - 10 Übungen auswählen

Organisationsform:
Stationstraining

PROGRAMM 3 Steigerung der Maximalkraft 1

Fortgeschrittene / Leistungssportler

Muskelaufbau

Ziel:
→ Vergrößerung Muskelquerschnitt
→ Gewebestraffung

Trainingshäufigkeit: 2 - 3mal wöchentlich
Programmdauer: 4 - 6 Wochen

Methode:
Muskelaufbautraining (W)

Intensitätsbereich :
40 - 75%

Bemerkungen:
pro Trainingseinheit um 0,5 - 2kg steigern, nach 2 - 3 Wochen 0,5-1kg verringern, danach wieder steigern

Belastungsdauer:
ca. 20 sec pro Serie

Wiederholungen:
8 - 12 pro Serie

Serien:
3 - 6 pro Übung

Pausen:
1- 3 min
in den Pausen dehnen!

Ausführungsgeschwindigkeit:
langsam - mittel

Anzahl der Übungen:
6 - 10 Übungen auswählen

Organisationsform:
Stationstraining

Ausführungshinweis: Nach dem Aufwärmen 8 -12 Wiederholungen in 3 - 6 Serien an einer Übung beenden, dann erst zur nächsten Übung. Die Belastungsintensität so steigern, daß in der letzten Serie noch 8 Wiederholungen möglich sind.

I

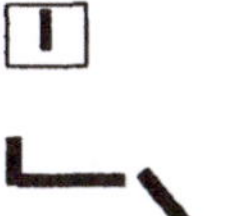
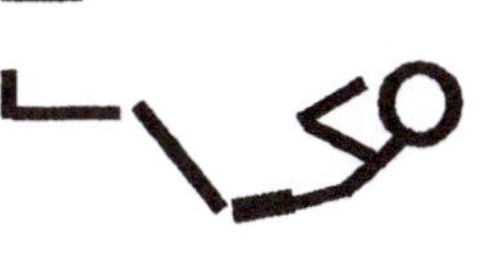

Rumpfheben mit und ohne Zusatzlast

II

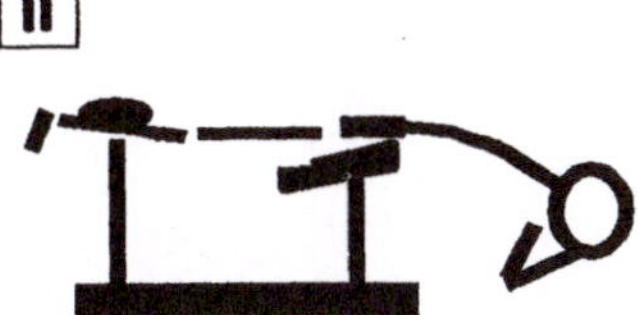

Rumpfaufrichten am Hyperextensionsgerät ohne und mit Zusatzlast

III

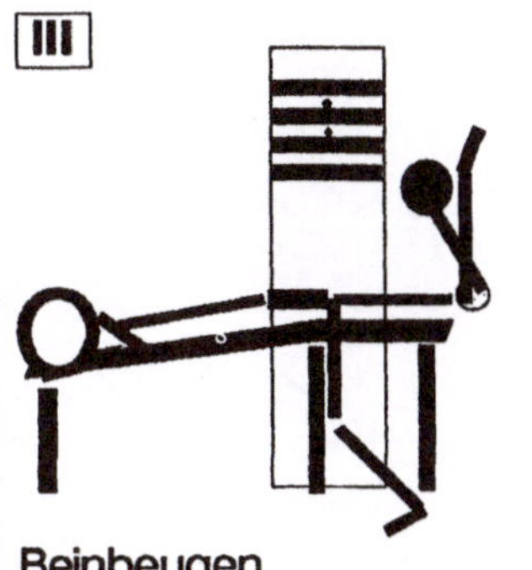

Beinbeugen

IV

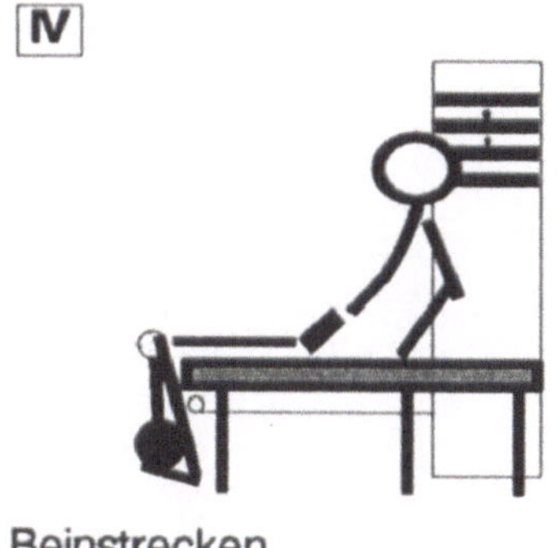

Beinstrecken

V

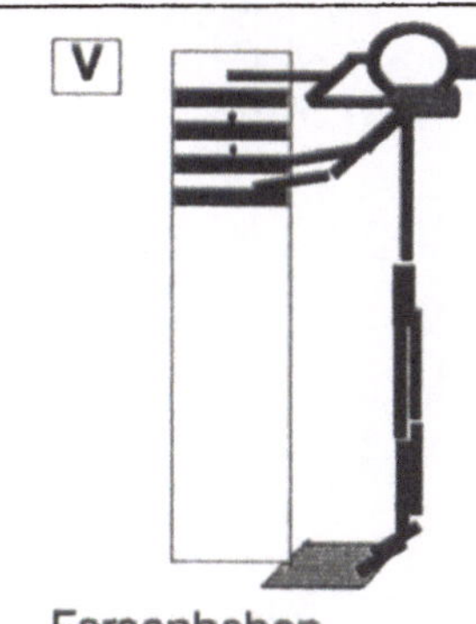

Fersenheben

VI

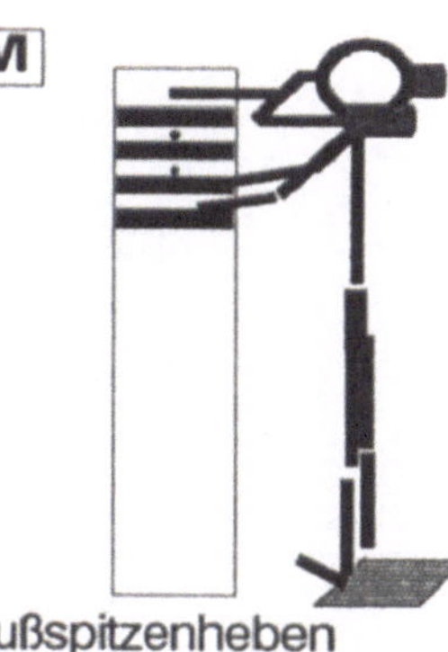

Fußspitzenheben

VII

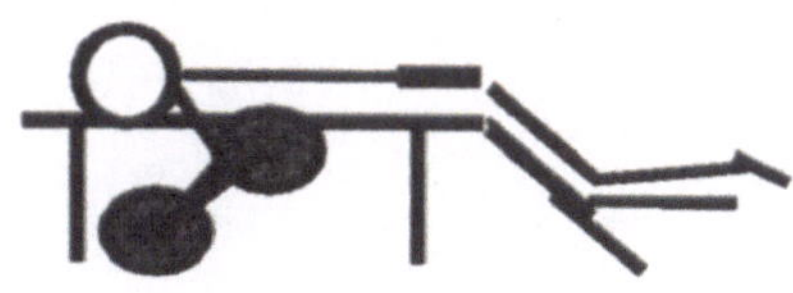

Bankziehen

VIII

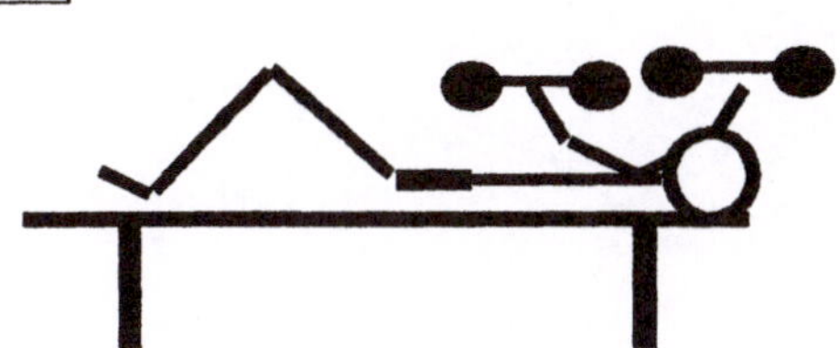

Armseitheben in der Rückenlage

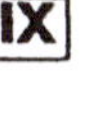

IX

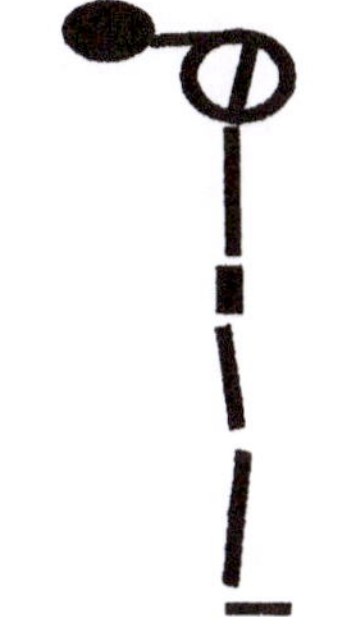

Armstrecken

X

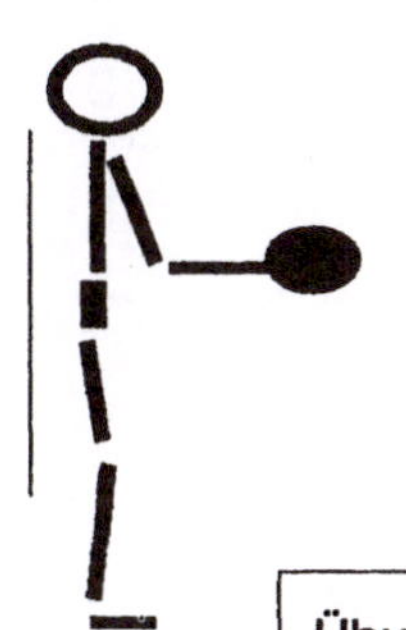

Armbeugen

Übungsauswahl: hauptsächlich eingelenkige Übungen !

PROGRAMM 3 Steigerung der Maximalkraft 1

Individualprogramm Fortgeschrittene / Leistungssportler

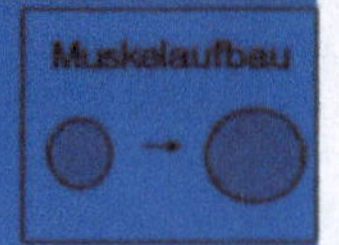

Ziel: → Vergrößerung Muskelquerschnitt
→ Gewebestraffung

Trainingshäufigkeit:	2 - 3mal wöchentlich
Programmdauer:	4 - 6 Wochen

Methode:
Muskelaufbautraining (W)

Intensitätsbereich:
40 - 75%

Bemerkungen:
pro Trainingseinheit um 0,5 - 2kg steigern, nach 2 - 3 Wochen 0,5 - 1kg verringern, danach wieder steigern

Belastungsdauer:
ca. 20 sec pro Serie

Wiederholungen:
8 - 12 pro Serie

Serien:
3 - 6 pro Übung

Pausen:
1 - 3 min
in den Pausen dehnen!

Ausführungsgeschwindigkeit:
langsam - mittel

Anzahl der Übungen:
6 - 10 Übungen auswählen

Organisationsform:
Stationstraining

PROGRAMM 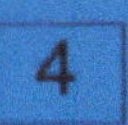 Steigerung der Maximalkraft 2

Fortgeschrittene / Leistungssportler

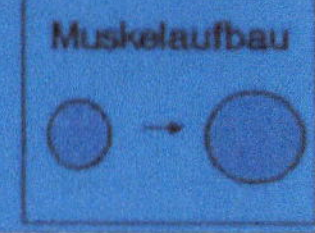

Ziel:
→ Vergrößerung Muskelquerschnitt
→ Gewebestraffung

Trainingshäufigkeit:	2 - 3mal wöchentlich
Programmdauer:	4 - 6 Wochen

Methode:
Muskelaufbautraining (W)

Belastungsdauer:
ca. 20 sec pro Serie

Ausführungsgeschwindigkeit:
langsam - mittel

Intensitätsbereich :
40 - 75%

Wiederholungen:
8 - 12 pro Serie

Anzahl der Übungen:
6 - 10 Übungen auswählen

Bemerkungen:
pro Trainingseinheit um 0,5 - 2 kg steigern, nach 2 - 3 Wochen 0,5-1kg verringern, danach wieder steigern

Serien:
3 - 6 pro Übung

Pausen:
1 - 3 min
in den Pausen dehnen!

Organisationsform:
Stationstraining

Ausführungshinweis: Nach dem Aufwärmen 8 - 12 Wiederholungen in 3 - 6 Serien an einer Übung beenden, dann erst zur nächsten Übung. Die Belastungsintensität so steigern, daß in der letzten Serie noch 8 Wiederholungen möglich sind.

I

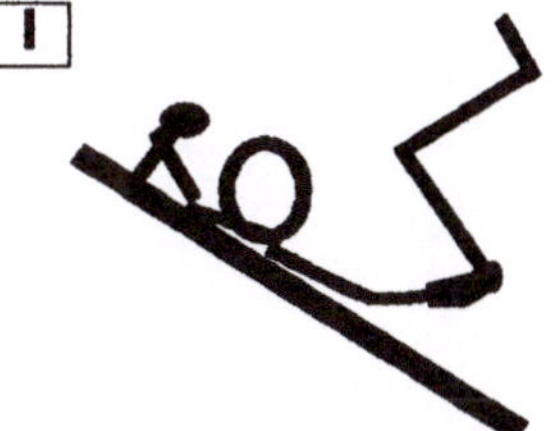

Beinheben /Hüftheben

II

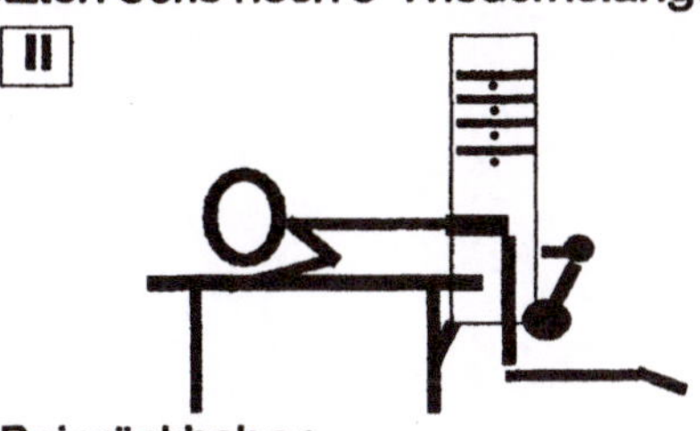

Beinrückheben

III

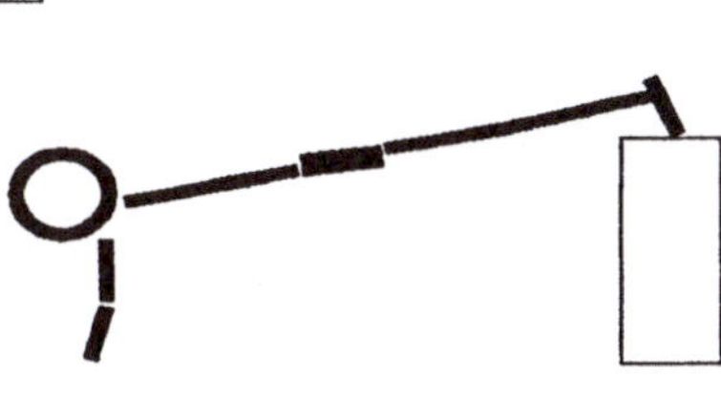

Liegestütz erschwert

IV

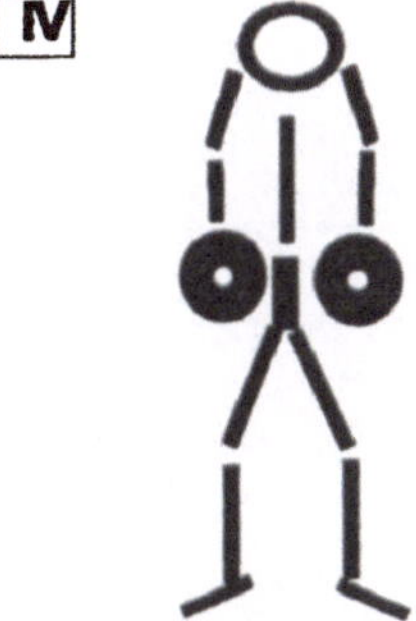

Schulterheben

V

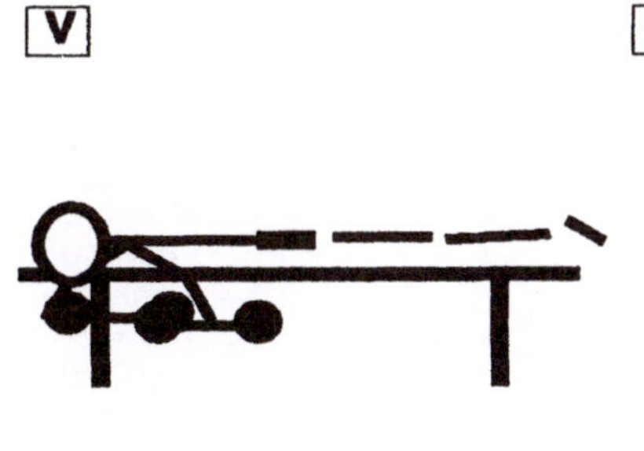

Armseitheben in der Bauchlage

VI

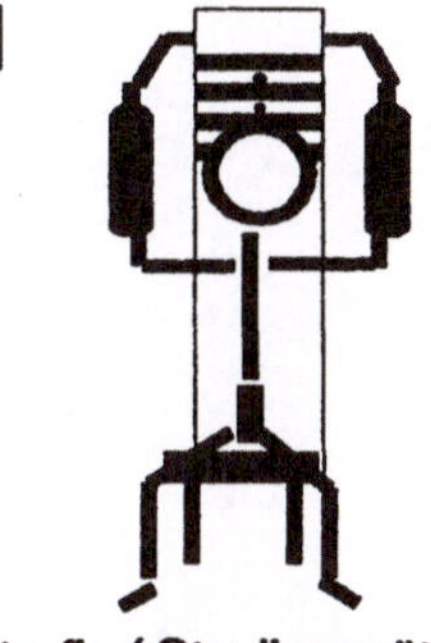

Butterfly (Studiogerät)

VII

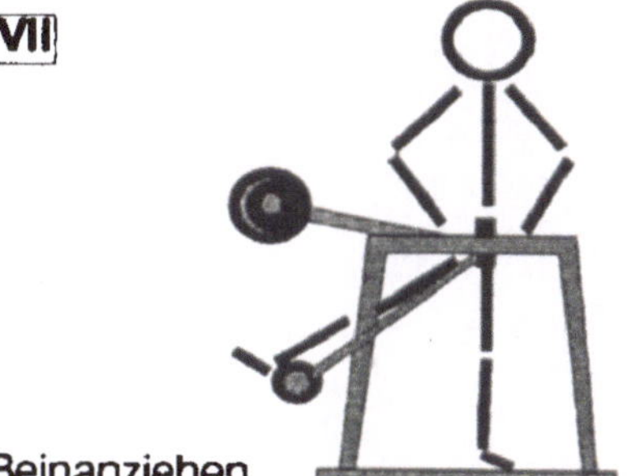

Beinanziehen

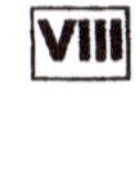

VIII

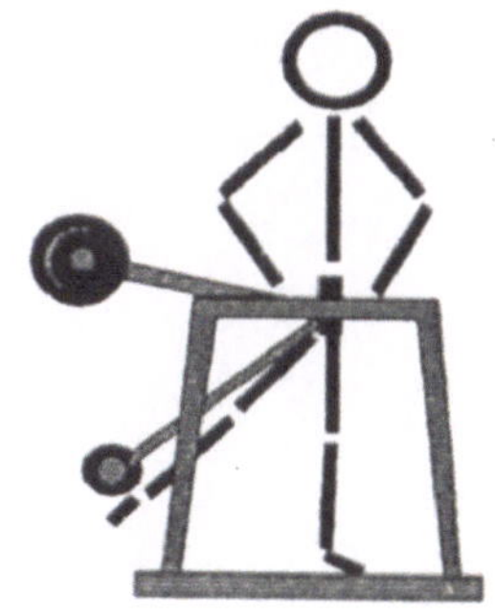

Beinabspreizen

IX

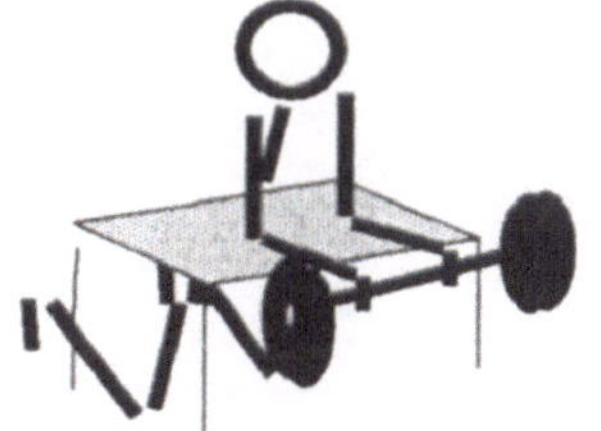

Handstrecken kniend

X

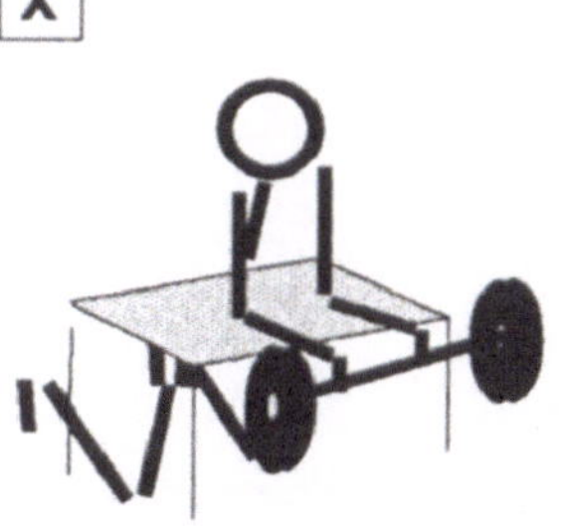

Handbeugen kniend

PROGRAMM 4 Steigerung der Maximalkraft 2
Individualprogramm Fortgeschrittene / Leistungssportler

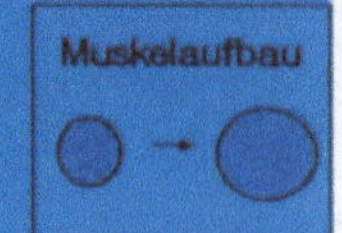

Ziel: → Vergrößerung Muskelquerschnitt
→ Gewebestraffung

Trainingshäufigkeit:	2 -3mal wöchentlich
Programmdauer:	4 - 6 Wochen

Methode:
Muskelaufbautraining (W)

Intensitätsbereich :
40 - 75%

Bemerkungen:
pro Trainingseinheit um 0,5 - 2 kg steigern, nach 2 - 3 Wochen 0,5 - 1kg verringern, danach wieder steigern

Belastungsdauer:
ca. 20 sec pro Serie

Wiederholungen:
8 - 12 pro Serie

Serien:
3 - 6 pro Übung

Pausen:
1- 3 min
in den Pausen dehnen!

Ausführungsgeschwindigkeit:
langsam - mittel

Anzahl der Übungen:
6 - 10 Übungen auswählen

Organisationsform:
Stationstraining

PROGRAMM 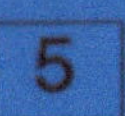 5 Steigerung der Maximalkraft 3

Leistungssportler

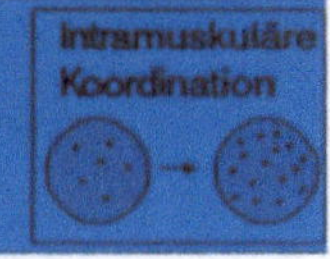

Ziel: → Verbesserung der gleichzeitigen Aktivierung motorischer Einheiten

Trainingshäufigkeit:	1-3 mal wöchentlich
Programmdauer:	maximal 4 Wochen

Methode:
Intramuskuläres Koordinationstraining

Intensitätsbereich :
75 - 95%

Bemerkungen:
nach 2 Trainingseinheiten Gewichte um 2 - 5 kg reduzieren - danach wieder steigern !

Belastungsdauer:
8 - 2 sec pro Serie

Wiederholungen:
6 - 1 pro Serie

Serien:
5 - 8 pro Übung

Pausen:
1- 3 min
in den Pausen dehnen!

Ausführungsgeschwindigkeit:
mittel - zügig

Anzahl der Übungen:
6 - 8 Übungen auswählen

Organisationsform:
Stationstraining

Ausführungshinweis: Nach dem Aufwärmen 8 - 12 Wiederholungen in 3 - 6 Serien an einer Übung beenden, dann erst zur nächsten Übung. Die Belastungsintensität so steigern, daß in der letzten Serie noch 8 Wiederholungen möglich sind.

Rumpfaufrichten ohne und mit Zusatzlast

II

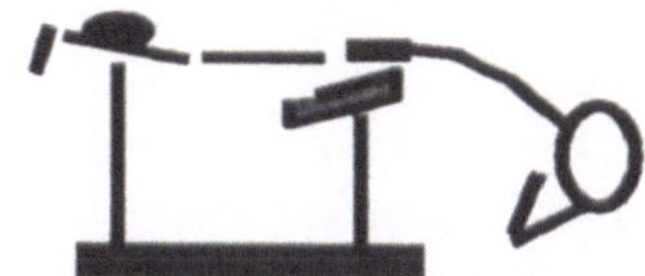

Rumpfheben ohne und mit Zusatzlast

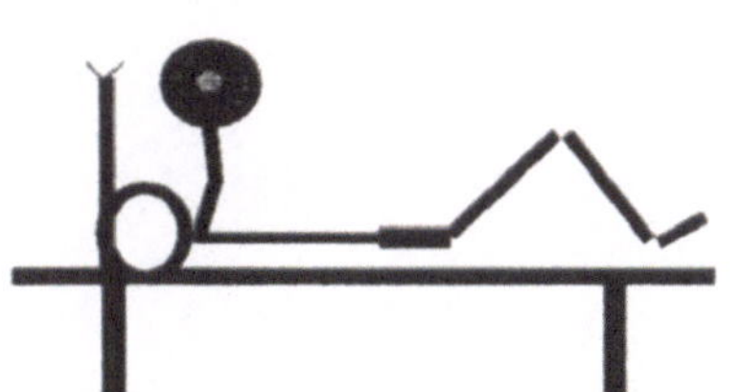

Bankdrücken mit Langhantel und Kurzhanteln

IV

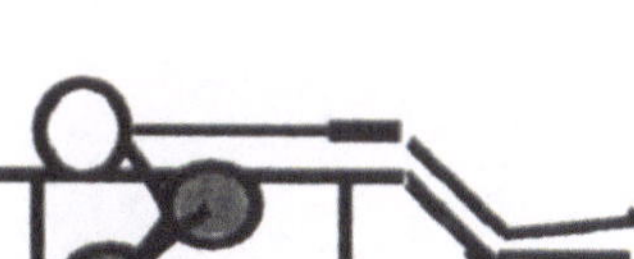

Bankziehen

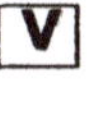

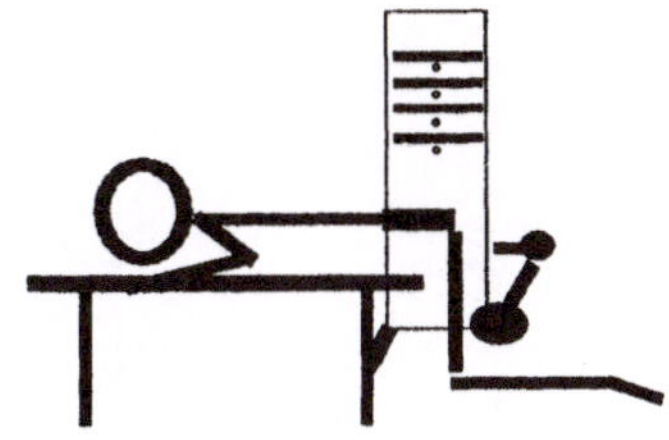

Beinrückheben

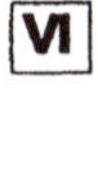

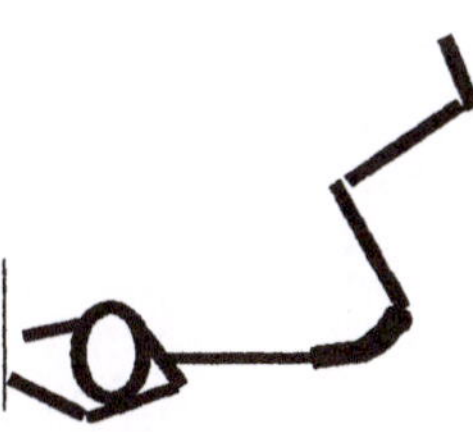

Hüftheben

VII

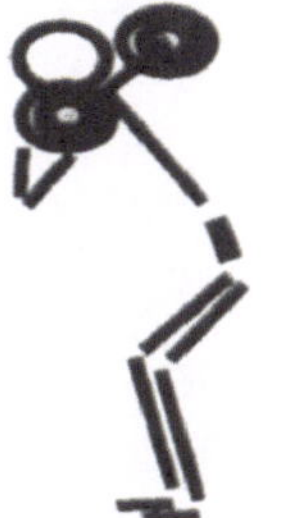

Kniebeuge

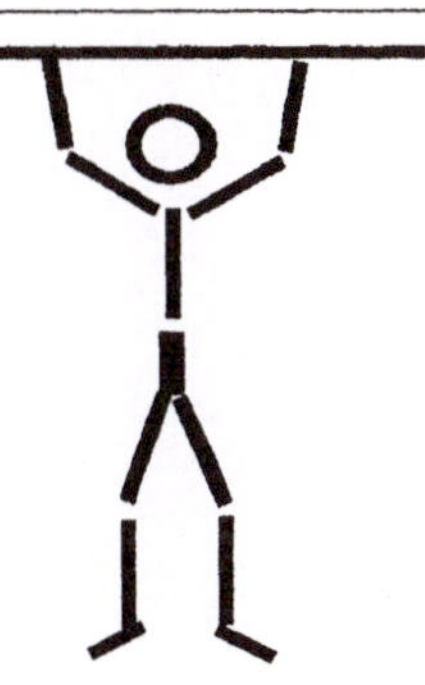

Klimmzug

PROGRAMM 5 Steigerung der Maximalkraft 3

Individualprogramm Leistungssportler

Intramuskuläre Koordination

Ziel: → Verbesserung der gleichzeitigen Aktivierung motorischer Einheiten

Trainingshäufigkeit:	1-3mal wöchentlich
Programmdauer:	maximal 4 Wochen

Methode:
Intramuskuläres Koordinationstraining

Intensitätsbereich :
75 - 95%

Bemerkungen:
nach 2 Trainingseinheiten Gewichte um 2 - 5 kg reduzieren - danach wieder steigern !

Belastungsdauer:
8 - 2 sec pro Serie

Wiederholungen:
6 - 1 pro Serie

Serien:
5 - 8 pro Übung

Pausen:
1-3 min
in den Pausen dehnen!

Ausführungsgeschwindigkeit:
mittel - zügig

Anzahl der Übungen:
6 - 8 Übungen auswählen

Organisationsform:
Stationstraining

PROGRAMM 6 Steigerung der Maximalkraft 4

Leistungssportler

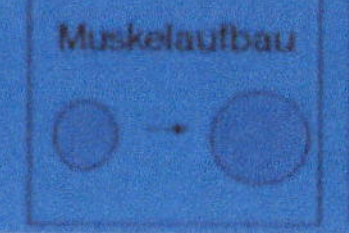

Ziel:
- → Verbesserung der gleichzeitigen Aktivierung motorischer Einheiten
- → Vergrößerung Muskelquerschnitt - Gewebestraffung

Trainingshäufigkeit:	1-3mal wöchentlich je nach Trainingsplan
Programmdauer:	maximal 4 Wochen

Methode:
Kombiniertes Training (Pyramidentr.)

Intensitätsbereich :
60 - 95%

Bemerkungen:
Dieses Programm ist nur praktikabel an Geräten, deren Widerstände sich schnell verändern lassen

Belastungsdauer:
20 - 1 sec pro Serie

Wiederholungen:
10 - 1 pro Serie

Serien:
5 - 8 pro Übung

Pausen:
1- 3 min
in den Pausen dehnen!

Ausführungsgeschwindigkeit:
mittel - zügig

Anzahl der Übungen:
6 - 8 Übungen auswählen

Organisationsform:
Stationstraining

Je nach Pyramide stehen Muskelaufbau (MAT) bzw. die Verbesserung der intramuskulären Koordination (IK) im Vordergrund.

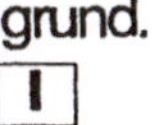

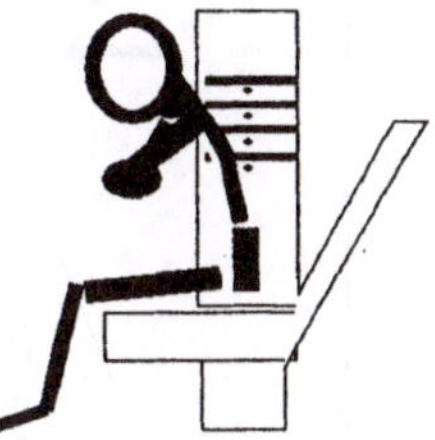

Rumpfneigen am Studiogerät

II

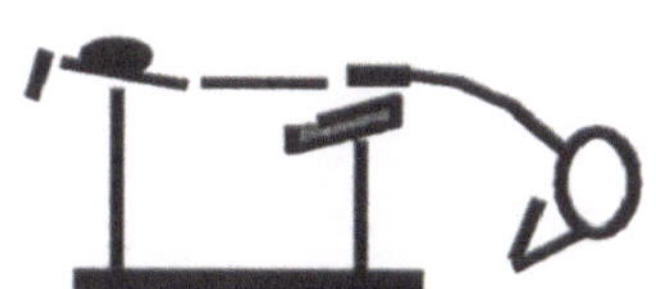

Rumpfheben ohne und mit Zusatzlast

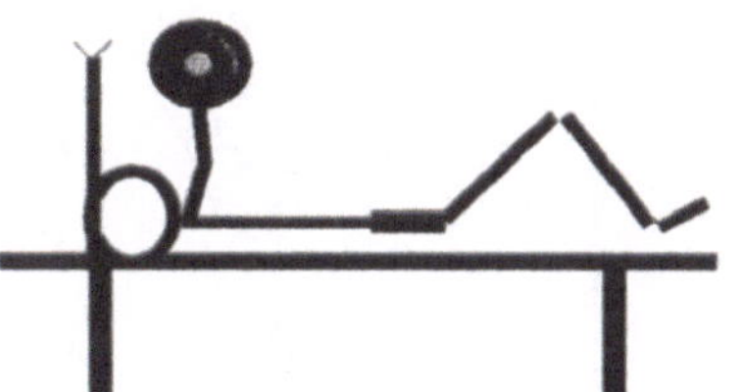

Bankdrücken mit Langhantel und Kurzhanteln

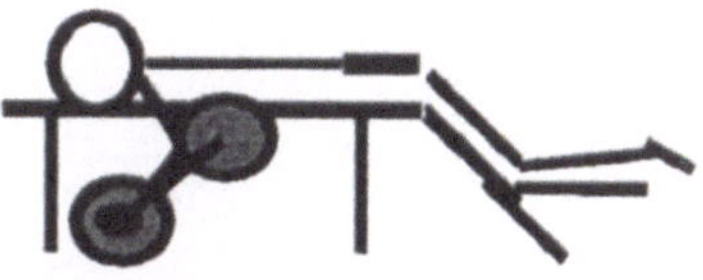

Bankziehen

V

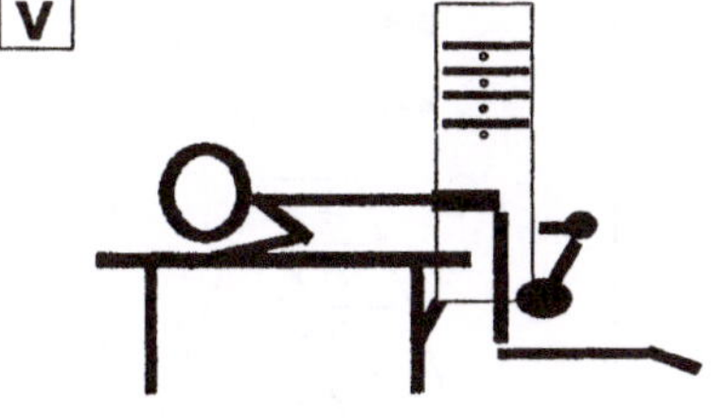

Beinrückheben

VI

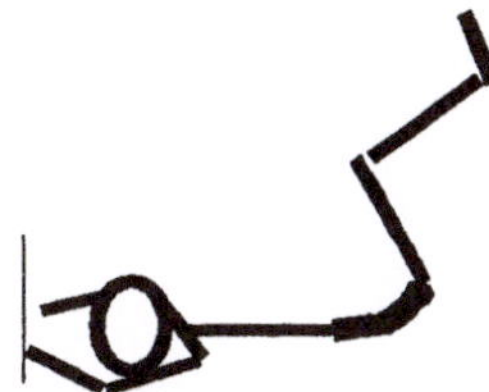

Hüftheben in verschiedenen Ebenen

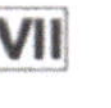

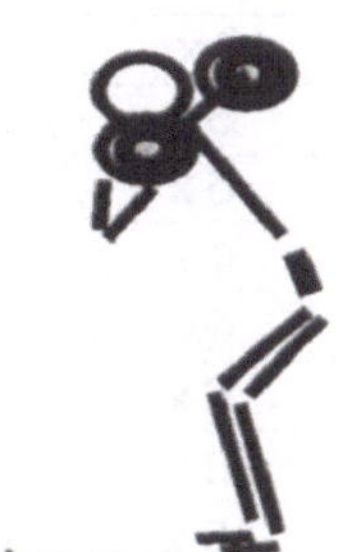

Kniebeuge

VIII

Nackenziehen

→ IK
→ MAT

Wiederholungen	Intensität
1 x	95%
2 x	90%
3 x	85%
4 x	80%
5 x	75%
6 x	70%

→ IK
→ MAT

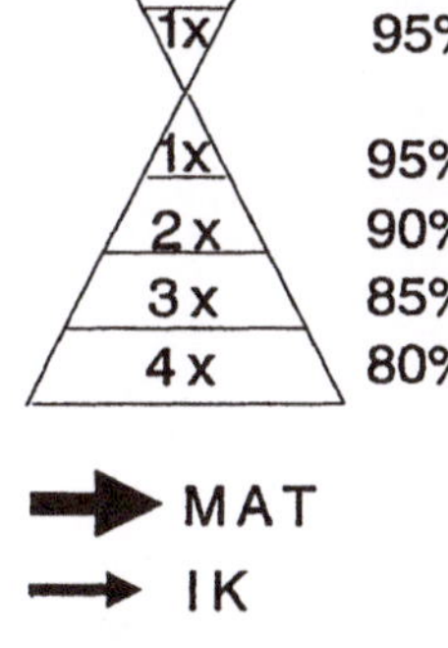

→ MAT
→ IK

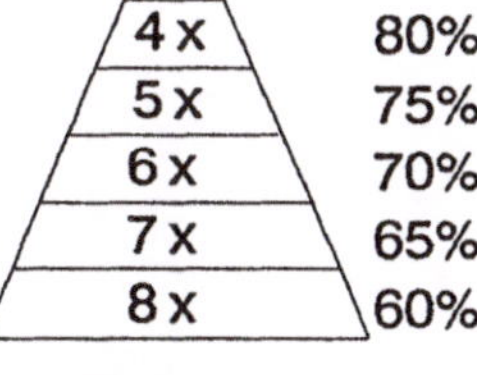

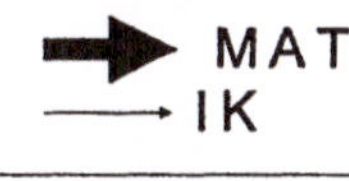

Wiederholungen	Intensität
10 x	50%
8 x	60%
6 x	70%
4 x	80
4x	80%
6 x	70%
8 x	60%
10 x	50%

PROGRAMM 6 Steigerung der Maximalkraft 4
Individualprogramm Leistungssportler

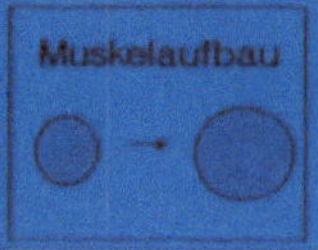

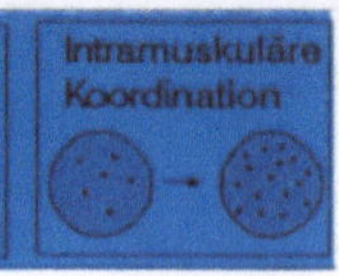

Ziel:
- → Verbesserung der gleichzeitigen Aktivierung motorischer Einheiten
- → Vergrößerung Muskelquerschnitt - Gewebestraffung

Trainingshäufigkeit:	1-3mal wöchentlich je nach Trainingsplan
Programmdauer:	maximal 4 Wochen

Methode:
Kombiniertes Training (Pyramidentr.)

Intensitätsbereich :
60 - 95%

Bemerkungen:
nach 2 Trainingseinheiten Gewichte um 1-3 kg reduzieren - danach wieder steigern !

Belastungsdauer:
20 -1 sec pro Serie

Wiederholungen:
10 - 1 pro Serie

Serien:
5 - 8 pro Übung

Pausen:
1- 3 min
in den Pausen dehnen!

Ausführungsgeschwindigkeit:
mittel - zügig

Anzahl der Übungen:
6 - 8 Übungen auswählen

Organisationsform:
Stationstraining

Je nach Pyramide stehen Muskelaufbau (MAT) bzw. die Verbesserung der intramuskulären Koordination (IK) im Vorder-. grund.

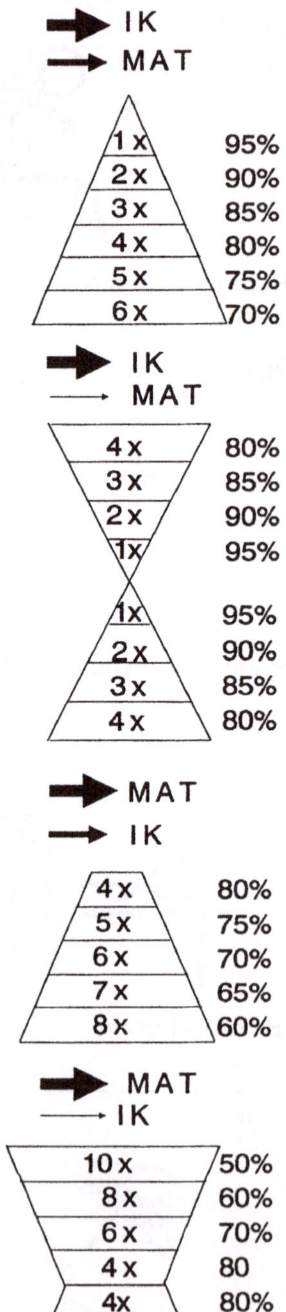

PROGRAMM 7 Verbesserung der Kraftausdauer

Anfänger / Fortgeschrittene

Ziel:
- → Verbesserung der allg. /lokalen Mittelzeitkraftausdauer
- → Herz - Kreislauf - Training (allgemeine Ausdauer)
- → Abbau Unterhautfettgewebe
- → Gewebestraffung ohne Muskelquerschnittsvergößerung

Trainingshäufigkeit:	1- 3 mal wöchentlich
Programmdauer:	unbegrenzt bzw. nach Trainingsplan

Methode:
Extensive Intervallmethode

Intensitätsbereich :
20 - 40 %

Bemerkungen:
Belastungspuls zwischen 130 - 160/ min
Faustregel 200 minus Lebensalter

Belastungsdauer:
ca. 30 - 45 sec pro Serie

Wiederholungen:
15 und mehr pro Serie

Serien:
2-3 im Stationstraining
1-3 Durchg. im Kreistraining

Pausen:
30-60 sec zwischen den Serien

Ausführungsgeschwindigkeit:
zügig

Anzahl der Übungen:
6 - 12 Übungen auswählen

Organisationsform:
Kreistraining (allg.Ausd.)/Stationstraining (lok. Ausd.)

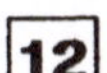

Bein-Arm - Heben, Vierfüßlerstand

1

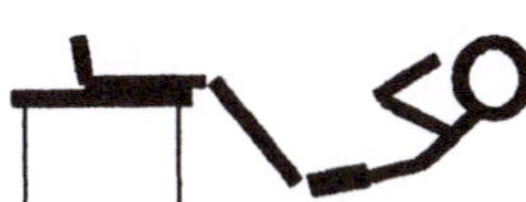

Rumpfheben

2

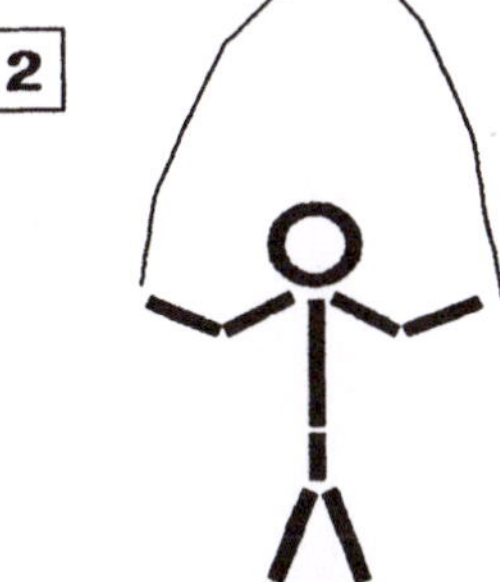

Seilhüpfen

3

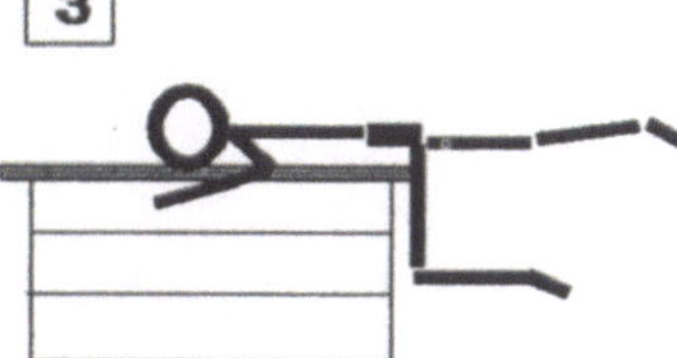

Beinrückheben wechselseitig

11

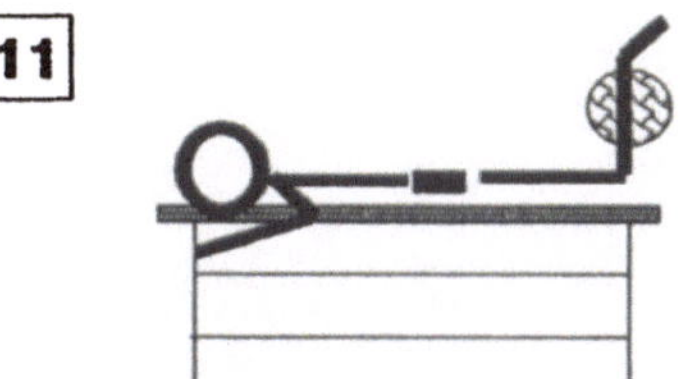

Beinbeugen mit leichten Widerständen

4

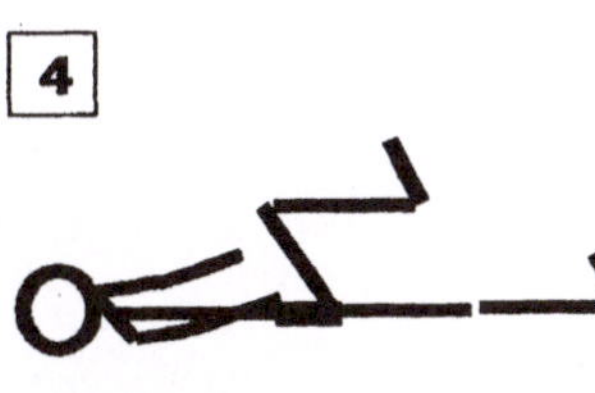

Beinheben

10

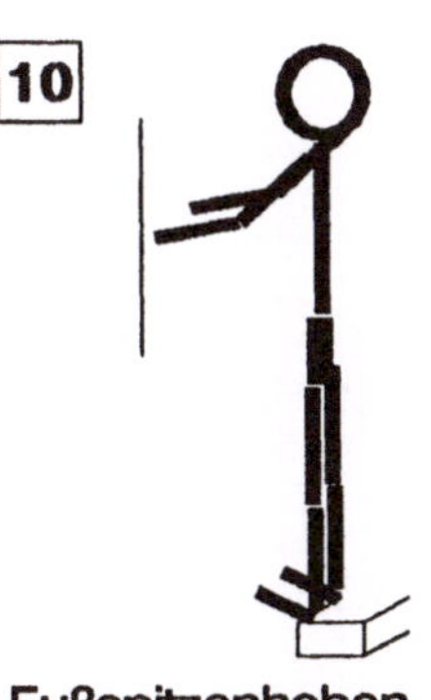

Fußspitzenheben

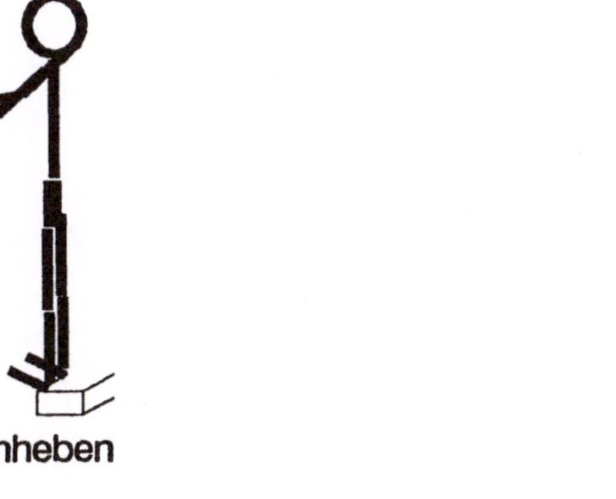

5

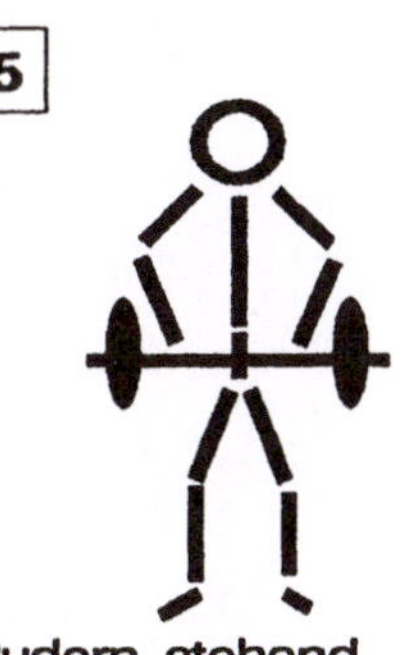

Rudern, stehend

9

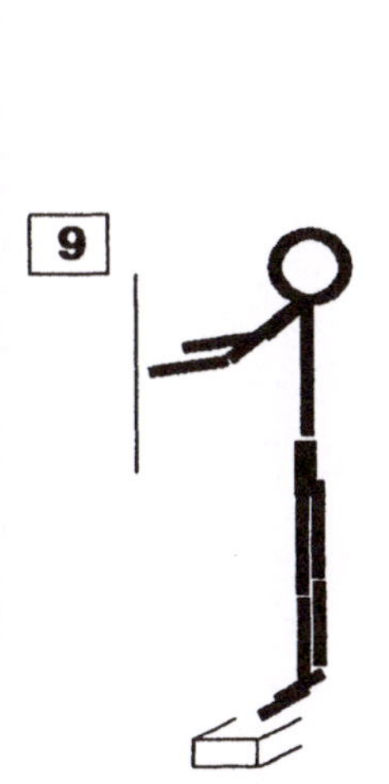

Fersenheben

8

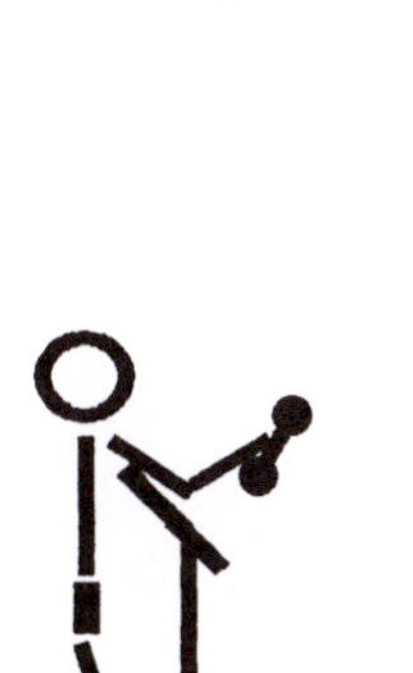

Armbeugen mit leichter Zusatzlast

7

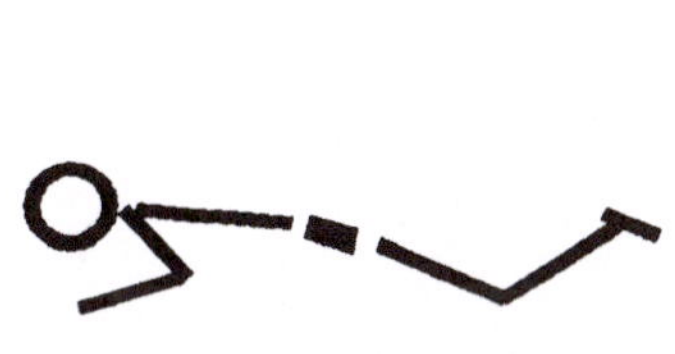

Liegestütze auf den Knien

6

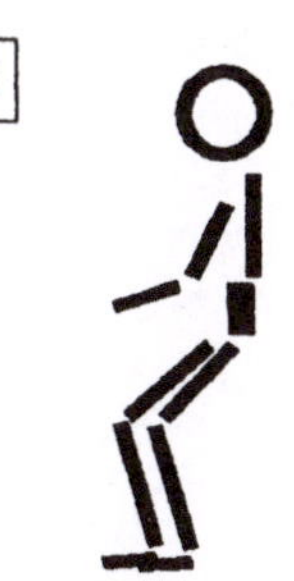

Kniebeuge

PROGRAMM 7 Verbesserung der Kraftausdauer
Individualprogramm Anfänger / Fortgeschrittene

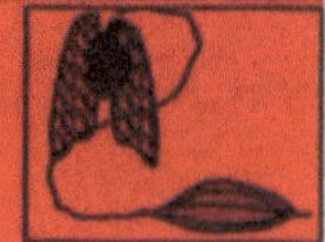

Ziel:
- → Verbesserung der allg./lokalen Mittelzeitkraftausdauer
- → Herz - Kreislauf - Training (allgemeine Ausdauer)
- → Abbau Unterhautfettgewebe
- → Gewebestraffung ohne Muskelquerschnittsvergößerung

Trainingshäufigkeit:	1-3 mal wöchentlich
Programmdauer:	unbegrenzt bzw. nach Trainingsplan

Methode:
Extensive Intervallmethode

Intensitätsbereich :
20 - 40 %

Bemerkungen:
Belastungspuls zwischen 130 - 160/ min
Faustregel 200 minus Lebensalter

Belastungsdauer:
ca. 30 - 45 sec pro Serie

Wiederholungen:
15 und mehr pro Serie

Serien:
2-3 im Stationstraining
1-3 Durchgänge im Kreistr.

Pausen:
30-60 sec zwischen den Serien

Ausführungsgeschwindigkeit:
zügig

Anzahl der Übungen:
6 - 12 Übungen auswählen

Organisationsform:
Kreistraining (allg. Ausd.)/Stationstraining (lok. Ausd.)

PROGRAMM 8 Verbesserung der Kraftausdauer

Fortgeschrittene

Ziel:
- → Verbesserung der allg./lokalen Mittelzeitkraftausdauer
- → Herz - Kreislauf - Training (allgemeine Ausdauer)
- → Abbau Unterhautfettgewebe
- → Gewebestraffung, leichte Muskelquerschnittsvergößerung

Trainingshäufigkeit:	1- 3mal wöchentlich
Programmdauer:	unbegrenzt bzw. nach Trainingsplan

Methode:
Extensive Intervallmethode

Intensitätsbereich :
40 - 60 %

Bemerkungen:
Belastungspuls zwischen 130 - 160/ min
Faustregel 200 minus Lebensalter

Belastungsdauer:
ca. 45 sec pro Serie

Wiederholungen:
15 - 30 pro Serie

Serien:
2-3 im Stationstraining
1-3 Durchgänge im Kreistr.

Pausen:
30-60 sec zwischen den Serien

Ausführungsgeschwindigkeit:
zügig

Anzahl der Übungen:
6 - 12 Übungen auswählen

Organisationsform:
Kreistraining (allg.Ausd.)/Stationstraining (lok. Ausd.)

12 Rumpfheben mit Partnerhilfe

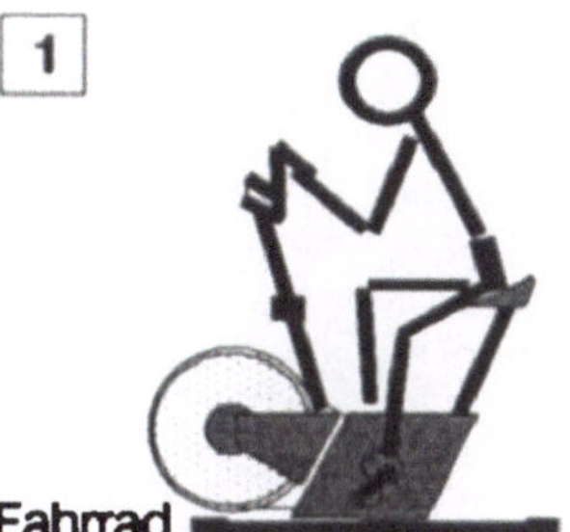

1 Fahrrad

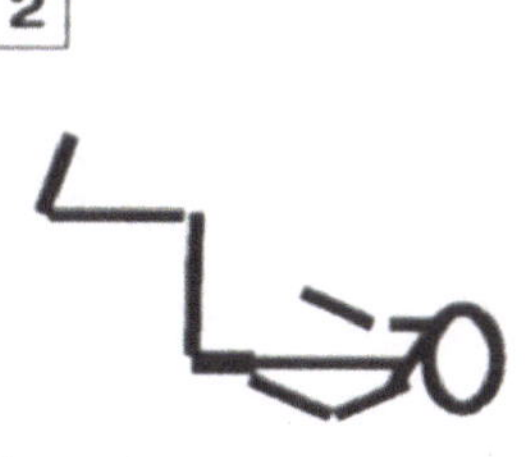

2 Crunch

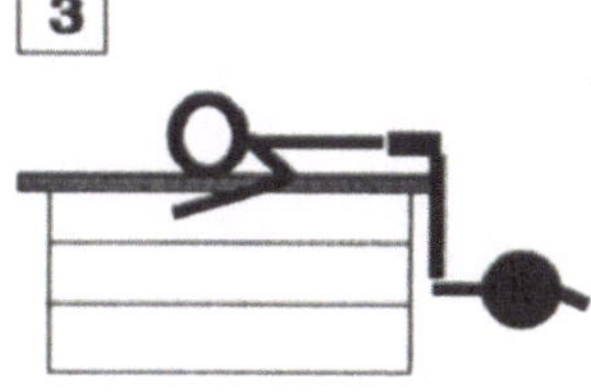

3 Beinrückheben gleichzeitig oder mit Widerstand

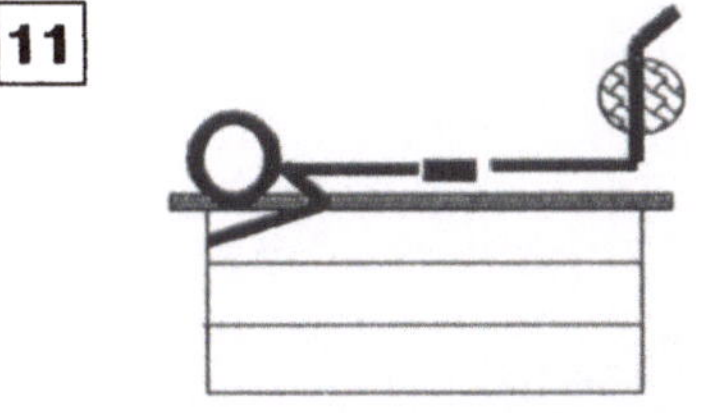

11 Beinbeugen mit leichten Widerständen

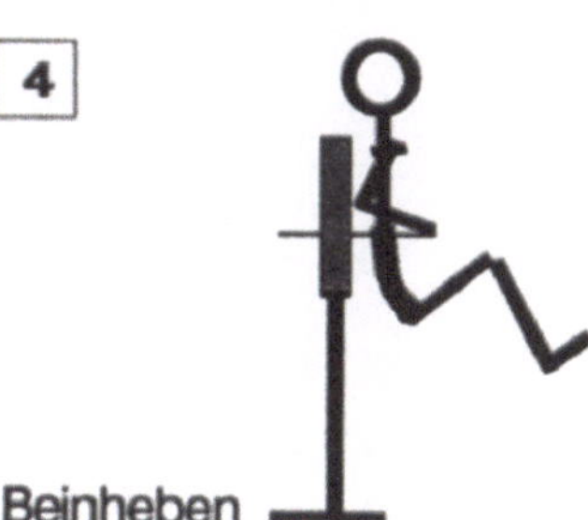

4 Beinheben

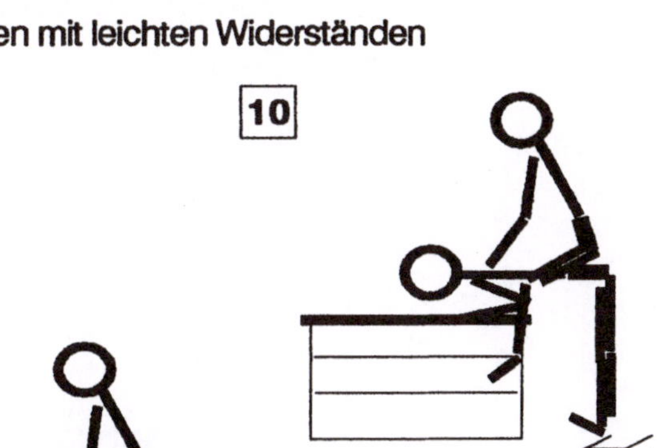

10 Fußspitzenheben mit Partner

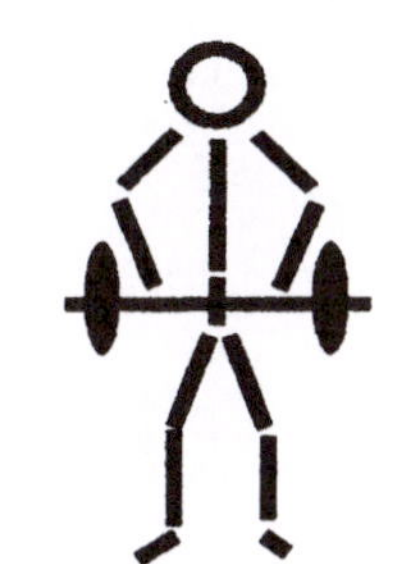

5 Rudern, stehend

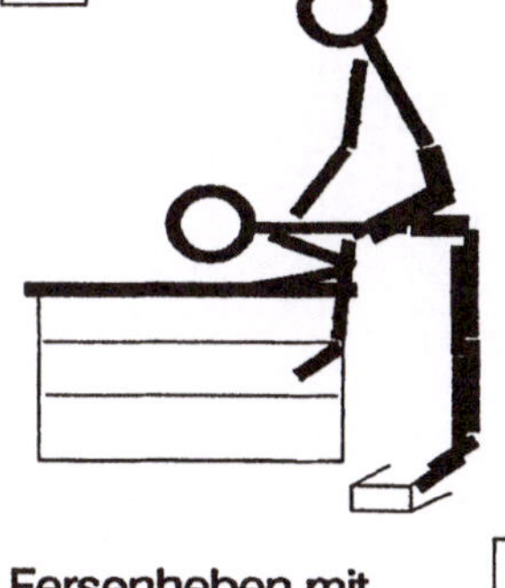

9 Fersenheben mit Partner

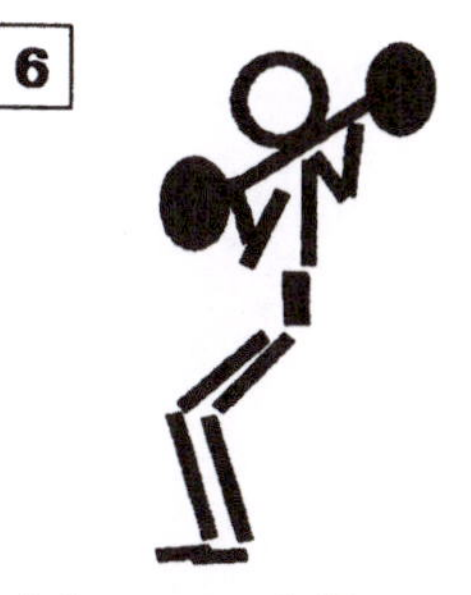

6 Kniebeuge mit Zusatzlast

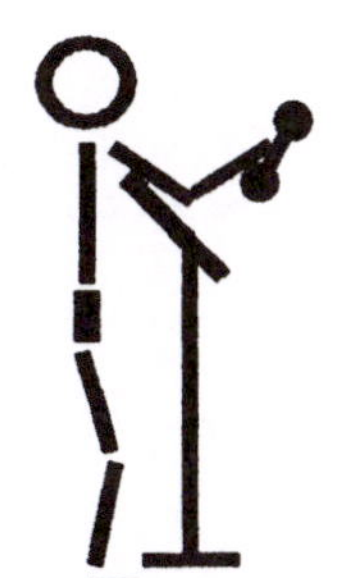

8 Armbeugen mit Zusatzlast

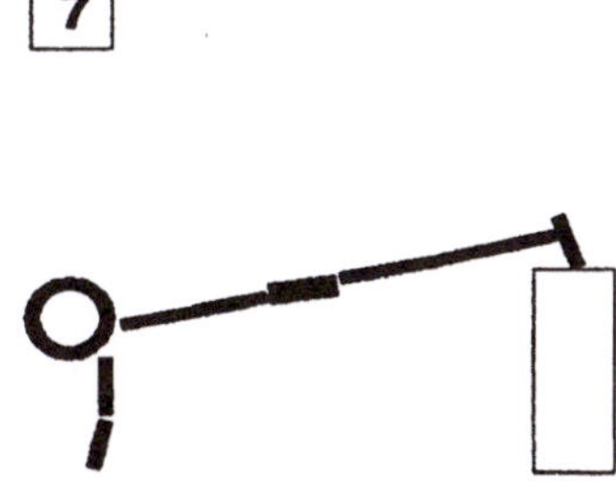

7 Liegestütze

PROGRAMM 8 **Verbesserung der Kraftausdauer**

Individualprogramm **Fortgeschrittene**

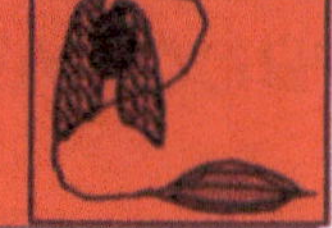

Ziel:
- → Verbesserung der allg. /lokalen Mittelzeitkraftausdauer
- → Herz - Kreislauf - Training (Allgemeine Ausdauer)
- → Abbau Unterhautfettgewebe
- → Gewebestraffung, leichte Muskelquerschnittsvergößerung

Trainingshäufigkeit:	1-3mal wöchentlich
Programmdauer:	unbegrenzt bzw. nach Trainingsplan

Methode:	**Intensitätsbereich :**	**Bemerkungen:**	
Extensive Intervallmethode	40 - 60 %	Belastungspuls zwischen 130 - 160/ min Faustregel 200 minus Lebensalter	
Belastungsdauer:	**Wiederholungen:**	**Serien:**	**Pausen:**
ca. 45 sec pro Serie	15 - 30 pro Serie	2-3 im Stationstraining 1-3 Durchgänge im Kreistr.	30-60 sec zwischen den Serien
Ausführungsgeschwindigkeit:	**Anzahl der Übungen:**	**Organisationsform:**	
zügig	6 - 12 Übungen auswählen	Kreistraining (allg.Ausd.)/Stationstraining (lok. Ausd.)	

PROGRAMM 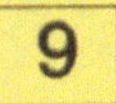 9 Verbesserung der Schnellkraft

Fitness -, Breiten - und Leistungssportler

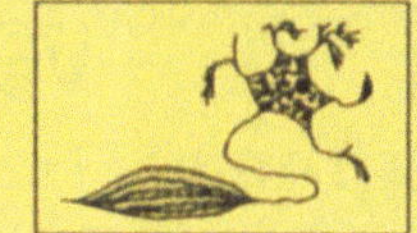

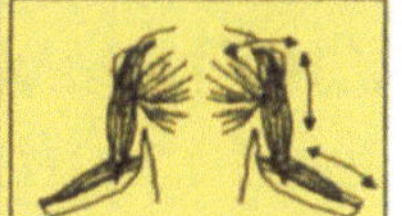

Ziel: → Erhöhung der Kontraktionsgeschwindigkeit

Trainingshäufigkeit:	1- 2mal wöchentlich je nach Trainingsplan
Programmdauer:	mehrere Wochen je nach Trainingsplan

Methode:
Intensive Intervallmethode als Explosivkraftmethode

Intensitätsbereich :
0 - 60 %

Bemerkungen:
Dieses Programm soll unmittelbar nach dem Aufwärmen absolviert werden !

Belastungsdauer:
bis 8 sec pro Serie

Wiederholungen:
5 - 8 pro Serie

Serien:
3 - 6

Pausen:
30 - 60 sec zwischen den Serien

Ausführungsgeschwindigkeit:
explosiv

Anzahl der Übungen:
4 - 6 Übungen auswählen

Organisationsform:
Stationstraining

Ausführungshinweis: Die Übungen müssen mit höchstmöglicher Geschwindigkeit ausgeführt werden. Bei auftretender Ermüdung sofort abbrechen, Pause einlegen und Wiederholungszahlen reduzieren. Eine Laktathäufung muß vermieden werden, da sonst die Effektivität des Schnellkrafttrainings verloren geht !

Bein - Hüft - Muskulatur

I

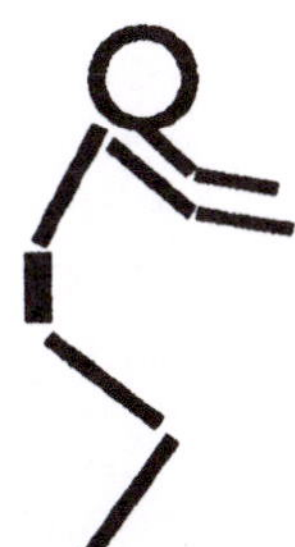

Strecksprünge aus der Hocke ohne bzw. mit einer Zusatzlast (Gewichtsweste / Langhantel)

II

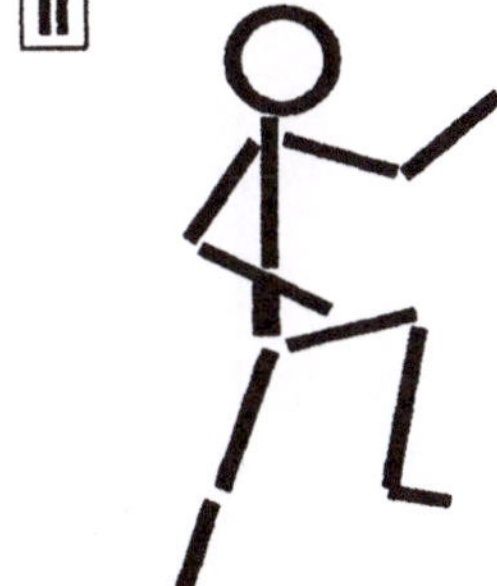

Hüpfsprünge auf einem Bein links und rechts (jeweils eine eigenständige Übung)

III

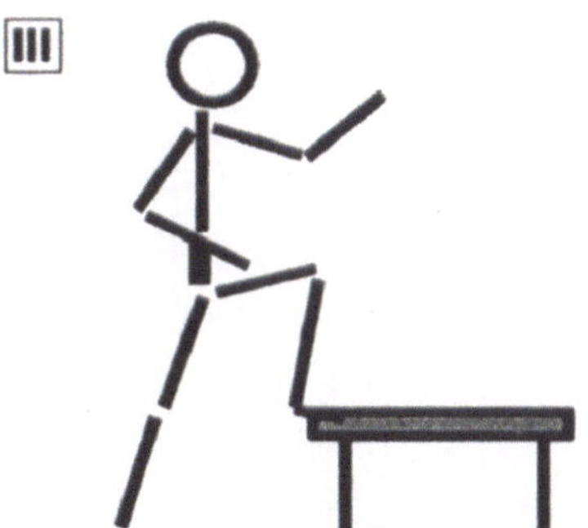

Sprünge einbeinig auf Kasten

IV

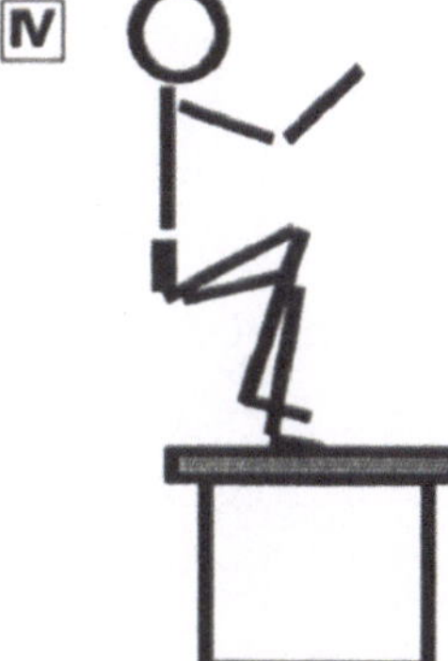

Sprünge beidbeinig

Arm - Schulter - Rumpfmuskulatur

V

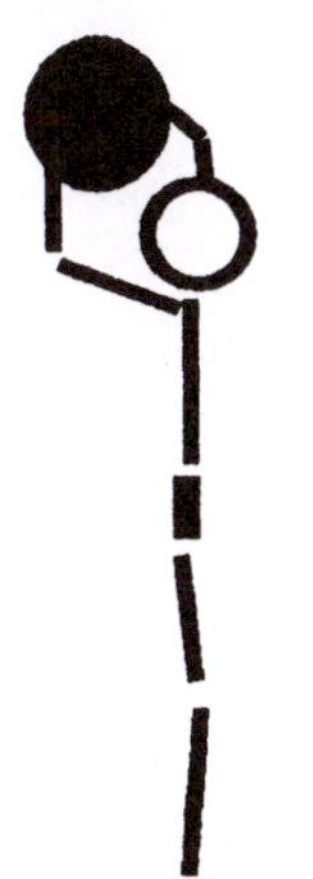

Schockwürfe mit Medizinball, Kugel etc.

VI

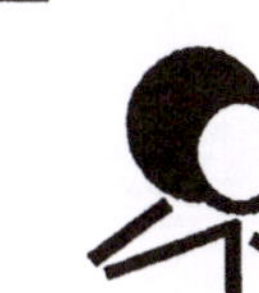

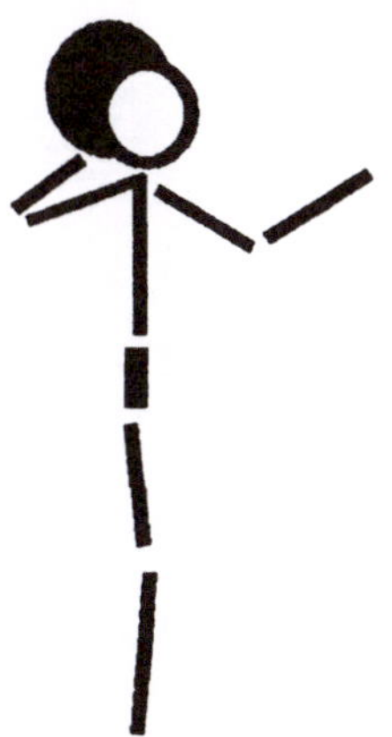

Standstoß einarmig links und rechts

VII

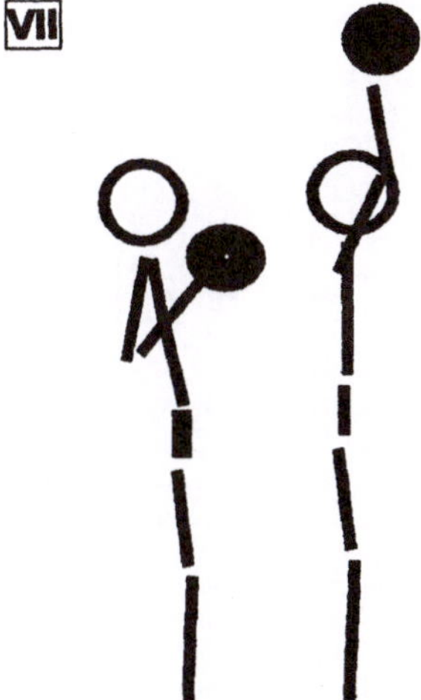

Standumsetzen mit Langhantel

PROGRAMM 9 **Verbesserung der Schnellkraft**

Individualprogramm **Fitness -, Breiten - und Leistungssportler**

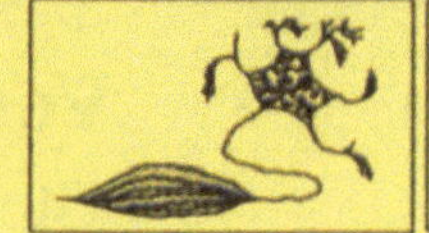
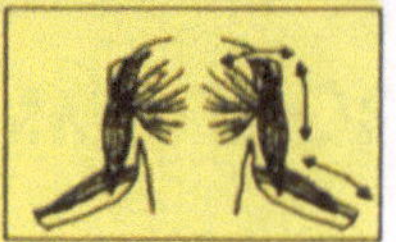

Ziel: → Erhöhung der Kontraktionsgeschwindigkeit

Trainingshäufigkeit:	1-2mal wöchentlich je nach Trainingsplan
Programmdauer:	mehrere Wochen je nach Trainingsplan

Methode:
Intensive Intervallmethode als Explosivkraftmethode

Intensitätsbereich :
0 - 60 %

Bemerkungen:
Dieses Programm soll unmittelbar nach dem Aufwärmen absolviert werden !

Belastungsdauer:
bis 8 sec pro Serie

Wiederholungen:
5 - 8 pro Serie

Serien:
3 - 6

Pausen:
30 - 60 sec zwischen den Serien

Ausführungsgeschwindigkeit:
explosiv

Anzahl der Übungen:
4 - 6 Übungen auswählen

Organisationsform:
Stationstraining

Ausführungshinweis: Die Übungen müssen mit höchstmöglicher Geschwindigkeit ausgeführt werden. Bei auftretender Ermüdung sofort abbrechen, Pause einlegen und Wiederholungszahlen reduzieren. Eine Laktathäufung muß vermieden werden, da sonst die Effektivität des Schnellkrafttrainings verloren geht !

PROGRAMM 10 Kräftigung - Stabilisierung - Prävention für 8 - bis 10jährige

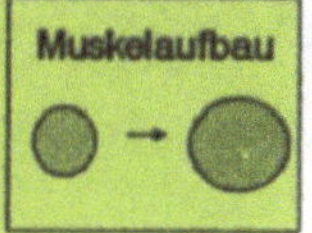

Ziel:
- Allgemeine Kräftigung - Stabilisierung d. Rumpfmuskulatur
- Stabilisierung der Bänder, Sehnen und Gelenke
- Ausgleich muskulärer Dysbalancen, Beckenschiefstände, Skoliosen u.a.

Trainingshäufigkeit:	1-2mal wöchentlich
Programmdauer:	mehrere Wochen

Methode:
Muskelaufbautraining (W)

Intensitätsbereich :
40 - 60%

Bemerkungen:
Übungen so variieren, daß die vorgegebenen Wiederholungszahlen möglich sind.

Belastungsdauer:
ca. 20 sec pro Serie

Wiederholungen:
8 - 15 pro Serie

Serien:
3 - 6 pro Übung

Pausen:
1-3 min
in den Pausen dehnen !

Ausführungsgeschwindigkeit:
langsam - mittel

Anzahl der Übungen:
8 - 10 Übungen auswählen

Organisationsform:
Stationstraining / Parcours / Spielformen

Bauchmuskulatur

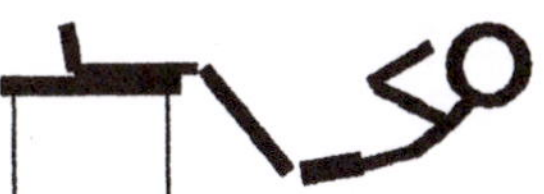

Rumpfheben mit und ohne Drehung
Lendenwirbel behalten Bodenkontakt !

Rückenmuskulatur

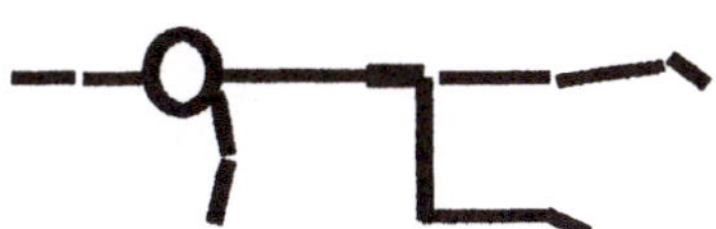

Bein-Arm - Heben, Vierfüßlerstand

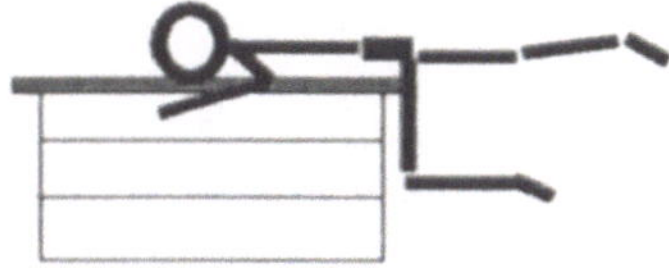

Beinrückheben wechselseitig

Schultergürtel-Rücken-Arm - Muskulatur

Wirbelsäule gerade halten
Helfer umfaßt - Fußgelenke
- Kniegelenke
- Oberschenkel
(erleichterte Ausführung)

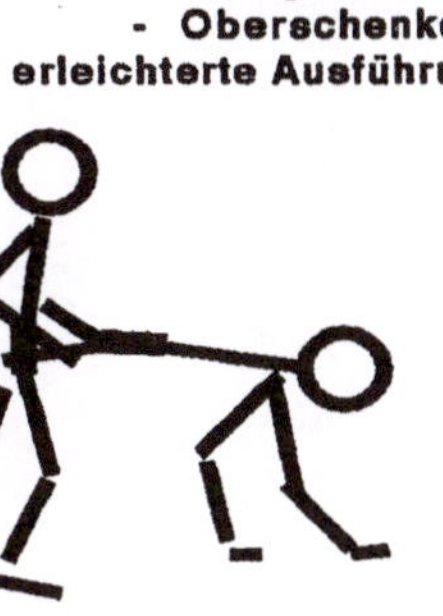

Schubkarre

- ohne Beinhilfe
- mit gebeugten Armen
- mit gestreckten Armen
(erleichterte Ausführung)

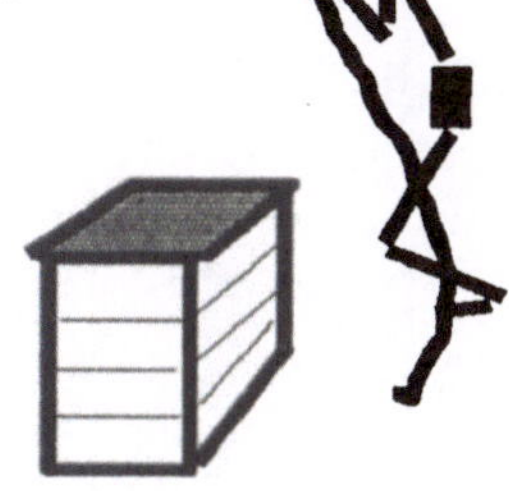

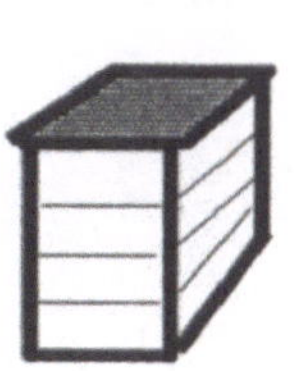

Tarzanschwingen

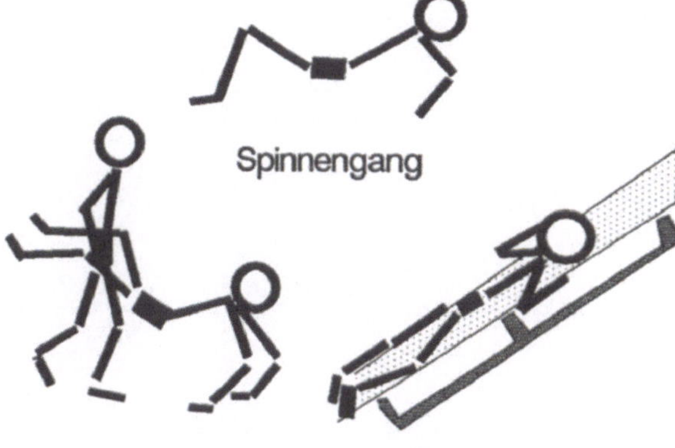

Spinnengang

Schubkarre umgekehrt

Bankhochziehen

Beinmuskulatur

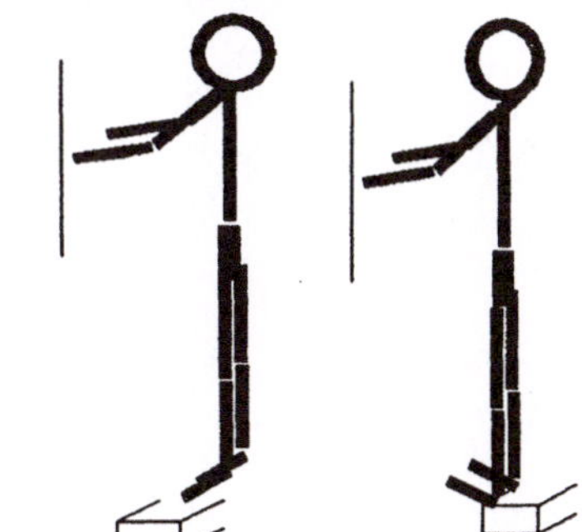

Wadenheben

Fußspitzenheben

Beinpresse mit Partner

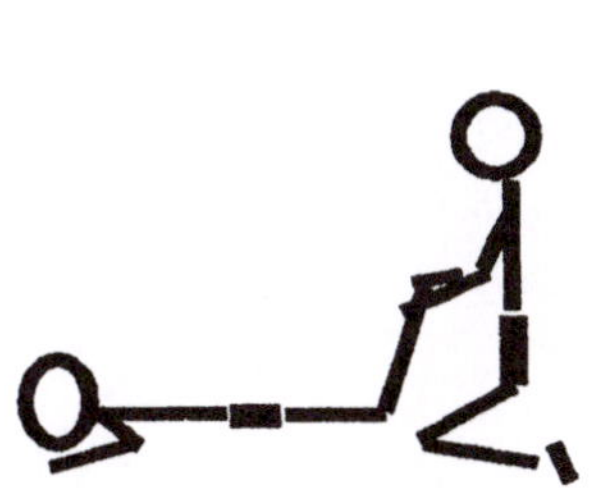

Beinbeugen gegen Partnerwiderstand

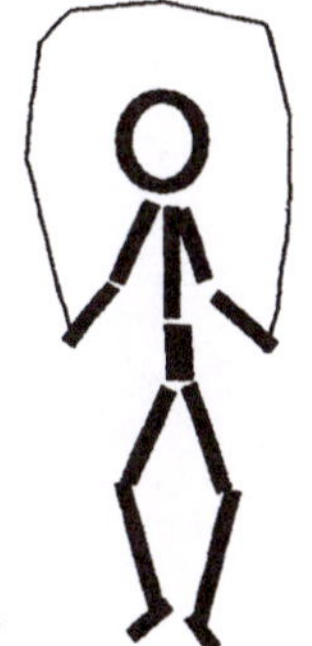

Seilhüpfen

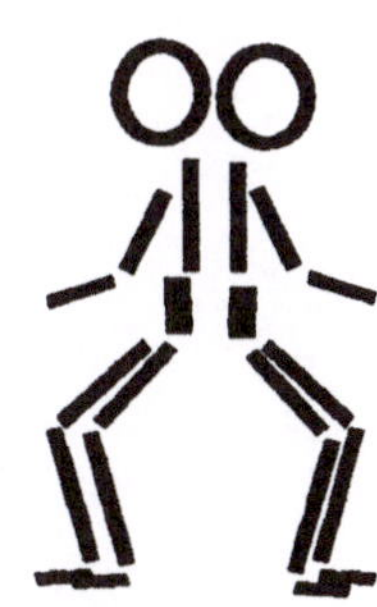

Einzel - / Doppelkniebeuge

> **Hinweis für den Unterricht : Sollte nur eine Einheit pro Woche möglich sein? Wie wäre es mit der Kooperation Schule - Verein? Oder - eine zweite Einheit als Hausaufgabe?**

PROGRAMM 10 Individualprogramm
Kräftigung - Stabilisierung - Prävention für 8 - bis 10jährige

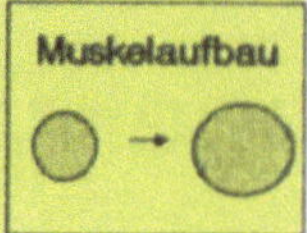

Ziel:
- → Allgemeine Kräftigung - Stabilisierung d. Rumpfmuskulatur
- → Stabilisierung der Bänder, Sehnen und Gelenke
- → Ausgleich muskulärer Dysbalancen Beckenschiefstände, Skoliosen u.a.

Trainingshäufigkeit:	1-2mal wöchentlich
Programmdauer:	mehrere Wochen

Methode:
Muskelaufbautraining (W)

Intensitätsbereich :
40 - 60%

Bemerkungen:
Übungen so variieren, daß die vorgegebenen Wiederholungszahlen möglich sind.

Belastungsdauer:
ca. 20 sec pro Serie

Wiederholungen:
8 - 15 pro Serie

Serien:
3 - 6 pro Übung

Pausen:
1 - 3 min
in den Pausen dehnen !

Ausführungsgeschwindigkeit:
langsam - mittel

Anzahl der Übungen:
8 - 10 Übungen auswählen

Organisationsform:
Stationstraining / Parcours / Spielformen

Hinweis für den Unterricht : Sollte nur eine Einheit pro Woche möglich sein? Wie wäre es mit der Kooperation Schule - Verein? Oder - eine zweite Einheit als Hausaufgabe?

PROGRAMM 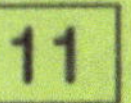 11 Kräftigung - Stabilisierung - Prävention für 10 - 12jährige

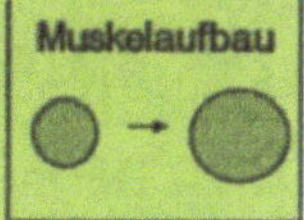

Ziel:
- Allgemeine Kräftigung - Stabilisierung d. Rumpfmuskulatur
- Stabilisierung der Bänder, Sehnen und Gelenke
- Ausgleich muskulärer Dysbalancen, Beckenschiefstände, Skoliosen u.a.

Trainingshäufigkeit:	2mal wöchentlich
Programmdauer:	mehrere Wochen

Methode:
Muskelaufbautraining (W)

Intensitätsbereich :
40 - 60%

Bemerkungen:
Übungen so variieren, daß die vorgegebenen Wiederholungszahlen möglich sind.

Belastungsdauer:
ca. 20 sec pro Serie

Wiederholungen:
8 - 15 pro Serie

Serien:
3 - 6 pro Übung

Pausen:
1 - 3 min
in den Pausen dehnen !

Ausführungsgeschwindigkeit:
langsam - mittel

Anzahl der Übungen:
8 - 10 Übungen auswählen

Organisationsform:
Stationstraining

Bauchmuskulatur

I

Rumpfheben mit und ohne Drehung
Lendenwirbel behalten Bodenkontakt !

II

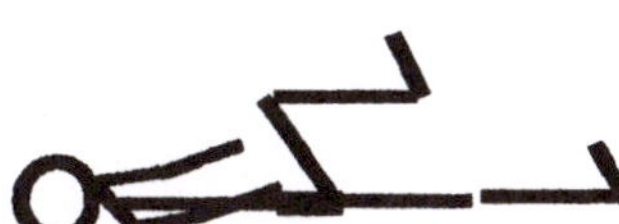

Beinheben

Rückenmuskulatur

III

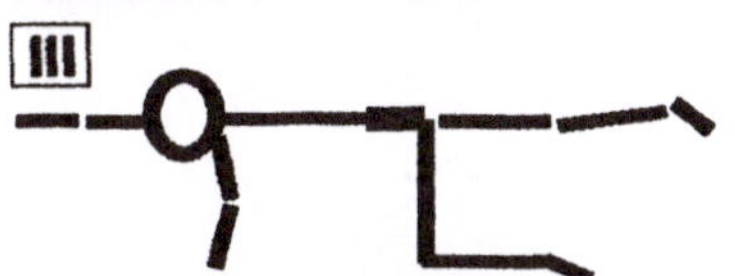

Bein - Arm - Heben, Vierfüßlerstand

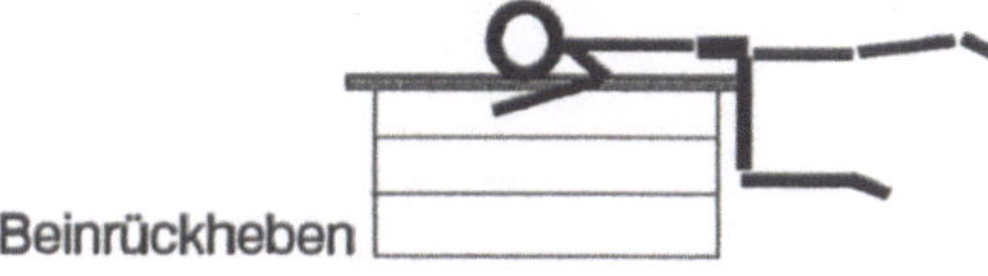

Beinrückheben

Schultergürtelmuskulatur

IV

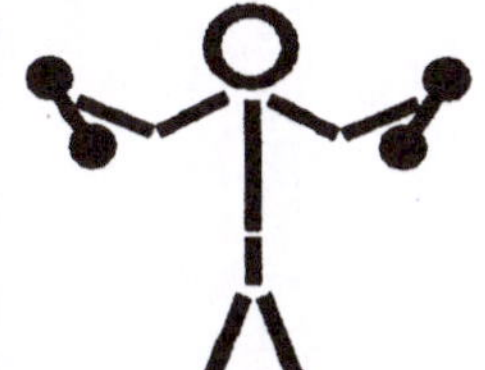

Armseitheben

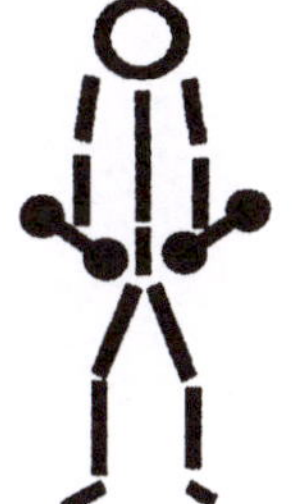

Schulterheben

Schulter - Brust - Muskulatur

V

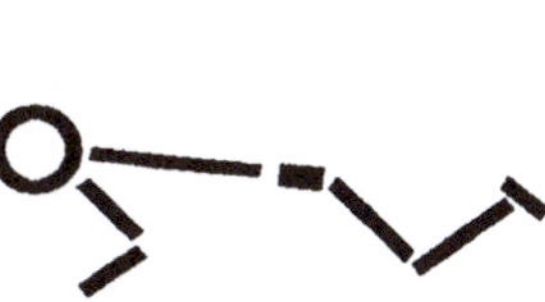

Liegestütze auf den Knien

Armmuskulatur

VI

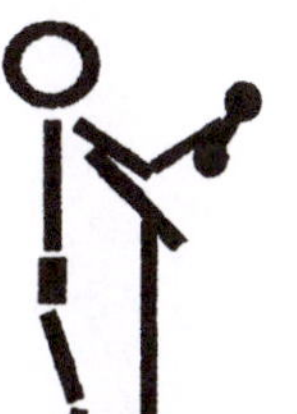

Armbeugen

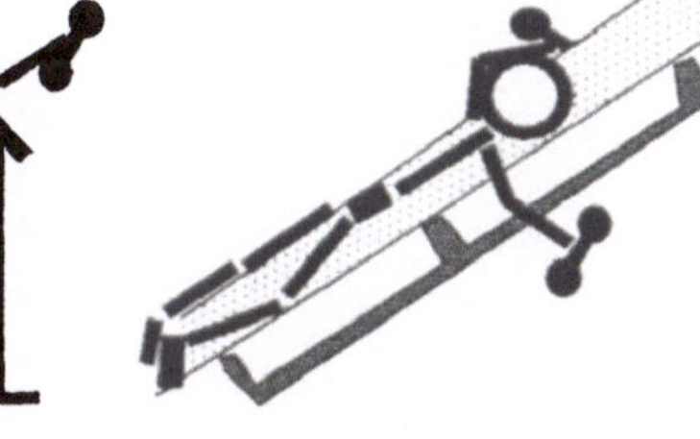

Armstrecken

Beinmuskulatur

VII

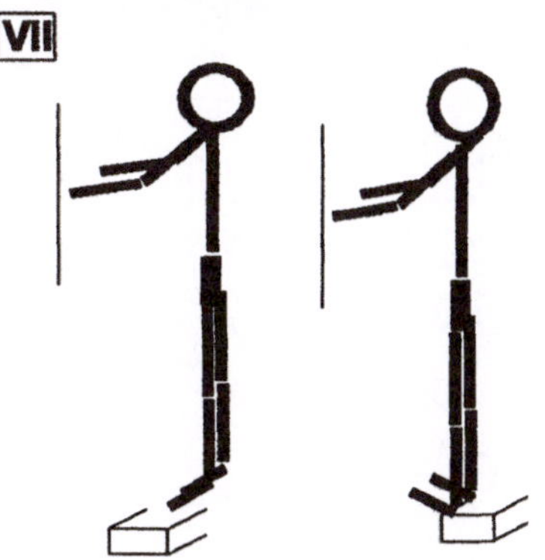

Wadenheben   Fußspitzenheben

VIII

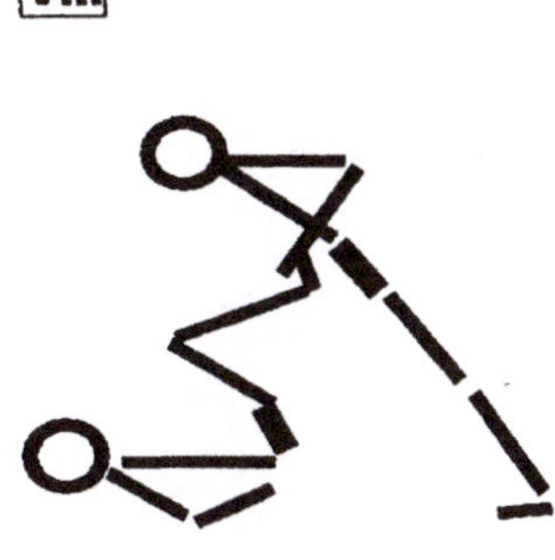

Beinpresse mit Partner

IX

Beinbeugen gegen Partnerwiderstand

X

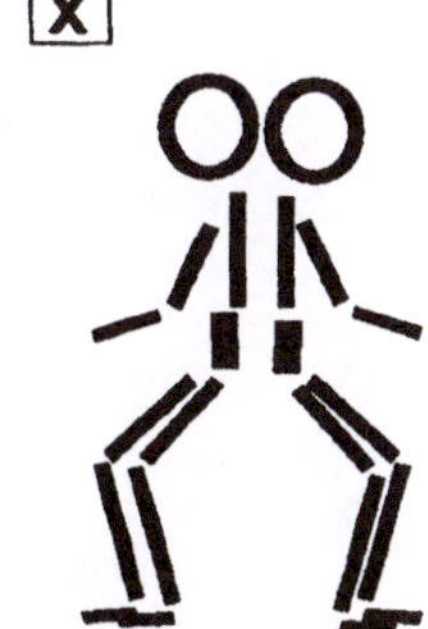

Einzel- / Doppelkniebeuge

Hinweis für den Unterricht : Sollte nur eine Einheit pro Woche möglich sein? Wie wäre es mit der Kooperation Schule - Verein? Oder - eine zweite Einheit als Hausaufgabe?

PROGRAMM 11 Kräftigung - Stabilisierung - Prävention
Individualprogramm für 10 - bis 12jährige

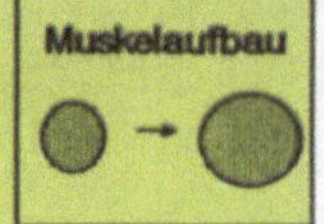

Ziel:
- → Allgemeine Kräftigung - Stabilisierung d. Rumpfmuskulatur
- → Stabilisierung der Bänder, Sehnen und Gelenke
- → Ausgleich muskulärer Dysbalancen, Beckenschiefstände, Skoliosen u.a.

Trainingshäufigkeit:	2mal wöchentlich
Programmdauer:	mehrere Wochen

Methode:
Muskelaufbautraining (W)

Intensitätsbereich :
40 - 60%

Bemerkungen:
Übungen so variieren, daß die vorgegebenen Wiederholungszahlen möglich sind.

Belastungsdauer:
ca. 20 sec pro Serie

Wiederholungen:
8 - 15 pro Serie

Serien:
3 - 6 pro Übung

Pausen:
1 - 3 min
in den Pausen dehnen !

Ausführungsgeschwindigkeit:
langsam - mittel

Anzahl der Übungen:
8 - 10 Übungen auswählen

Organisationsform:
Stationstraining

Hinweis für den Unterricht : Sollte nur eine Einheit pro Woche möglich sein? Wie wäre es mit der Kooperation Schule - Verein? Oder - eine zweite Einheit als Hausaufgabe?

PROGRAMM 12 Gegen Haltungsschwäche HOHLKREUZ

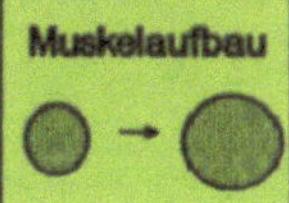

Ziel:
→ Kräftigung der angrenzenden Muskulatur durch Muskelaufbau
→ Dehnung der verkürzten Muskulatur

Trainingshäufigkeit:	2 - 3mal wöchentlich
Programmdauer:	mehrere Monate

Methode: Muskelaufbautraining (W)

Intensitätsbereich : 40 - 75%

Bemerkungen: Je nach Trainingszustand des Betroffenen sind im Kräftigungsteil entsprechende Übungen auszuwählen

Belastungsdauer: ca. 20 sec pro Serie

Wiederholungen: 8 - 12 pro Serie

Serien: 3 - 6 pro Übung

Pausen: 1 - 3 min in den Pausen dehnen!

Ausführungsgeschwindigkeit: langsam - mittel

Anzahl der Übungen: 6 - 10 Übungen auswählen

Organisationsform: Stationstraining

Kräftigung

Je nach Trainingszustand bzw. Leistungsstand werden bei den Kräftigungsübungen die einfacheren oder die schwierigeren Übungen ausgewählt.

Bauchmuskulatur

I

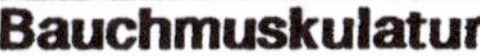

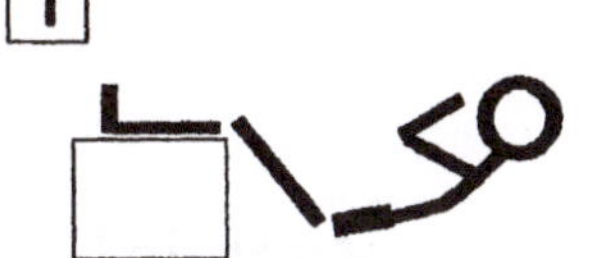

oder

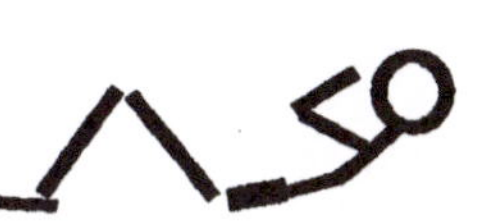

Rumpfheben

II

Hüftheben

Achtung ! Wichtig!

Keine Übungen auswählen, die die Rückenmuskulatur kräftigen, da sonst eine weitere Verkürzung der betroffenen Muskulatur erfolgt, was die Hohlkreuzhaltung verstärkt.

Hintere Bein - Gesäß - Muskulatur

III

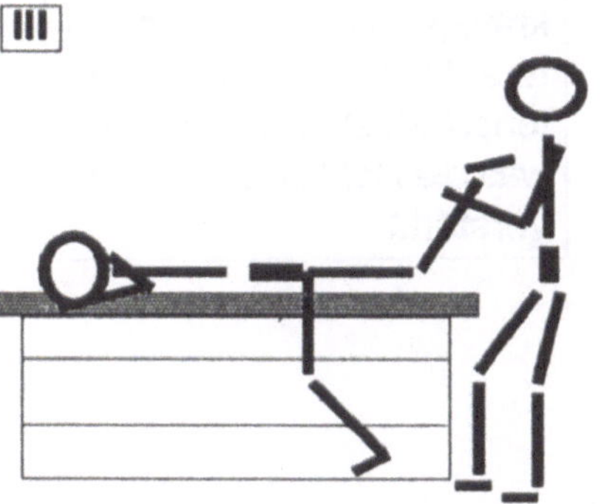

oder

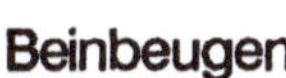

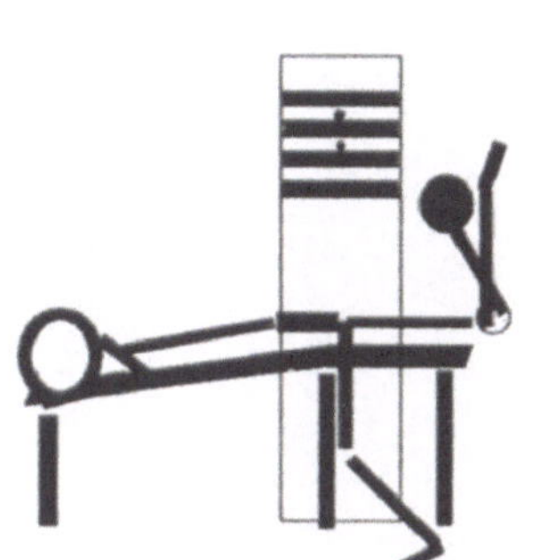

Beinbeugen

Dehnung

statisch-passives Dehnen; bei Erreichen der Dehnlage Position 10-30 sec halten, lockern,2-4mal wiederholen

Gesäß - und tiefe Rückenstreckmuskulatur

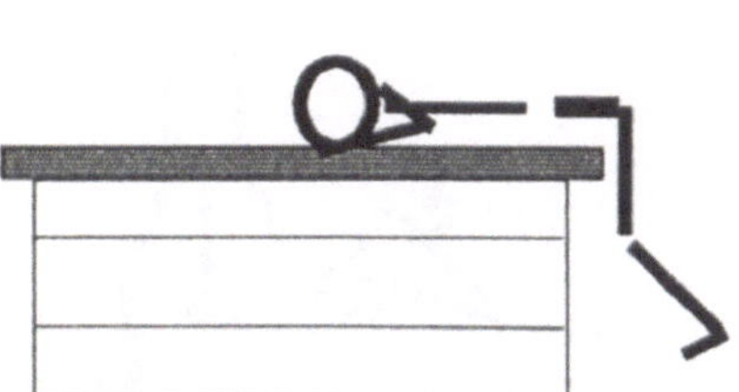

Hakenposition - Gesäß und Beine hängen lassen

II

Hände ziehen Knie zur Brust

III

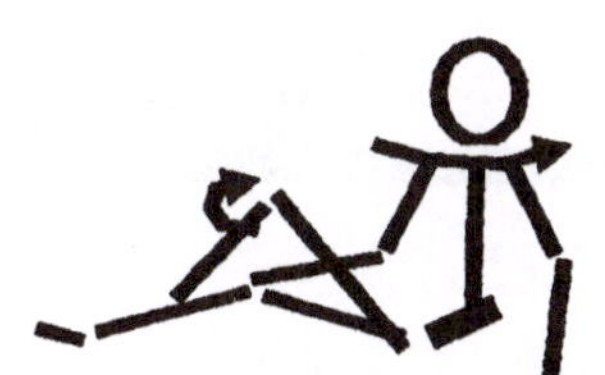

Yogasitz - linkes Bein wird über rechtes geschlagen. Oberkör - körper verwringt sich dagegen

IV Hüftgelenkbeuger

V Hüftgelenkbeuger / Kniegelenkstrecker

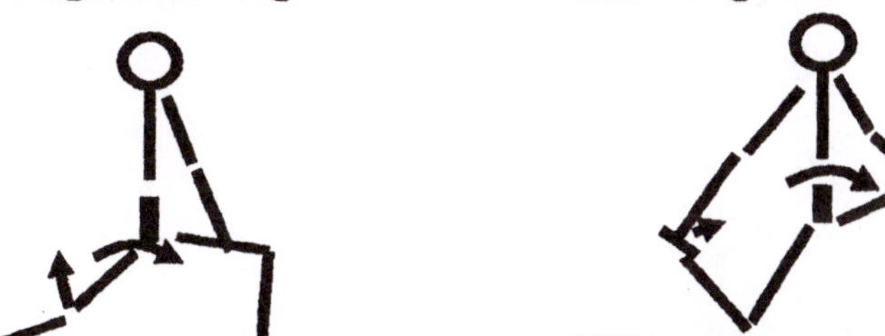

Hüfte nach vorne schieben, Ferse in Richtung Gesäß ziehen

Dieses Programm Nr. 12 kann auch im Rahmen eines Gesamtprogrammes absolviert werden !

PROGRAMM 12 Gegen Haltungsschwäche
Individualprogramm HOHLKREUZ

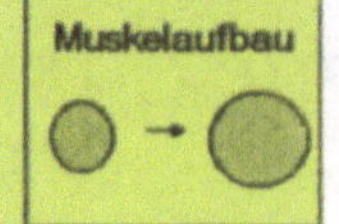

Ziel: → Kräftigung der angrenzenden Muskulatur durch Muskelaufbau
→ Dehnung der verkürzten Muskulatur

Trainingshäufigkeit:	2 - 3mal wöchentlich
Programmdauer:	mehrere Monate

Methode:
Muskelaufbautraining (W)

Intensitätsbereich :
40 - 75%

Bemerkungen:
Übungsauswahl nach Leistungsstufe, siehe Übungstafeln

Belastungsdauer:
ca. 20 sec pro Serie

Wiederholungen:
8 - 12 pro Serie

Serien:
3 - 6 pro Übung

Pausen:
1- 3 min
in den Pausen dehnen!

Ausführungsgeschwindigkeit:
langsam - mittel

Anzahl der Übungen:
6 - 10 Übungen auswählen

Organisationsform:
Stationstraining

Kräftigung

Je nach Trainingszustand bzw. Leistungsstand werden bei den Kräftigungsübungen die einfacheren oder die schwierigeren Übungen ausgewählt.

Bauchmuskulatur

Hintere Bein - Gesäßmuskulatur

> **Achtung ! Wichtig!**
> Keine Übungen auswählen, die die Rückenmuskulatur kräftigen, da sonst eine weitere Verkürzung der betroffenen Muskulatur erfolgt, was die Hohlkreuzhaltung verstärkt.

Dehnung

statisch-passives Dehnen; bei Erreichen der Dehnlage Position 10-30sec halten, lockern, 2-4mal wiederholen

Gesäß - und tiefe Rückenstreckmuskulatur

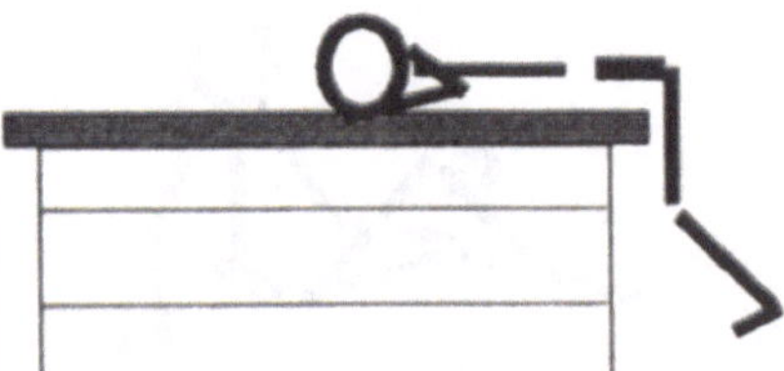

Hakenposition - Gesäß und Beine hängen lassen

Hände ziehen Knie zur Brust

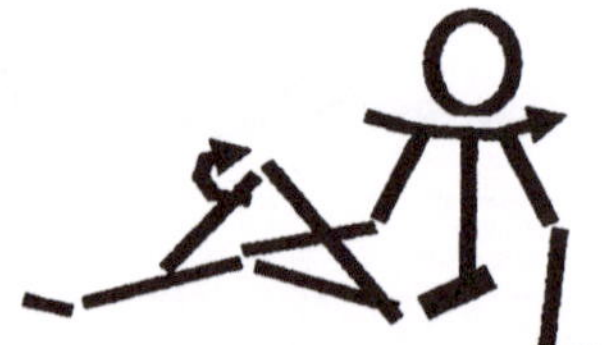

Yogasitz - linkes Bein wird über rechtes geschlagen. Oberkörkörper verwringt sich dagegen

Hüftgelenkbeuger

Hüftgelenkbeuger / Kniegelenkstrecker

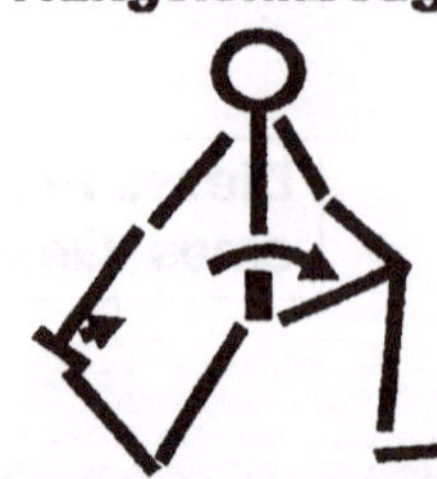

Hüfte nach vorne schieben, Ferse in Richtung Gesäß ziehen

PROGRAMM 13 Steigerung der Maximalkraft 1: Fußball

Breiten- und Leistungssportler

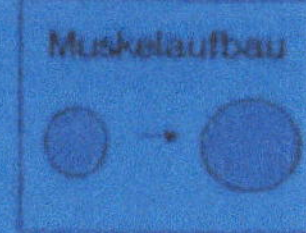

Ziel:
→ Vergrößerung Muskelquerschnitt
→ Stabilisierung Rumpfmuskulatur
→ Stabilisierung Kniegelenke und Sprunggelenke

Trainingshäufigkeit:	2 - 3mal wöchentlich Saisonvorbereitung
Programmdauer:	siehe bei Bemerkung

Methode:
Muskelaufbautraining (W)

Intensitätsbereich :
40 - 75%

Bemerkungen:
Programmdauer 4 - 8 Wochen vor bzw. während der Saison einmal pro Woche zur Formerhaltung

Belastungsdauer:
ca. 20 sec pro Serie

Wiederholungen:
8 - 12 pro Serie

Serien:
3 - 6 pro Übung

Pausen:
1 - 3 min
in den Pausen dehnen !

Ausführungsgeschwindigkeit:
langsam - mittel

Anzahl der Übungen:
6 - 10 Übungen auswählen

Organisationsform:
Stationstraining

Bauchmuskulatur

I

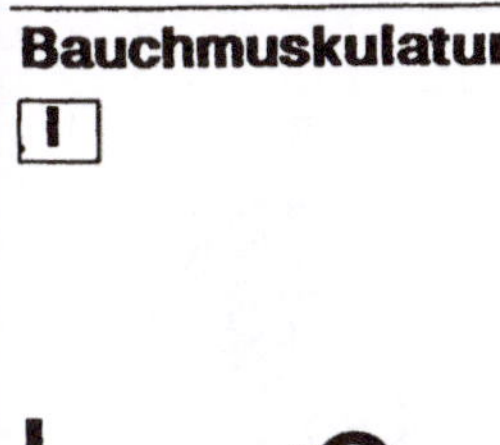
Rumpfheben

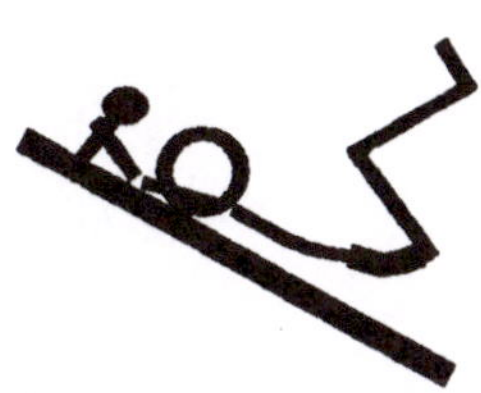
Beinheben

Rückenmuskulatur

II

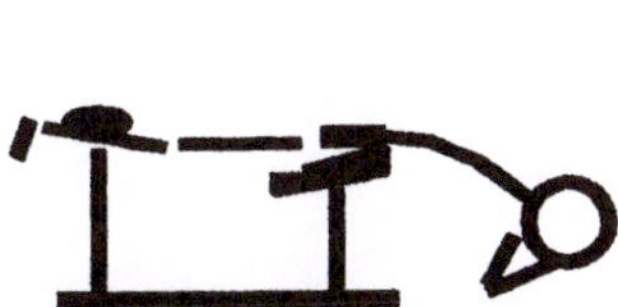
Rumpfaufrichten ohne und mit Zusatzlast

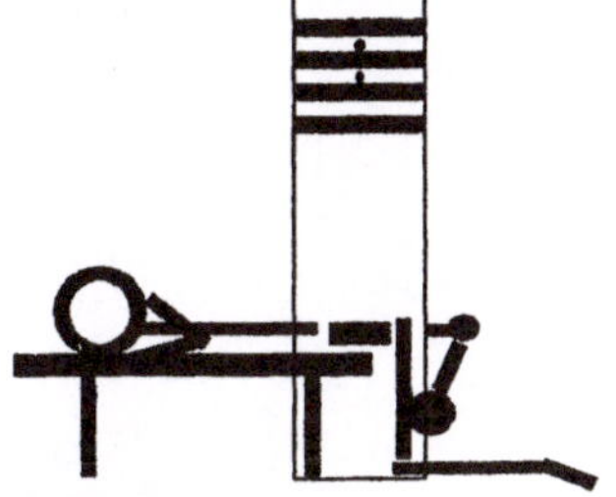
Beinrückheben

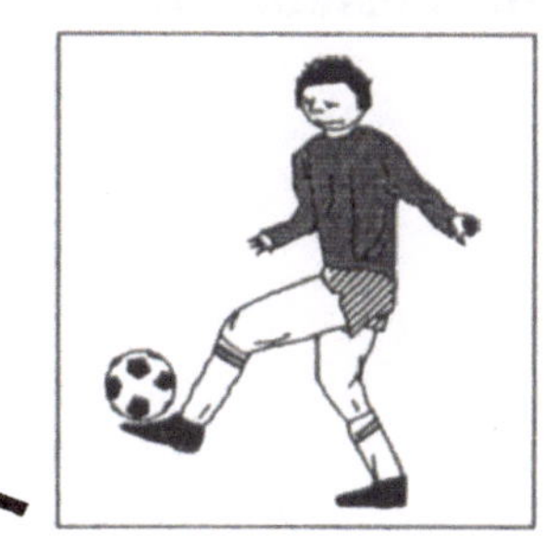

Beinmuskulatur

III

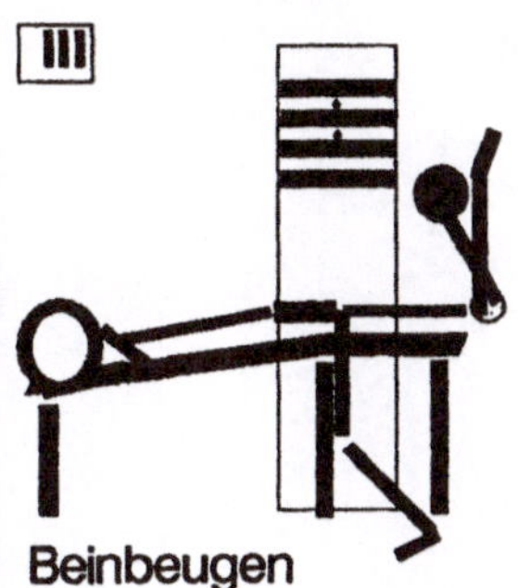
Beinbeugen

IV

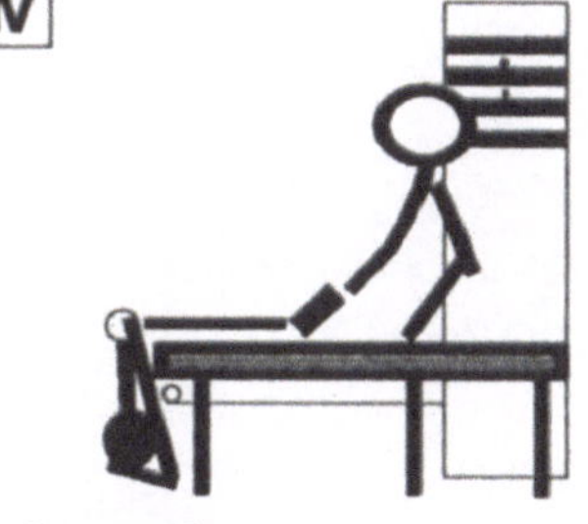
Beinstrecken

V

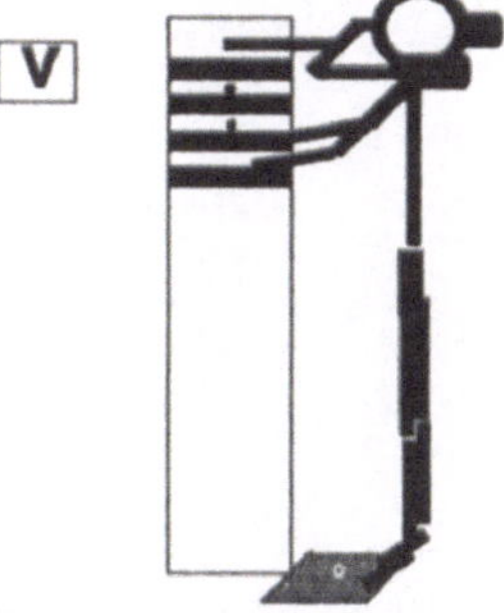
Fersenheben

VI

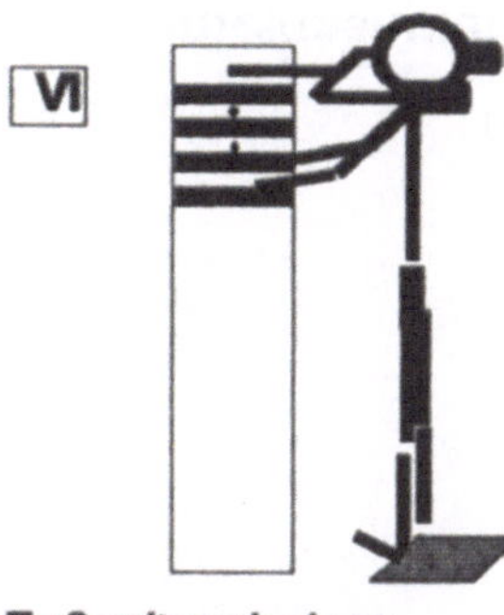
Fußspitzenheben

Bein - Hüft - Muskulatur

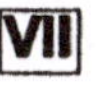
VII

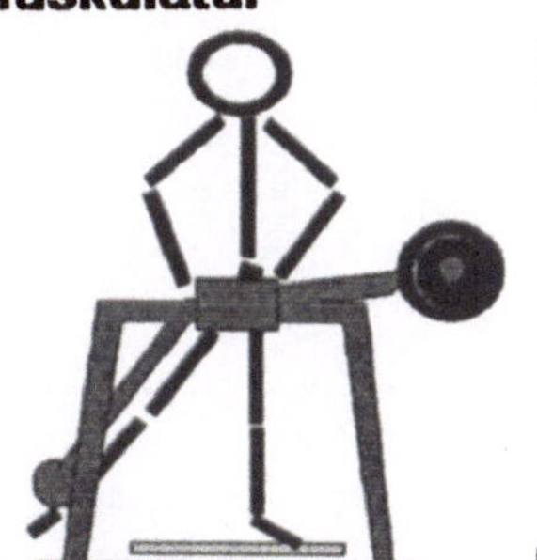
Beinabspreizen

VIII

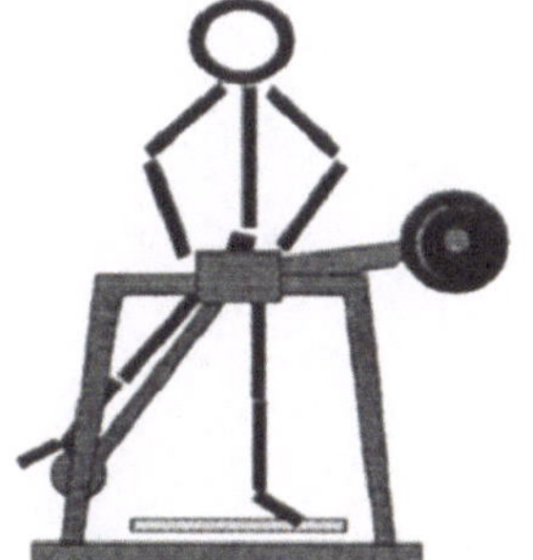
Beinanziehen

IX

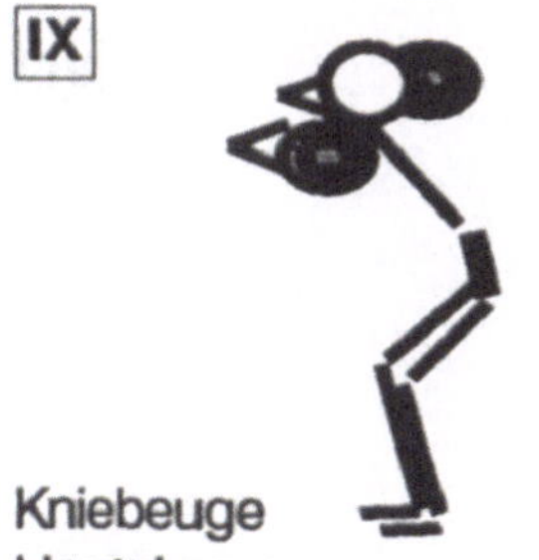
Kniebeuge Hantel vorne

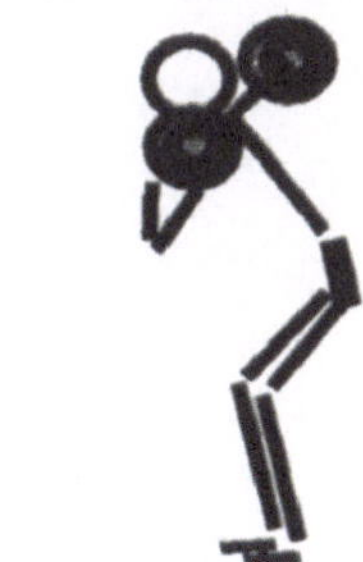
Hantel hinten

Armmuskulatur

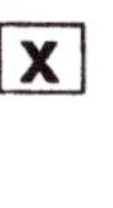
X

Armstrecken

XI

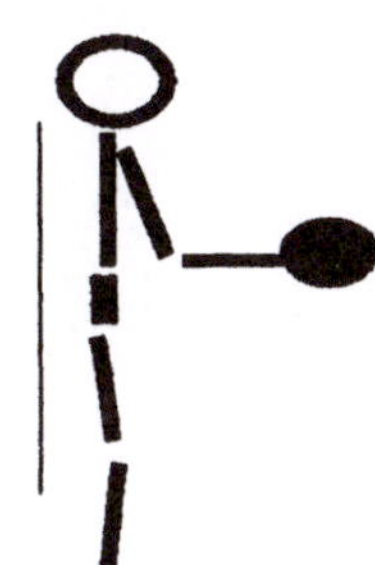
Armbeugen

XII

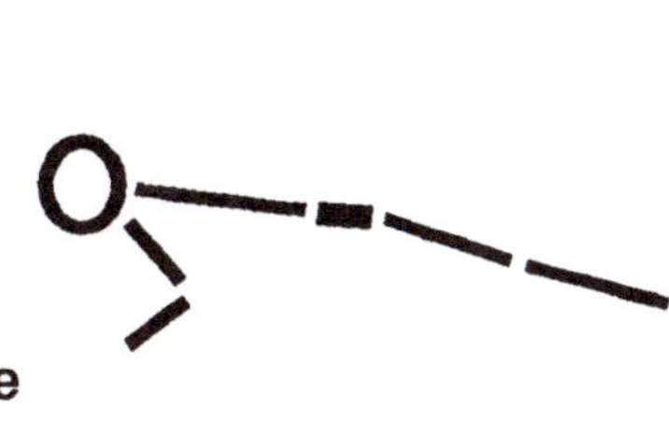
Liegestütze

PROGRAMM 13 Steigerung der Maximalkraft 1: Fußball

Individualprogramm Breiten- und Leistungssportler

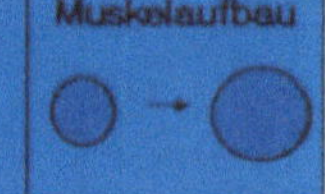

Ziel:
- → Vergrößerung Muskelquerschnitt
- → Stabilisierung Rumpfmuskulatur
- → Stabilisierung Kniegelenke und Sprunggelenke

Trainingshäufigkeit:	2 - 3mal wöchentlich Saisonvorbereitung
Programmdauer:	siehe bei Bemerkung

Methode:
Muskelaufbautraining (W)

Intensitätsbereich :
40 - 75%

Bemerkungen:
Programmdauer 4-8 Wochen vor bzw. während der Saison einmal pro Woche zur Formerhaltung

Belastungsdauer:
ca. 20 sec pro Serie

Wiederholungen:
8 - 12 pro Serie

Serien:
3 - 6 pro Übung

Pausen:
1-3 min
in den Pausen dehnen !

Ausführungsgeschwindigkeit:
langsam - mittel

Anzahl der Übungen:
6 - 10 Übungen auswählen

Organisationsform:
Stationstraining

Bauchmuskulatur

I

Rückenmuskulatur

II

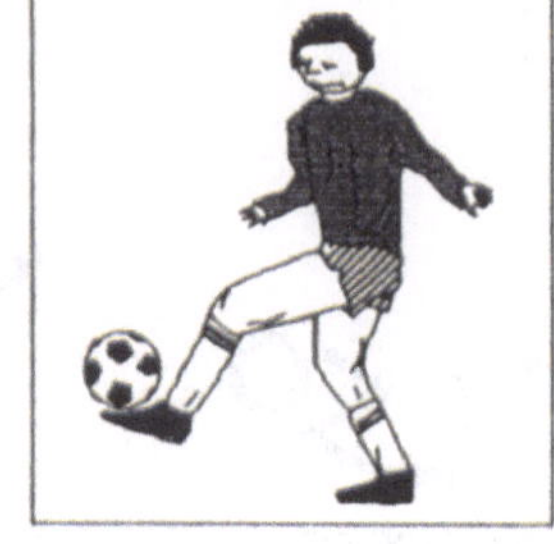

Beinmuskulatur

III

IV

V

VI

Bein - Hüft - Muskulatur

VII

VIII

IX

Armmuskulatur

X

XI

XII

 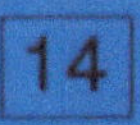

Steigerung der Maximalkraft 1: Tennis

Breiten- und Leistungssportler

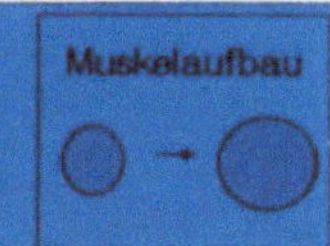

Ziel:
- → Vergrößerung Muskelquerschnitt
- → Stabilisierung Rumpfmuskulatur
- → Stabilisierung Kniegelenke und Sprunggelenke

Trainingshäufigkeit:	2 - 3mal wöchentlich Saisonvorbereitung
Programmdauer:	siehe bei Bemerkung

Methode:
Muskelaufbautraining (W)

Intensitätsbereich :
40 - 75%

Bemerkungen:
Programmdauer 4 - 8 Wochen vor bzw. während der Saison einmal pro Woche zur Formerhaltung

Belastungsdauer:
ca. 20 sec pro Serie

Wiederholungen:
8 - 12 pro Serie

Serien:
3 - 6 pro Übung

Pausen:
1 - 3 min
in den Pausen dehnen!

Ausführungsgeschwindigkeit:
langsam - mittel

Anzahl der Übungen:
6 - 10 Übungen auswählen

Organisationsform:
Stationstraining

Bauchmuskulatur

I

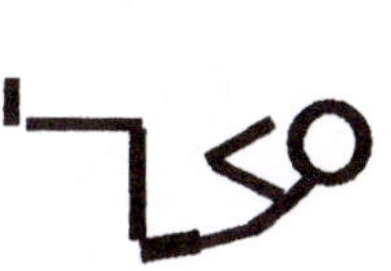
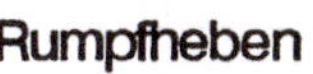

Rumpfheben

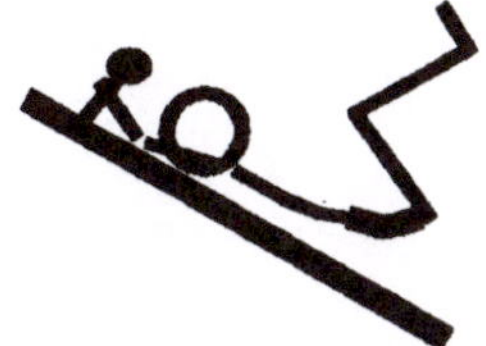

Beinheben

Seitl. Rumpfmuskulatur

II

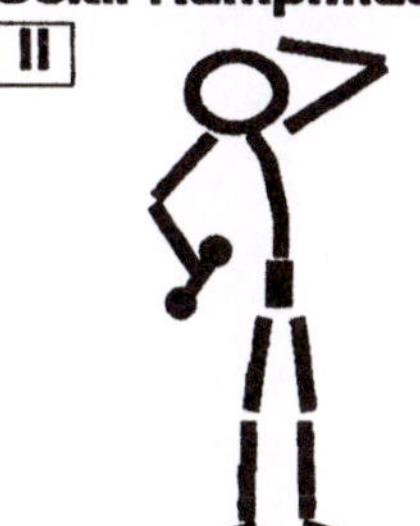

Rumpfseitneigen

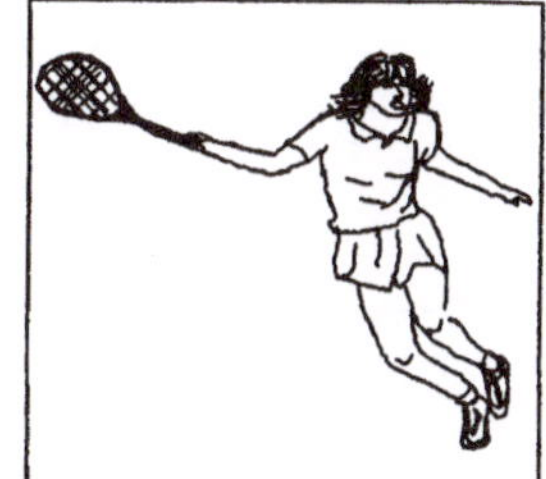

Rückenmuskulatur

III

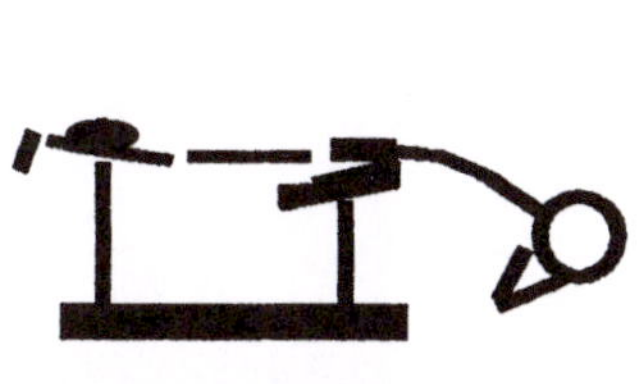

Rumpfaufrichten ohne und mit Zusatzlast

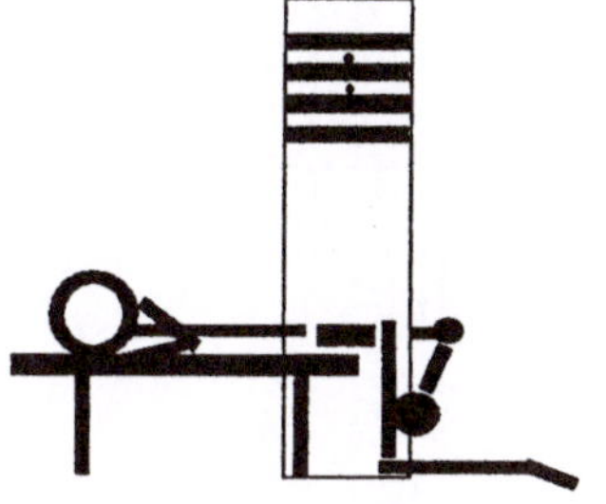

Beinrückheben

Brust - Rücken - Muskulatur

IV

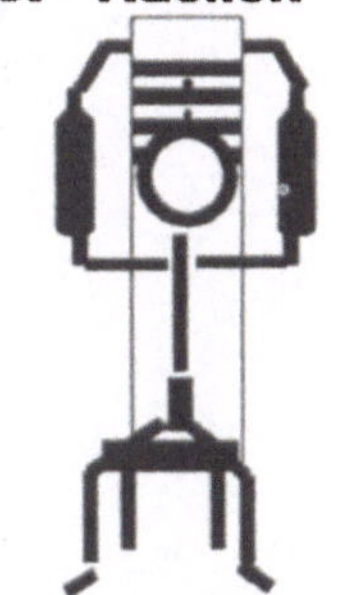

Butterfly, normal und umgekehrt

Unterarmmuskulatur

V

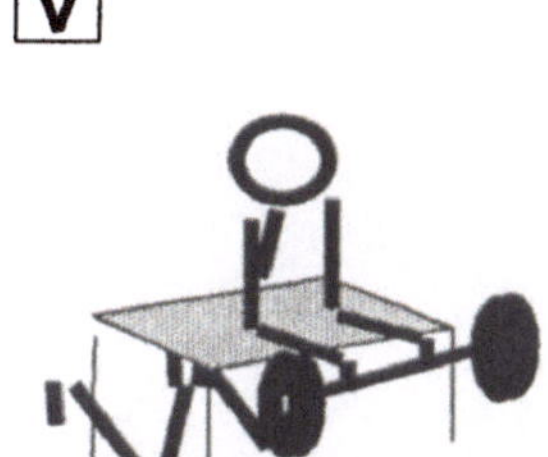

Handstrecken und Handbeugen kniend

Arm - Schulter - Muskulatur

VI

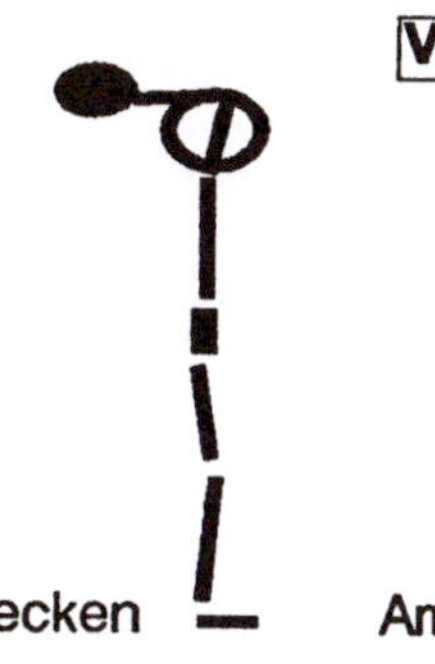

Armstrecken

VII

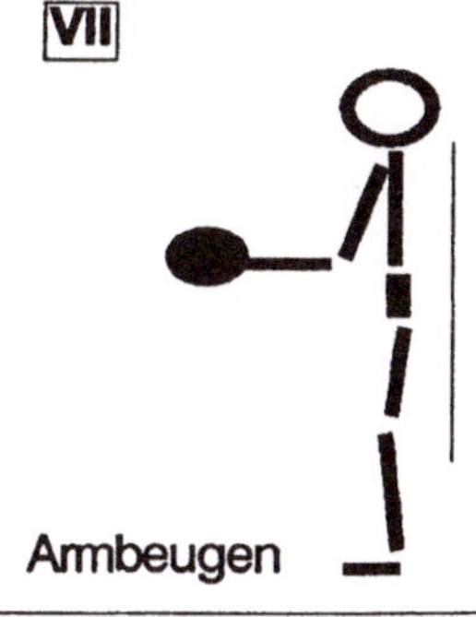

Armbeugen

Bein - Hüft - Muskulatur

VIII

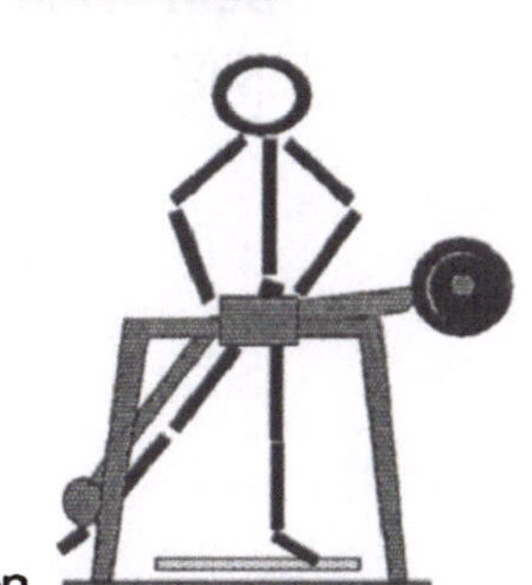
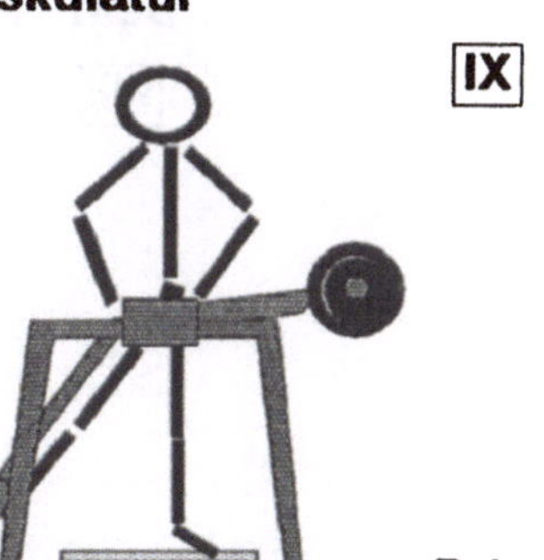

Beinabspreizen

IX

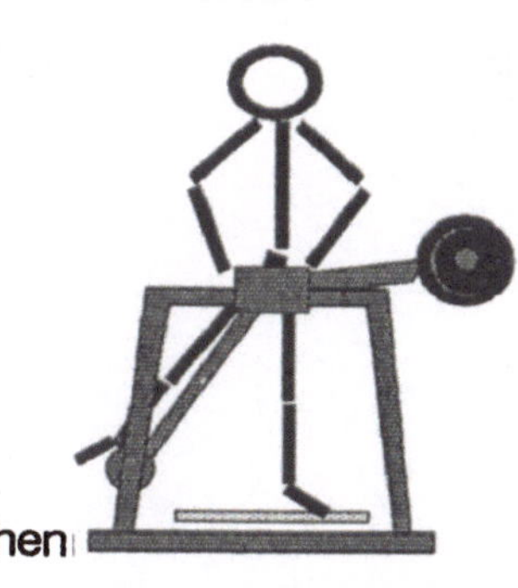

Beinanziehen

Beinmuskulatur

X

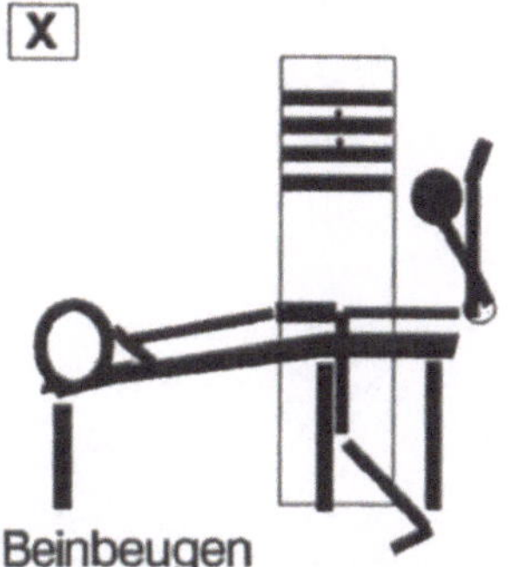

Beinbeugen

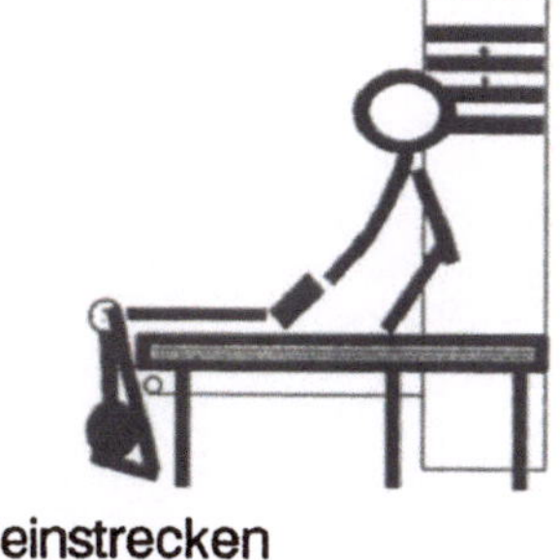

Beinstrecken

XI

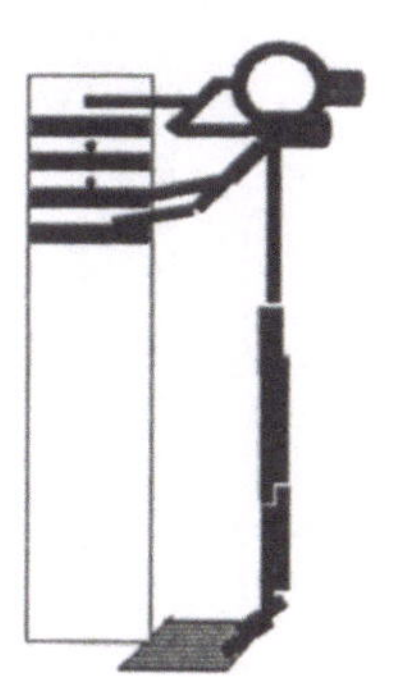

Fersenheben

XII

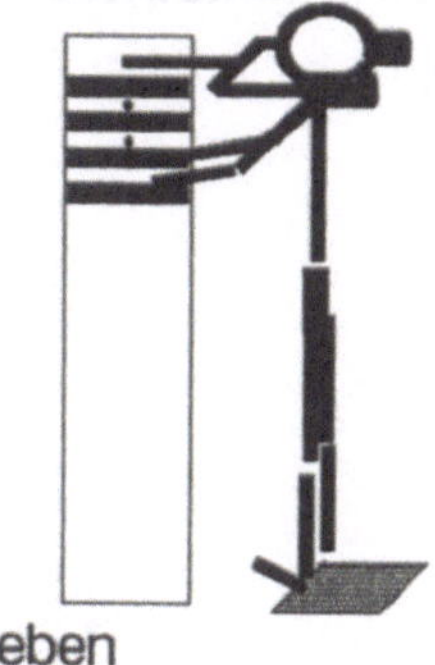

Fußspitzenheben

PROGRAMM 14 Steigerung der Maximalkraft 1: Tennis
Individualprogramm Breiten- und Leistungssportler

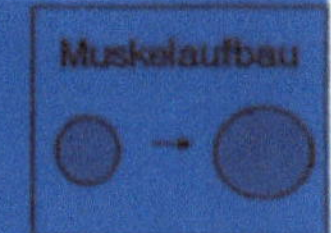

Ziel:
- → Vergrößerung Muskelquerschnitt
- → Stabilisierung Rumpfmuskulatur
- → Stabilisierung Kniegelenke und Sprunggelenke

Trainingshäufigkeit: 2 - 3mal wöchentlich Saisonvorbereitung

Programmdauer: siehe bei Bemerkung

Methode:
Muskelaufbautraining (W)

Intensitätsbereich :
40 - 75%

Bemerkungen:
Programmdauer 4 - 8 Wochen vor bzw. während der Saison einmal pro Woche zur Formerhaltung

Belastungsdauer:
ca. 20 sec pro Serie

Wiederholungen:
8 - 12 pro Serie

Serien:
3 - 6 pro Übung

Pausen:
1- 3 min
in den Pausen dehnen!

Ausführungsgeschwindigkeit:
langsam - mittel

Anzahl der Übungen:
6 - 10 Übungen auswählen

Organisationsform:
Stationstraining

Bauchmuskulatur

I

Seitl. Rumpfmuskulatur

II

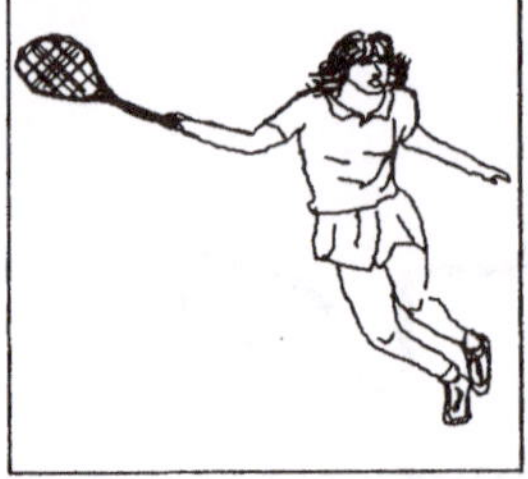

Rückenmuskulatur

III

Brust - Rücken - Muskulatur

IV

Unterarmmuskulatur

V

Arm - Schulter - Muskulatur

VI

VII

Bein - Hüft - Muskulatur

VIII

IX

Beinmuskulatur

X

XI

XII

PROGRAMM 15 **Verbesserung der Schnellkraft: Judo**

Leistungssportler

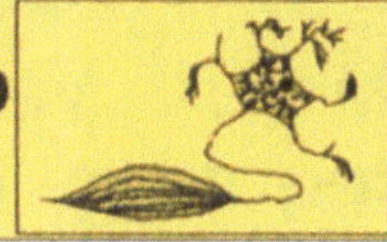

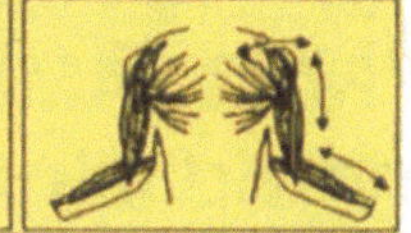

Ziel: → Erhöhung der Kontraktionsgeschwindigkeit

Trainingshäufigkeit:	1-2mal wöchentlich je nach Trainingsplan
Programmdauer:	mehrere Wochen je nach Trainingsplan

Methode:
Intensive Intervallmethode als Explosivkraftmethode

Intensitätsbereich :
0 - 60 %

Bemerkungen:
Dieses Programm soll unmittelbar nach dem Aufwärmen absolviert werden !

Belastungsdauer:
bis 8 sec pro Serie

Wiederholungen:
4 - 6 pro Serie

Serien:
3 - 6 pro Technik

Pausen:
30-60 sec zwischen den Serien

Ausführungsgeschwindigkeit:
explosiv

Anzahl der Übungen:
4 - 6 Übungen auswählen

Organisationsform:
Stationstraining

Ausführungshinweis: Die Übungen müssen mit höchstmöglicher Geschwindigkeit ausgeführt werden. Bei auftretender Ermüdung sofort abbrechen, Pause einlegen und Wiederholungszahlen reduzieren. Eine Laktathäufung muß vermieden werden, da sonst die Effektivität des Schnellkrafttrainings verloren geht !

I

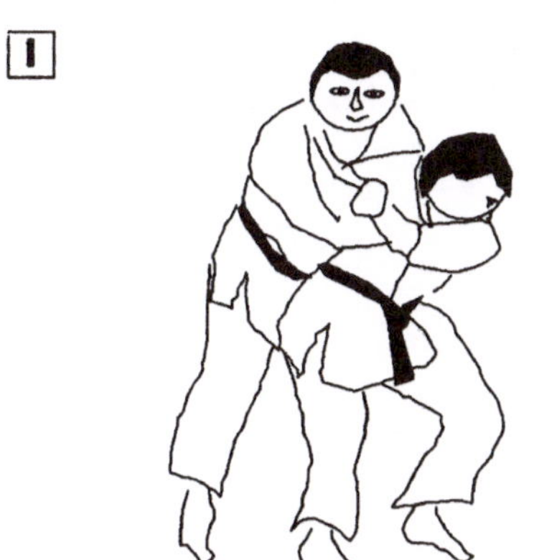

Seoi - Nage

II

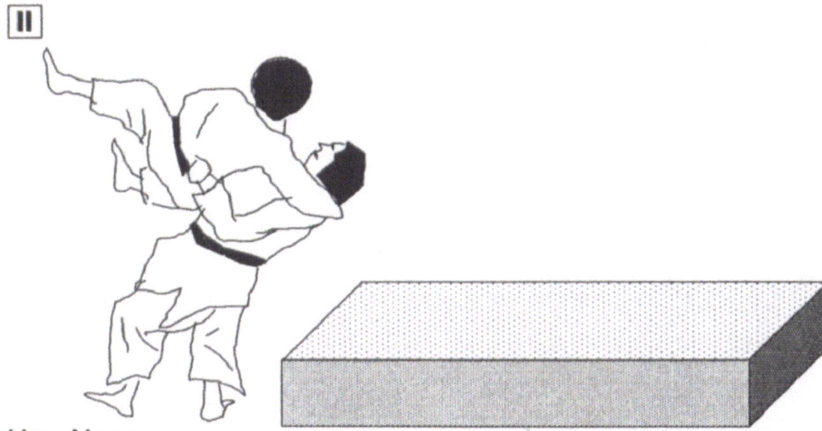

Ura - Nage

Die Wurfausführung muß mit höchster Geschwindigkeit erfolgen, um eine maximale Kontraktionsgeschwindigkeit zu entwickeln. Der Einsatz einer Weichbodenmatte bzw. speziellen Wurfmatte ist hier sinnvoll.
Während der Wurfausführung nicht an einzelne technische Details denken, sondern nur an das Tempo bzw. an eine möglichst schnelle Ausführung !

III

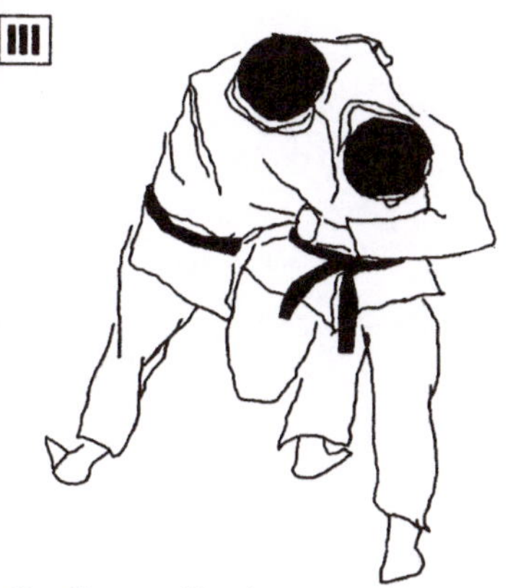

O - Soto - Gari

IV

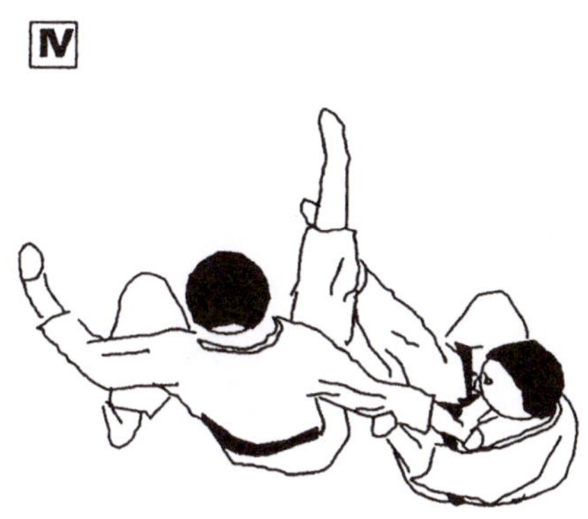

Yoko - Gake

PROGRAMM 15 Verbesserung der Schnellkraft: Judo
Individualprogramm Leistungssportler

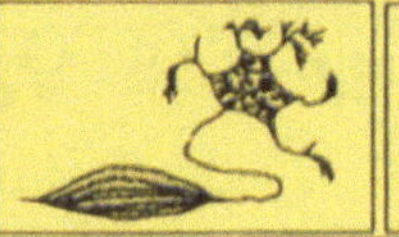
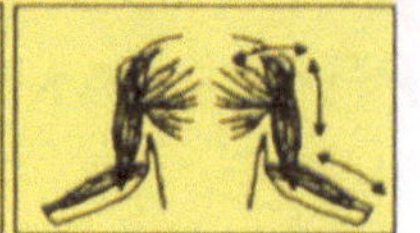

Ziel: → Erhöhung der Kontraktionsgeschwindigkeit

Trainingshäufigkeit:	1-2mal wöchentlich je nach Trainingsplan
Programmdauer:	mehrere Wochen je nach Trainingsplan

Methode:
Intensive Intervallmethode als Explosivkraftmethode

Intensitätsbereich :
0 - 60 %

Bemerkungen:
Dieses Programm soll unmittelbar nach dem Aufwärmen absolviert werden !

Belastungsdauer:
bis 8 sec pro Serie

Wiederholungen:
4 - 6 pro Serie

Serien:
3 - 6 pro Technik

Pausen:
30 - 60 sec zwischen den Serien

Ausführungsgeschwindigkeit:
explosiv

Anzahl der Übungen:
4 - 6 Übungen auswählen

Organisationsform:
Stationstraining

Ausführungshinweis: Die Übungen müssen mit höchstmöglicher Geschwindigkeit ausgeführt werden. Bei auftretender Ermüdung sofort abbrechen, Pause einlegen und Wiederholungszahlen reduzieren. Eine Laktathäufung muß vermieden werden, da sonst die Effektivität des Schnellkrafttrainings verloren geht !

PROGRAMM 16 Verbesserung der Kraftausdauer: Judo

Breiten- und Leistungssportler

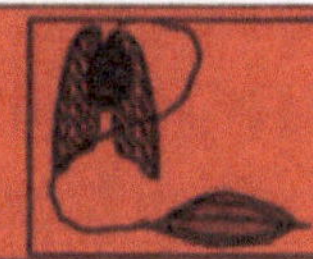

Ziel: → Verbesserung der allg./lokalen Mittelzeitkraftausdauer sportartspezifisch

Trainingshäufigkeit:	1-3mal wöchentlich
Programmdauer:	unbegrenzt bzw. nach Trainingsplan

Methode:
Intensive Intervallmethode

Intensitätsbereich :
30 - 70 %

Bemerkungen:
Belastungspuls zwischen 130-160/ min
Faustregel 200 minus Lebensalter

Belastungsdauer:
ca. 30 - 45 sec pro Serie

Wiederholungen:
10 - 20 und mehr pro Serie

Serien:
2 - 3 im Stationstraining
1 - 3 im Kreistraining

Pausen:
30 - 60 sec zwischen den Serien

Ausführungsgeschwindigkeit:
schnell

Anzahl der Übungen:
6 - 12 Übungen auswählen

Organisationsform:
Kreistraining (allg.Ausd.)/Stationstraining (lok. Ausd.)

1 Kumi - Kata

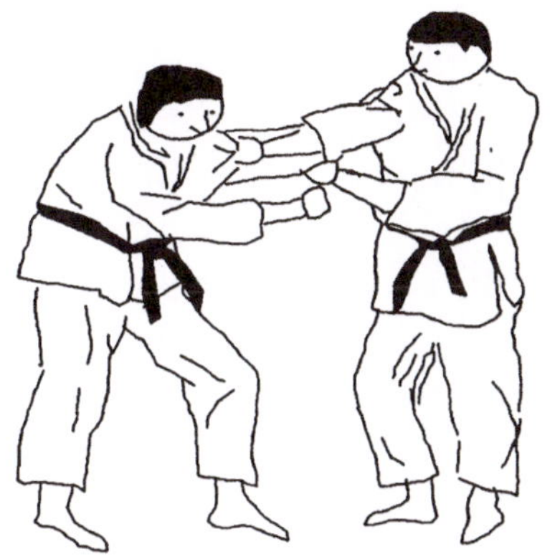

Kampf um den Griff:
Tori versucht Griff zu bekommen,
Uke versucht Griff zu verhindern.
Nach der Pause Aufgabenwechsel

2 Ansatz - Uchi - Komi

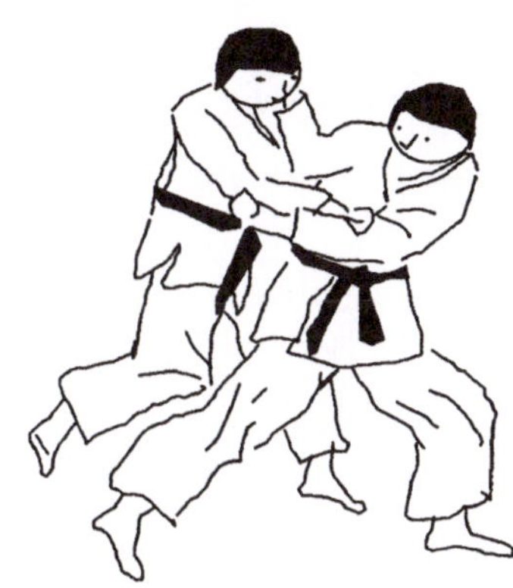

Ansatz - Uchi - Komi von Tori,
Uke blockt, weicht aus und setzt seinerseits an.
Nach der Pause Aufgabenwechsel

3 Uchi - Komi /Ausheben

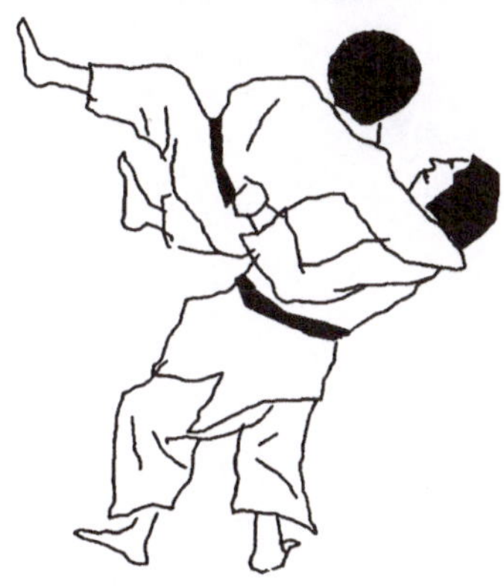

Uke setzt Körperwurf an.
Tori kontert mit Aushebetechnik,
Nach der Pause Aufgabenwechsel ohne zu werfen

4 Konterwurf

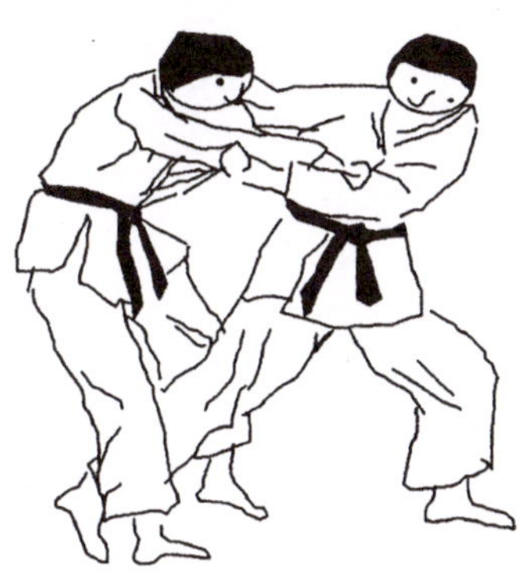

Uke setzt Tai - Otoshi an.Tori steigt über und wirft mit Ko - Soto - Gari.
Nach der Pause Aufgabenwechsel

5 Angriff aus Banklage - Obermann

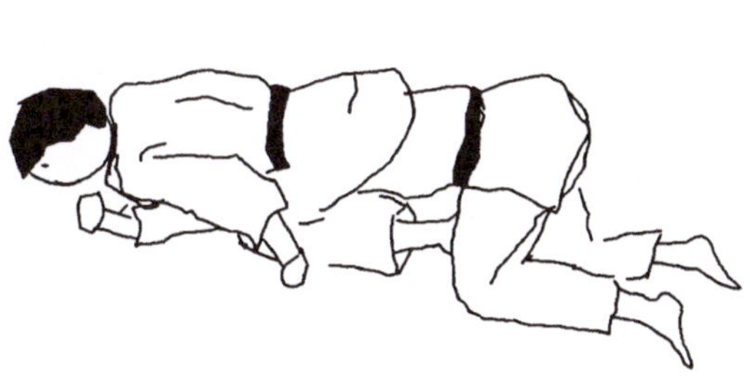

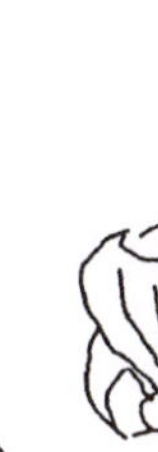

Tori versucht aus Banklage Obermann zum Erfolg zu kommen.
Nach der Pause Aufgabenwechsel

6 Haltegriff

Tori hält mit Kesa - Gatame. Uke ver-versucht sich zu befreien.
Nach der Pause Aufgabenwechsel

Das dargestellte Programm umfaßt insgesamt 12 Übungen bzw. Stationen !

PROGRAMM 16 Verbesserung der Kraftausdauer: Judo

Individualprogramm Breiten- und Leistungssportler

Ziel: → Verbesserung der allg./lokalen Mittelzeitkraftausdauer sportartspezifisch

Trainingshäufigkeit: 1 - 3mal wöchentlich

Programmdauer: unbegrenzt bzw. nach Trainingsplan

Methode:
Intensive Intervallmethode

Intensitätsbereich :
30 - 70 %

Bemerkungen:
Belastungspuls zwischen 130-160/ min
Faustregel 200 minus Lebensalter

Belastungsdauer:
ca. 30 - 45 sec pro Serie

Wiederholungen:
10 - 20 und mehr pro Serie

Serien:
2 - 3 im Stationstraining
1 - 3 im Kreistraining

Pausen:
30 - 60 sec zwischen den Serien

Ausführungsgeschwindigkeit:
schnell

Anzahl der Übungen:
6 - 12 Übungen auswählen

Organisationsform:
Kreistraining (allg.Ausd.)/Stationstraining (lok. Ausd.)

Trainingsplanformular - Planung und Kontrolle

Name: ....
Datum: ....
Programm: ....

Beinmuskulatur

Wadenheben

kg	
W	
S	

Beinbeugen

kg	
W	
S	

Beinstrecken

kg	
W	
S	

Beinanziehen

kg	
W	
S	

Kniebeuge

kg	
W	
S	

Armmuskulatur

Armbeugen

kg	
W	
S	

Armstrecken

kg	
W	
S	

Dips

W	
S	

Klimmzüge

W	
S	

kg	
W	
S	

Schulter- Nacken - Muskul.

Armseitheben

kg	
W	
S	

Schulter-Nacken-Drücken

kg	
W	
S	

kg	
W	
S	

kg = Kilogramm
W = Wiederholungen
S = Serien

Bauch - Hüft - Muskulatur

Sit-up

kg	
W	
S	

Beinheben

kg	
W	
S	

Beinheben

kg	
W	
S	

kg	
W	
S	

kg	
W	
S	

Rücken - Schulter - Muskulatur

Bankziehen

kg	
W	
S	

Butterfly,Bauchl.

kg	
W	
S	

Rudern

kg	
W	
S	

Rumpfaufrichten

kg	
W	
S	

Nackenziehen / Nackendrücken

kg	
W	
S	

Schulter - Brust - Muskulatur

Bankdrücken

kg	
W	
S	

Bankdrücken schräg

kg	
W	
S	

Butterfly

kg	
W	
S	

Butterfly liegend

kg	
W	
S	

Bemerkungen: ______________________

____

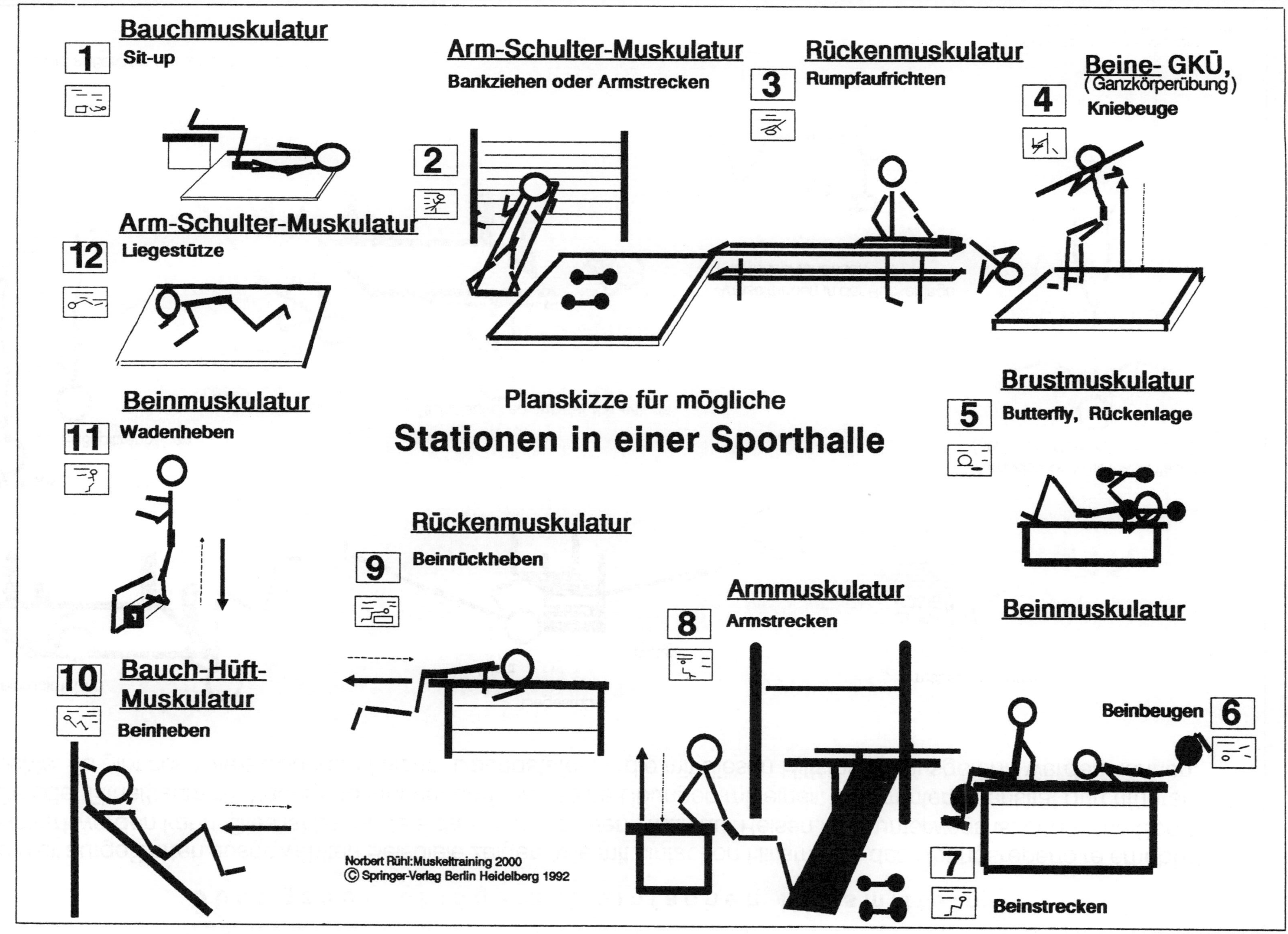
Planskizze für mögliche
Stationen in einer Sporthalle
1
Bauchmuskulatur
Sit-up
2
Arm-Schulter-Muskulatur
Bankziehen oder Armstrecken
3
Rückenmuskulatur
Rumpfaufrichten
4
Beine- GKÜ,
(Ganzkörperübung)
Kniebeuge
5
Brustmuskulatur
Butterfly, Rückenlage
Beinmuskulatur
6
Beinbeugen
7
Beinstrecken
8
Armmuskulatur
Armstrecken
9
Rückenmuskulatur
Beinrückheben
10
Bauch-Hüft-Muskulatur
Beinheben
11
Beinmuskulatur
Wadenheben
12
Arm-Schulter-Muskulatur
Liegestütze
Norbert Rühl: Muskeltraining 2000
© Springer-Verlag Berlin Heidelberg 1992

Übungsvorschläge mit einfachen Hilfsmitteln

Die hier aufgeführten ausgewählten Beispiele zeigen, wie mit einfachen Hilfsmitteln das Übungsrepertoire erheblich erweitert werden kann. Dies ist besonders dann wichtig, wenn man auf Reisen bzw. unterwegs ist und keine Sporthalle oder Fitneßraum zur Verfügung stehen, und man seine Übungen mit einer bestimmten Intensität durchführen möchte. Es gibt noch viele Übungen (siehe Übungstafeln), die mit diesen Hilfsmitteln ausgeführt werden können.

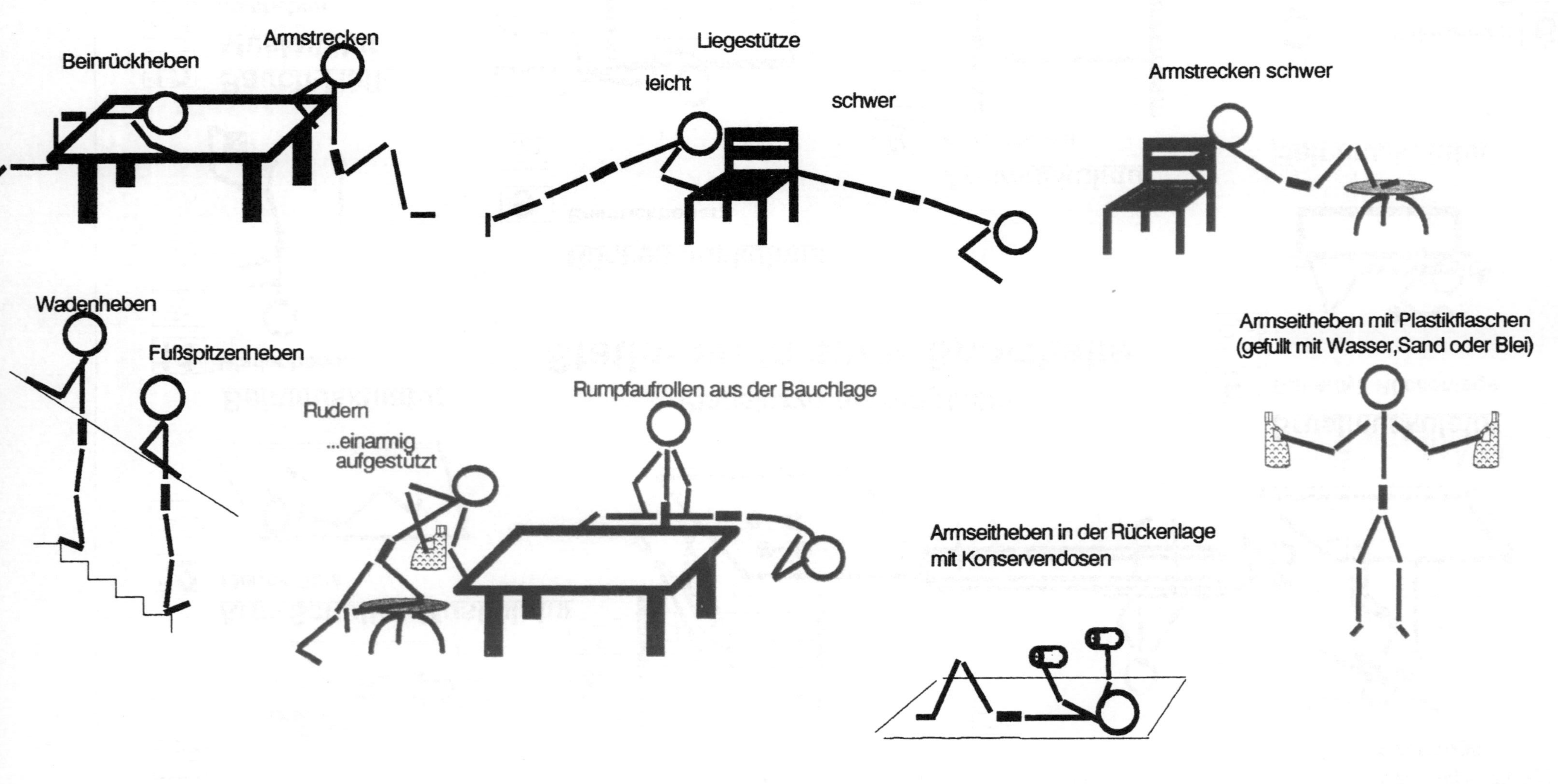

....und außerdem siehe Übungstafel 7 S.27

Kopfheben

siehe Übungstafel 1

Halsmuskulatur

Rippenhalter, Kopfwender, langer Hals-bzw. Kopfmuskel

Variation: -seitlich liegend links und rechts
-gegen dosierten Widerstand des Partners

Wichtige Informationen zur funktionell korrekten Bewegungsausführung

→ Kontrolliertes Senken des Kopfes auf die Brust durch Beugung der Halswirbelsäule. Beim Heben des Kopfes die Halswirbelsäule nicht überstrecken !

→ Keine ruckartige Bewegungsausführung !

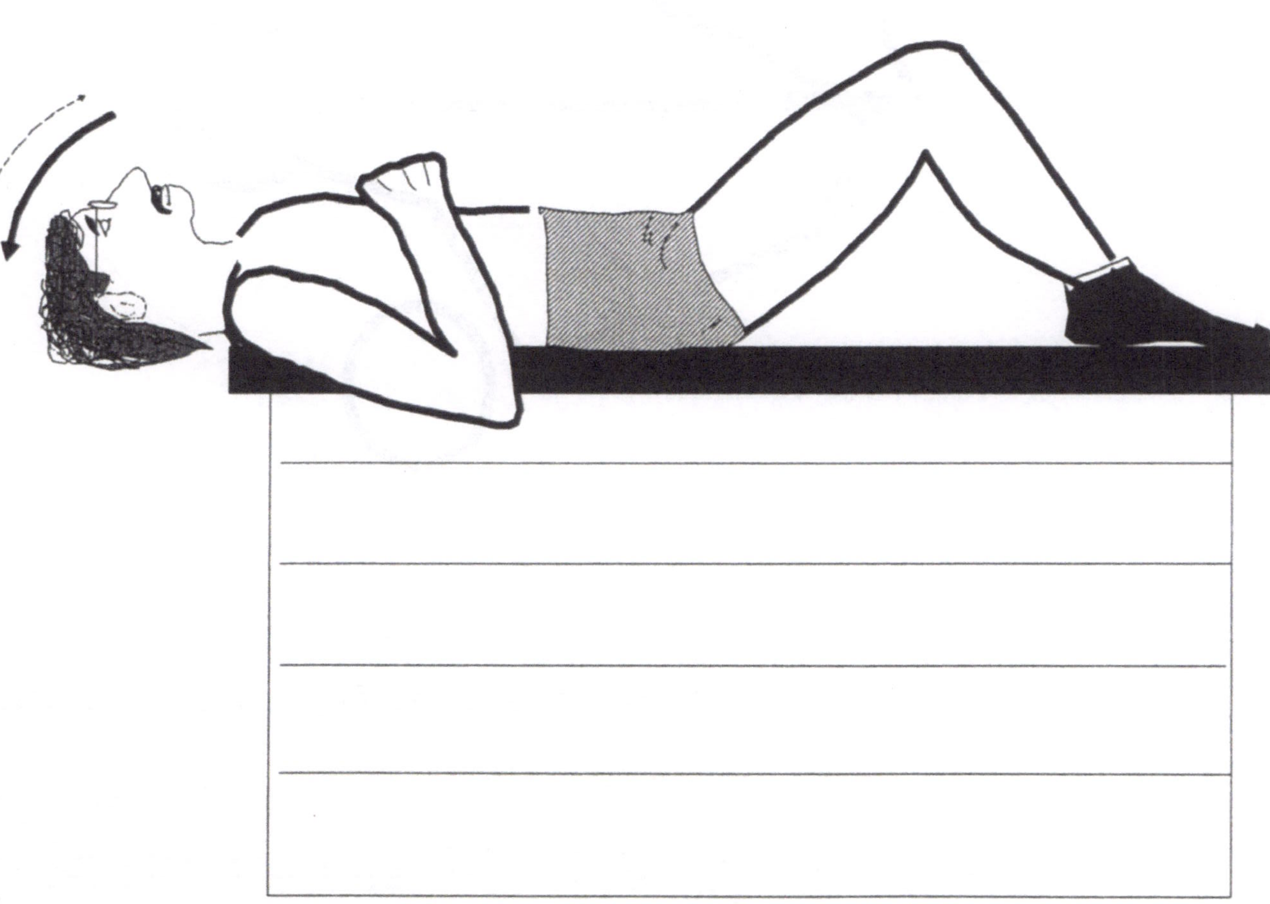

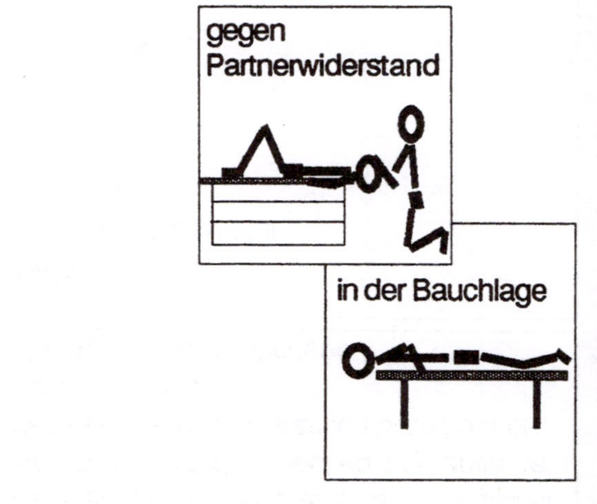

Kopfsenken gegen Partnerwiderstand

siehe Übungstafel 1

Halsmuskulatur
Rippenhalter, Kopfwender, langer Hals-bzw. Kopfmuskel

Variation: -seitlich liegend links und rechts

Wichtige Informationen zur funktionell korrekten Bewegungsausführung

- → Kontrolliertes Senken des Kopfes auf die Brust durch Beugung der Halswirbelsäule. Beim Heben des Kopfes die Halswirbelsäule nicht überstrecken !
- → Keine ruckartige Bewegungsausführung !
- → Der helfende Partner plaziert sich möglichst weit hinten auf dem Becken und entlastet den Übenden durch stabilen Stand der eigenen Beine.
- → Übung für Fortgeschrittene !

Dehnungsübung

Hals - Nacken - Muskulatur

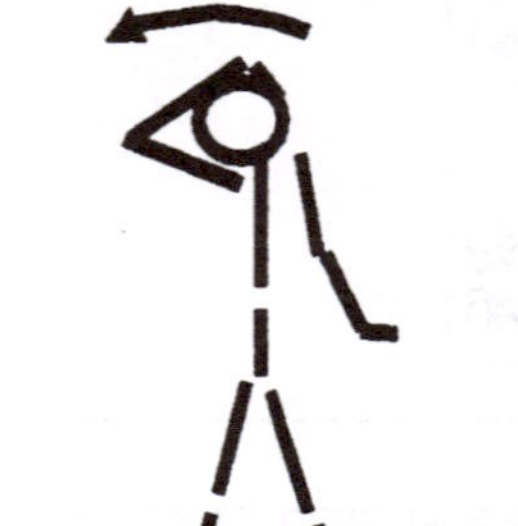

Die Hand zieht den Kopf in maximale Seitneigung, während der Gegenarm in Richtung Boden gestreckt wird.

P Ohne - Geräte - Übung 8

Armseitheben Rückenlage

siehe Übungstafel 2

Brust-Schulter-Arm-Muskulatur

großer Brustmuskel, Deltamuskel, Bizepsmuskulatur

Variation:
- -gegen Partnerwiderstand
- -Veränderung der Auflageebene
- -Veränderung des Ellbogenwinkels
- -Gewichte

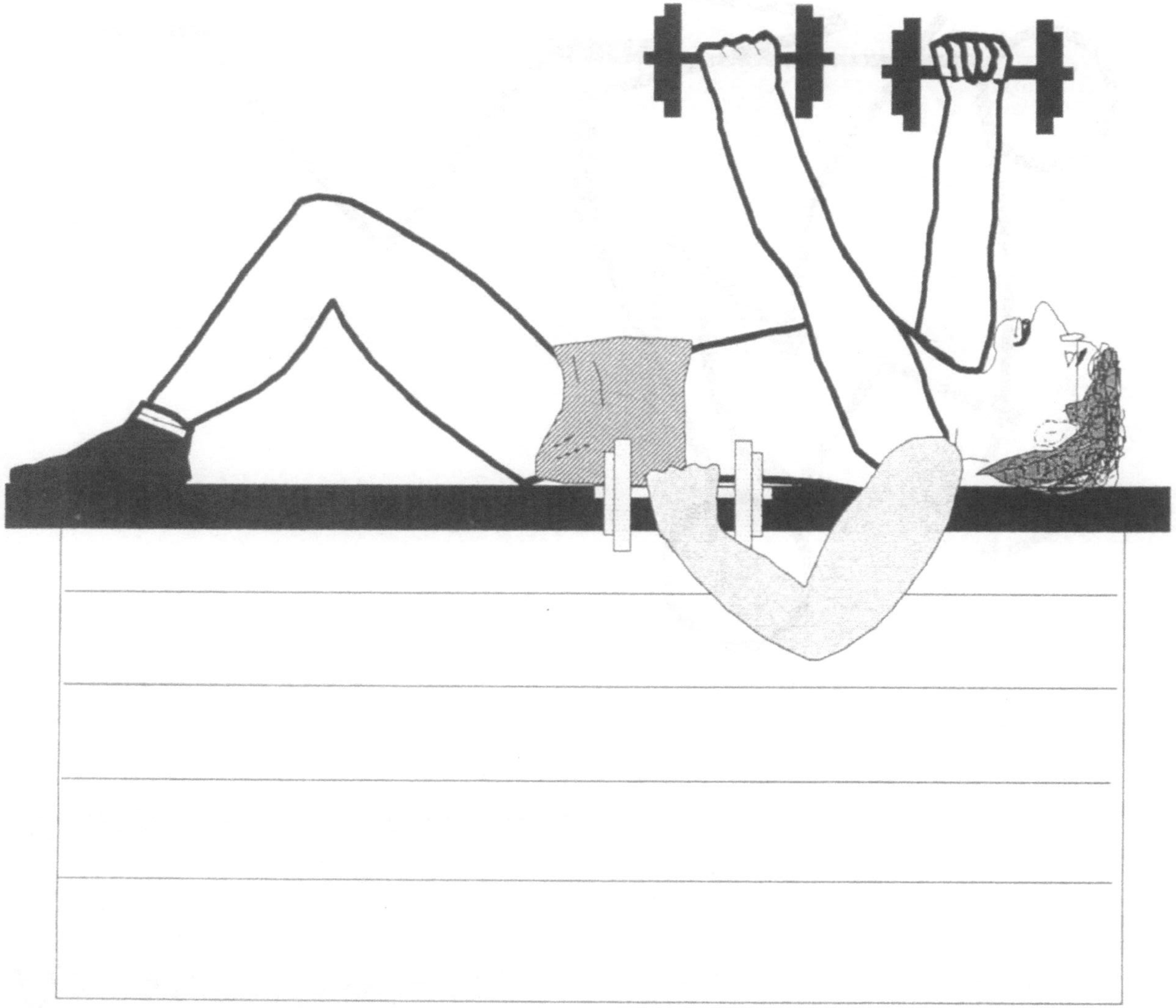

Wichtige Informationen zur funktionell korrekten Bewegungsausführung

→ Beine aufstellen - Schutz für Wirbelsäule!

→ Ellbogen während des Absenkens gebeugt halten - schützt Ellbogengelenk vor Überlastung!
Siehe Seite 36 !

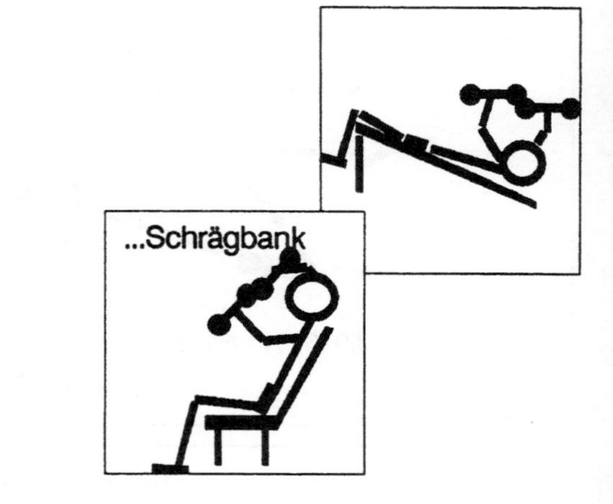

Armseitheben Rückenlage

Brust-Schulter-Arm-Muskulatur
großer Brustmuskel, Deltamuskel, Bizepsmuskulatur

siehe Übungstafel 2

Variation: -gegen Partnerwiderstand

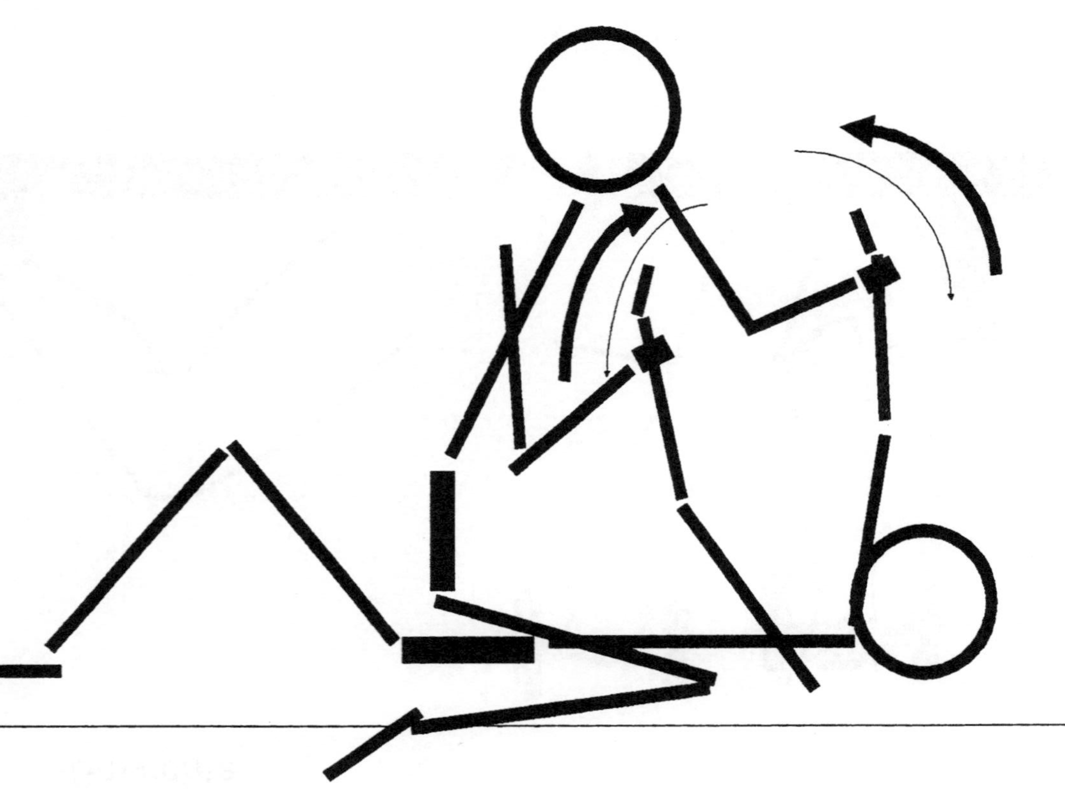

Wichtige Informationen
zur funktionell korrekten Bewegungsausführung

→ Beine aufstellen - Schutz für Wirbelsäule!

→ Ellbogen während des Absenkens gebeugt halten - schützt Ellbogengelenk vor Überlastung
Siehe Seite 36 !

Dehnungsübung
für die Brust- und Schulter - Muskulatur

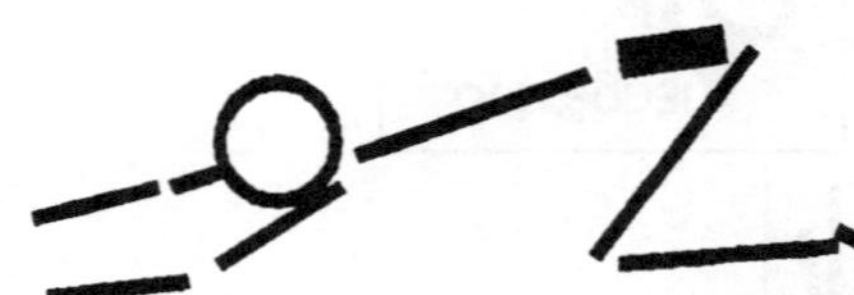

Arme möglichst weit nach vorne schieben !

P Ohne - Geräte - Übung 1 9

Liegestütze erleichterte Ausführung

Arm-Schulter-Muskulatur

Armstreckmuskulatur, Deltamuskel, großer Brustmuskel, vorderer Sägemuskel

siehe Übungstafel 2,3,4

Variation: -Normalausführung in der Ebene
-Erhöhung Auflageebene der Beine

Wichtige Informationen
zur funktionell korrekten Bewegungsausführung

→ Wirbelsäule nicht durchhängen lassen, gerade halten.

→ Bei Anfängern Handflächen leicht nach innen drehen - schont Handgelenke !

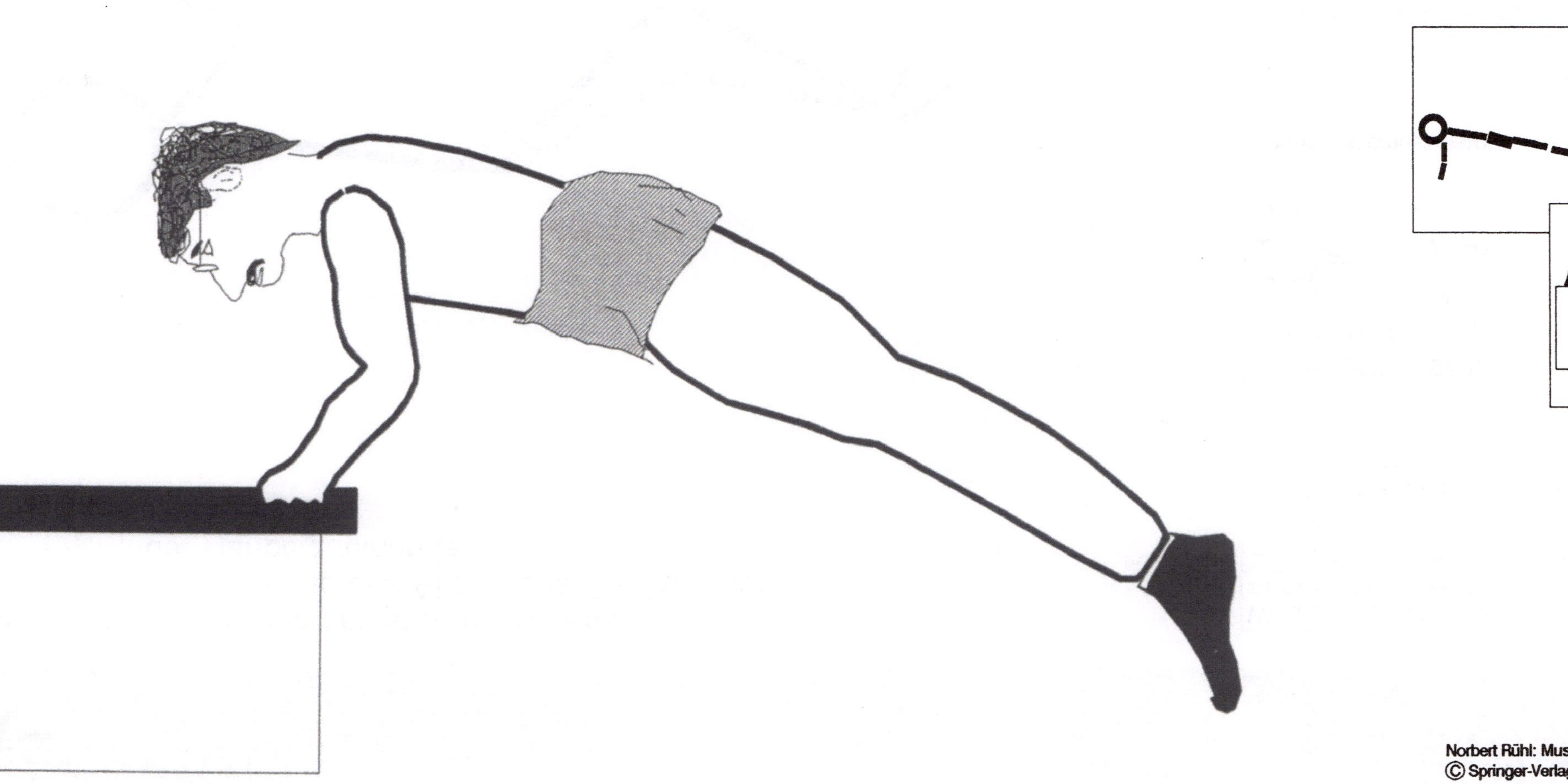

Liegestütze auf den Knien, erleichterte Ausführung

Arm-Schulter-Muskulatur

Armstreckmuskulatur, Deltamuskel, großer Brustmuskel, vorderer Sägemuskel

Siehe Übungstafel 2,3,4

Variation: -Entfernung der Stützfläche Knie-Arme
-Veränderung des Abstandes der Stützpunkte der Hände zueinander

Wichtige Informationen zur funktionell korrekten Bewegungsausführung

→ Wirbelsäule nicht durchhängen lassen, gerade halten.

→ Bei Anfängern Handflächen leicht nach innen drehen - schont Handgelenke !

Dehnungsübungen

Brustmuskulatur

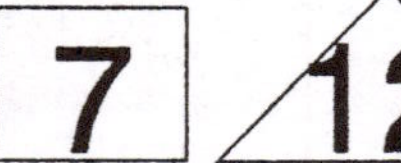

Hände nach vorne schieben

Schulterblattmuskulatur

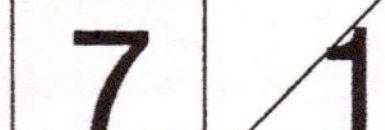

Mit gefalteten Händen die Arme durchstrecken, so daß die Handflächen nach außen zeigen.

Ohne - Geräte - Übung 7 12

Bankziehen mit Einzelhantel

siehe Übungstafel 3

Rücken-Schultergürtel-Muskulatur
Deltamuskel, Trapez-und Rautenmuskel,
Bizepsmuskulatur, Oberarmspeichenmuskel

Variation: -Veränderung der Auflageebene
-Langhantel
-Griffart (schmal, breit)
-Gewichtssteigerung

Wichtige Informationen
zur funktionell korrekten Bewegungsausführung

→ Oberkörper bleibt ständig in Kontakt mit Auflageebene - nicht aus dem Hohlkreuz ziehen, Wirbelsäule gerade halten.
Siehe Seite 36 !

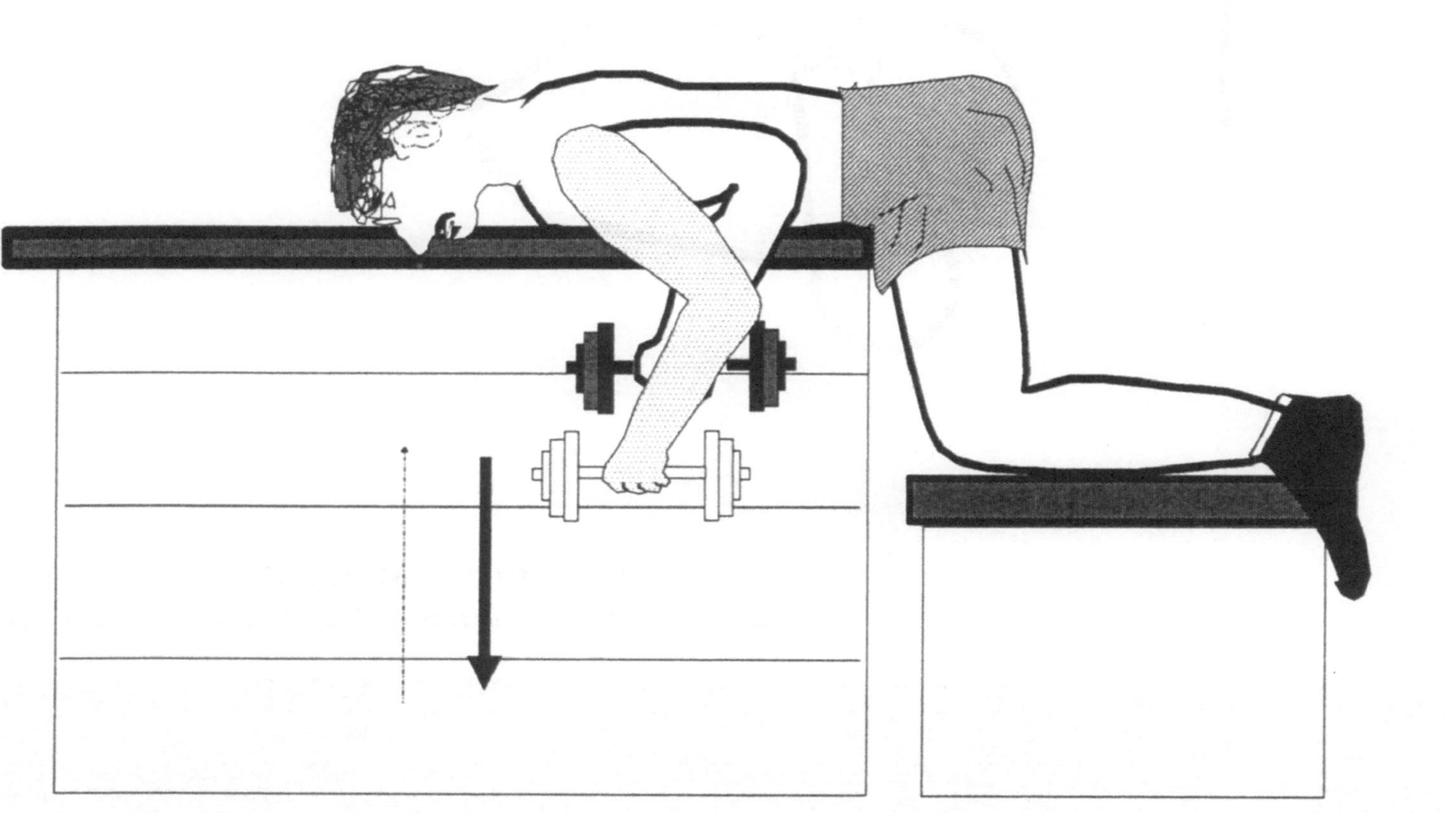

Rudern gebeugt als Partnerübung

siehe Übungstafel 3

Rücken-Schultergürtel-Muskulatur
Deltamuskel, Trapez-und Rautenmuskel, Bizepsmuskulatur, Oberarmspeichenmuskel

Variation: -helfender Partner auf den Knien (erleichterte Ausführung)

Wichtige Informationen zur funktionell korrekten Bewegungsausführung

- → Wirbelsäule gerade halten, Kopf leicht in den Nacken nehmen !
- → Übung nur für Fortgeschrittene Siehe Seite 36 !

Dehnungsübung
Schultergürtel - Rücken - Muskulatur

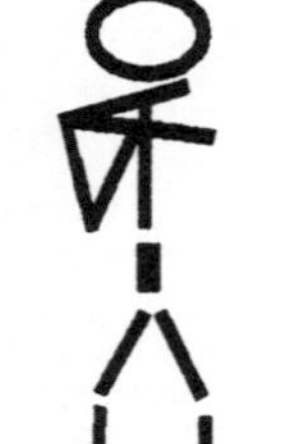

Ellbogen in Richtung gegenüberliegende Schulter bringen

P Ohne - Geräte - Übung 2 11

Beinrückheben

siehe Übungstafel 3

Rücken-Gesäß-Muskulatur

Rückenstrecker, Gesäßmuskel, hintere Oberschenkelmuskulatur

Variation: -einzeln/zusammen
-verschiedene Bälle
-Widerstand gegen Partner

Wichtige Informationen zur funktionell korrekten Bewegungsausführung

→ Oberkörper mit Händen gut an Auflagefläche fixieren

→ <u>Bei Hohlkreuz wird die Übung vermieden.</u> Die Hakenposition (hängende Beine) kann jedoch dann als Dehnungsübung durchgeführt werden !

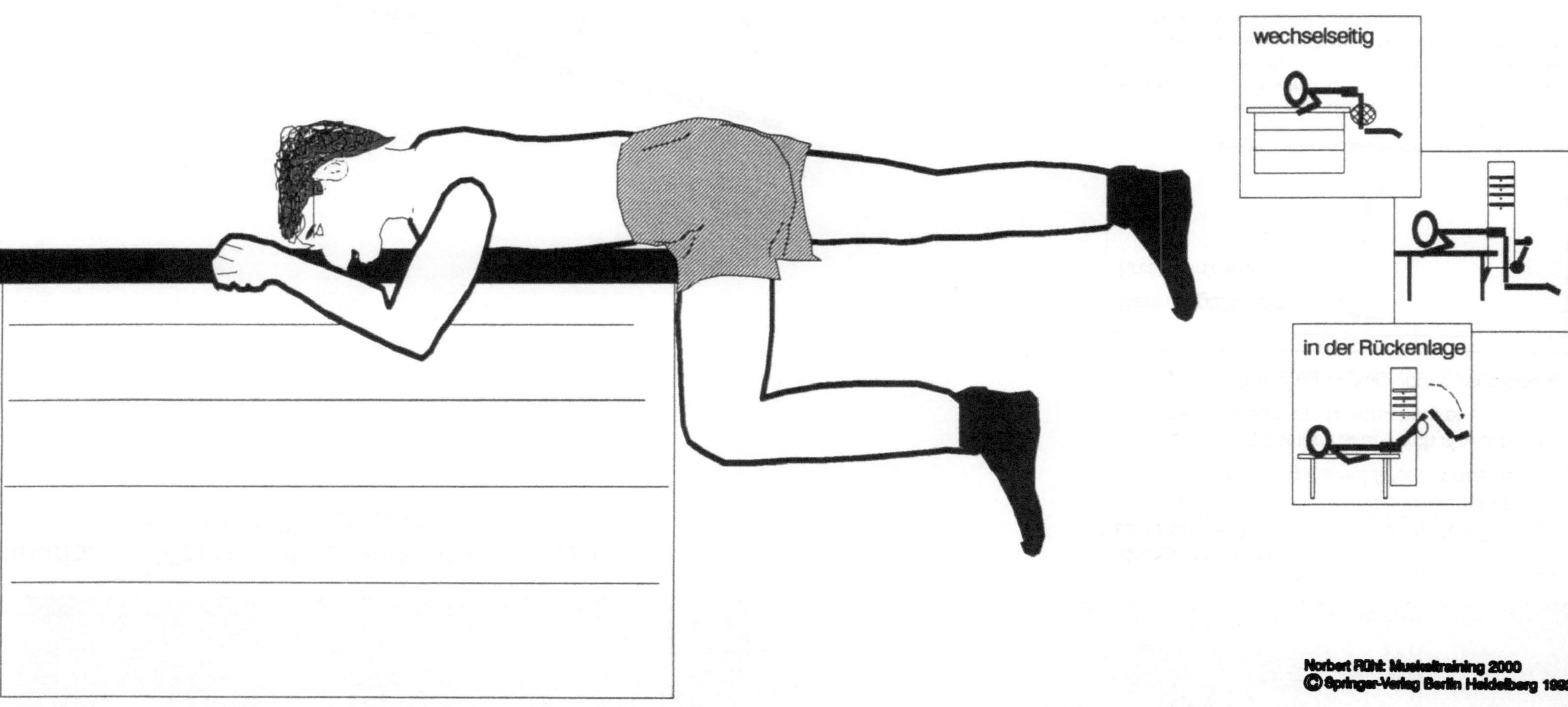

Hüftheben

ohne und mit Beinstrecken
aus der Schulterbrücke

siehe Übungstafel 3

Rücken-Gesäß-Muskulatur

Rückenstrecker, Gesäßmuskel,
hintere Oberschenkelmuskulatur

Variation: -Widerstand gegen Hüfte (Partner)
-ohne/mit Beinstrecken

Wichtige Informationen zur funktionell korrekten Bewegungsausführung

- → Gesäß anspannen und Becken heben, Überstreckung ins Hohlkreuz vermeiden.
- → Erhöhung der Intensität durch abwechselndes Strecken der Unterschenkel.
- → Bei Hohlkreuz wird diese Übung vermieden.

Dehnungsübung

Kniegelenkbeuger

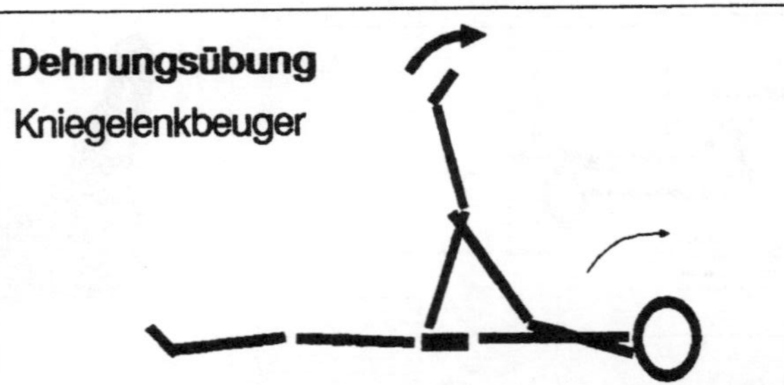

Bein bis zur Senkrechten strecken, Knie durchdrücken, Hände fixieren - unterhalb des Kniegelenks - das Gegenbein wird auf den Boden gepreßt, um ein Anheben des Beckens zu verhindern! Durch Anziehen der Fußspitzen zusätzliche Dehnung der Wadenmuskulatur !

Ohne - Geräte - Übung 4 8 4

Rumpfheben

siehe Übungstafel 3

Rückenmuskulatur
Gesäßmuskulatur,
hintere Oberschenkelmuskulatur

Variation: -Veränderung der Armhaltung
-Leistungssportler mit Zusatzgewicht

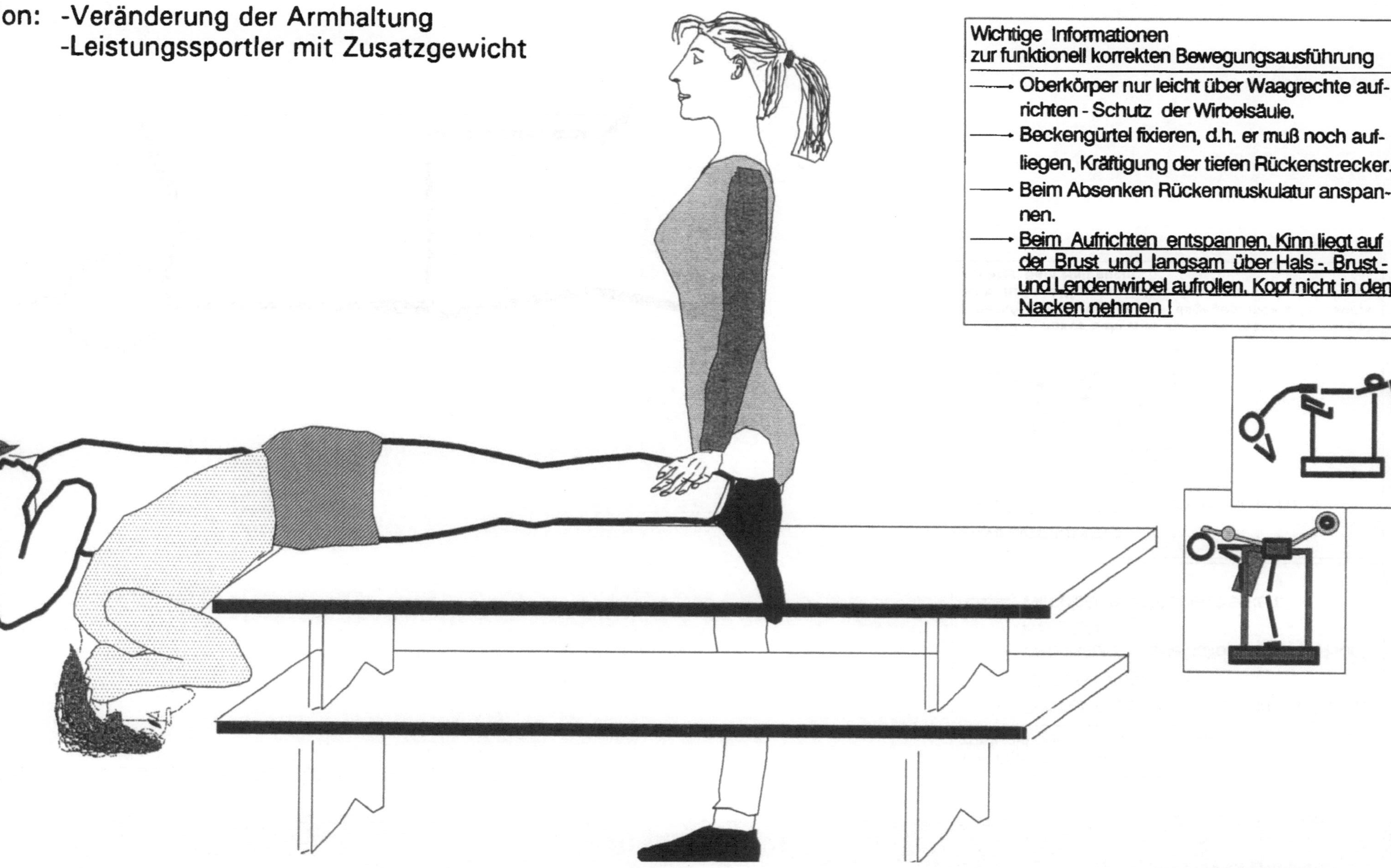

Wichtige Informationen
zur funktionell korrekten Bewegungsausführung

→ Oberkörper nur leicht über Waagrechte aufrichten - Schutz der Wirbelsäule.

→ Beckengürtel fixieren, d.h. er muß noch aufliegen, Kräftigung der tiefen Rückenstrecker.

→ Beim Absenken Rückenmuskulatur anspannen.

→ <u>Beim Aufrichten entspannen. Kinn liegt auf der Brust und langsam über Hals-, Brust- und Lendenwirbel aufrollen. Kopf nicht in den Nacken nehmen!</u>

Bein-Arm-Heben Vierfüßlerstand

siehe Übungstafel 3

Rückenmuskulatur
Gesäßmuskulatur,
hintere Oberschenkelmuskulatur

Variation: -Einzelausführung nur Arme/nur Beine

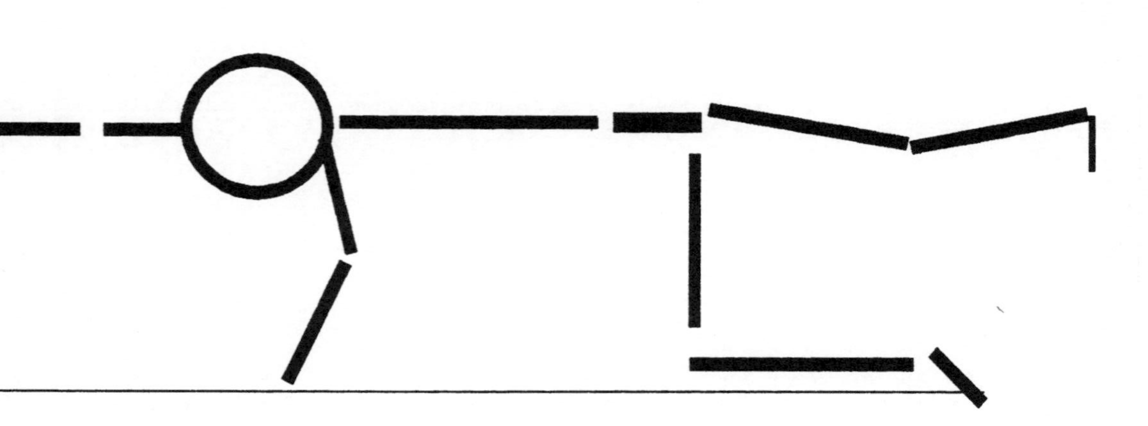

Wichtige Informationen zur funktionell korrekten Bewegungsausführung

- → Rechter Ellbogen wird zum linken Knie geführt und umgekehrt.
- → Wirbelsäule gerade halten - nicht ins Hohlkreuz fallen!
- → Wirbelsäule nicht überstrecken.

Dehnungsübung

Gesäß - und tiefe Rückenstreckmuskulatur

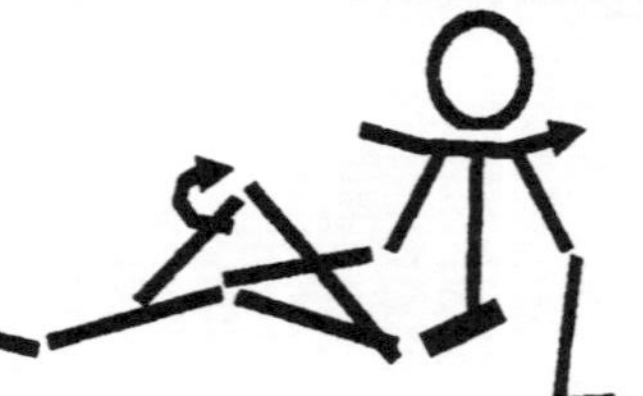

Yogasitz - linkes Bein wird über das rechte geschlagen, Oberkörper verwringt sich dagegen, indem der rechte Arm linksseitig am linken Oberschenkel vorbei am rechten Bein Halt sucht.

Ohne - Geräte - Übung 5 4 6

Armstrecken

siehe Übungstafel 4

Armstreckmuskulatur

Schultermuskulatur, Rückenmuskulatur

Variation:
- Entfernung Stützfläche-Füße
- Erhöhung Auflageebene Füße
- mit Zusatzlast auf Oberschenkel
- im Barrenstützhang

Wichtige Informationen zur funktionell korrekten Bewegungsausführung

→ Handgelenke gerade halten!
Entweder Übung auf Faust durchführen oder seitlicher Barrenstützgriff.
Siehe Seite 36 !

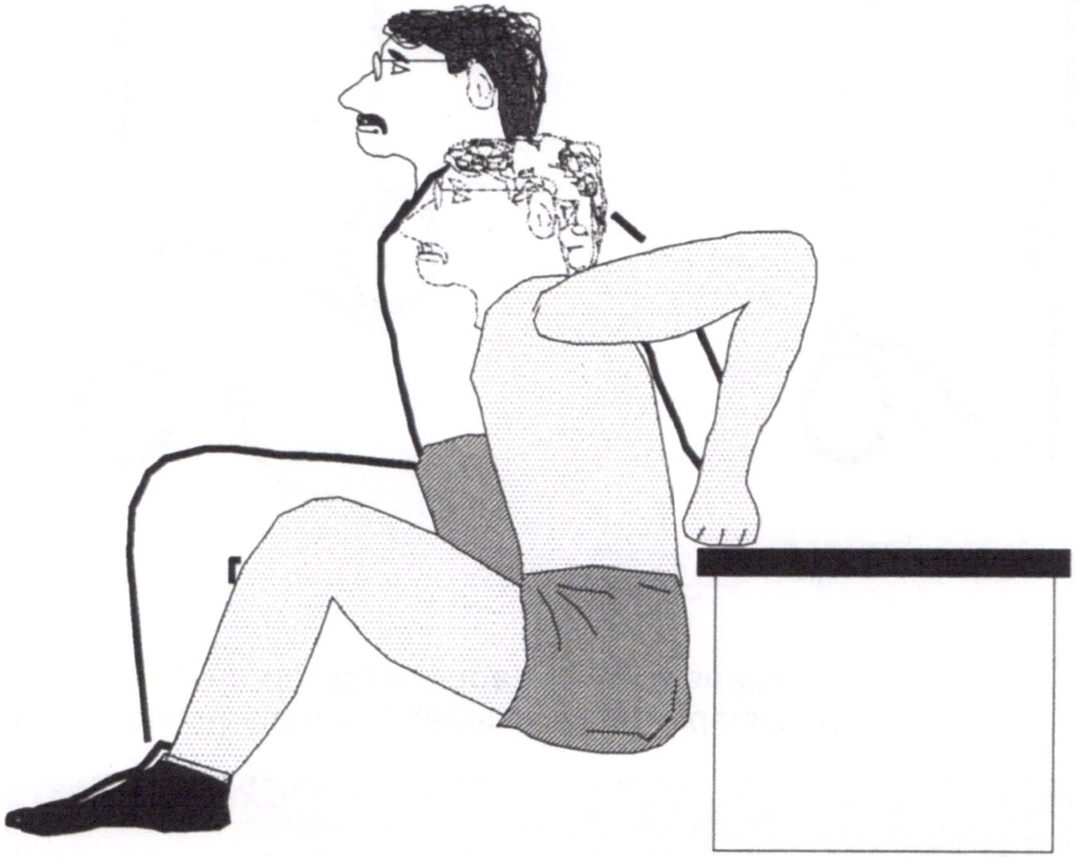

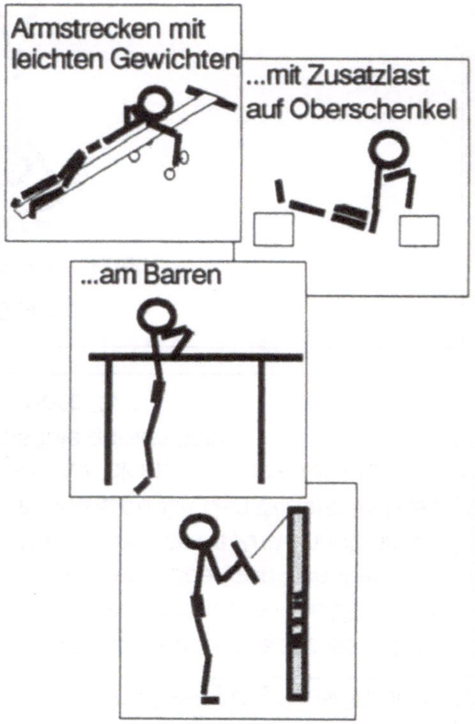

Armstrecken mit leichten Gewichten

...mit Zusatzlast auf Oberschenkel

...am Barren

Armstrecken

siehe Übungstafel 4

Armstreckmuskulatur
Schultermuskulatur, Rückenmuskulatur

Variation: -beidarmig gegen Partnerwiderstand
-in der Bauchlage mit Partnerhilfe

Wichtige Informationen
zur funktionell korrekten Bewegungsausführung

→ Der Sitzende übt - der Stehende ist Helfer
→ Die Handflächen nach oben - die Ellbogen parallel, senkrecht über den Schultern beugt der Übende seine Arme nach hinten und streckt sie gegen den Widerstand des Partners zurück in Ausgangsstellung.
→ Wirbelsäule gerade halten !
Siehe Seite 36 !

Dehnungsübung

Unterarmstreckmuskulatur

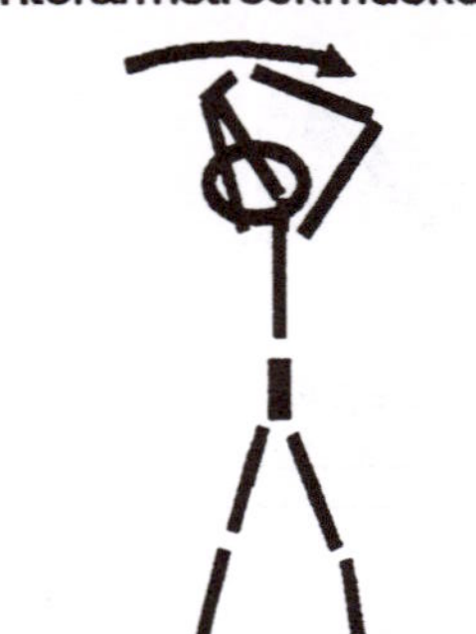

Gegenarm am Ellbogen fassen und bis zur Senkrechten hochziehen ! Ellbogen ist gebeugt.

P Ohne - Geräte - Übung 10

Rumpfaufrichten ohne Fußfixierung — gerade Bauchmuskulatur

siehe Übungstafel 5

Variation:
- -Veränderung der Armhaltung
- -Oberkörperrotation
- -Beine ohne Auflage

Wichtige Informationen zur funktionell korrekten Bewegungsausführung

→ Gebeugte Knie verhindern den frühzeitigen Einsatz des Lendendarmbeinmuskels, der dadurch die Lendenwirbelsäule nicht ins Hohlkreuz ziehen kann.

→ Beim Rumpfaufrichten bis 45° wird nur der obere Teil der geraden Bauchmuskulatur trainiert - danach erst wird der Hüftbeuger aktiviert.

<u>Lendenwirbel behalten Bodenkontakt!</u>

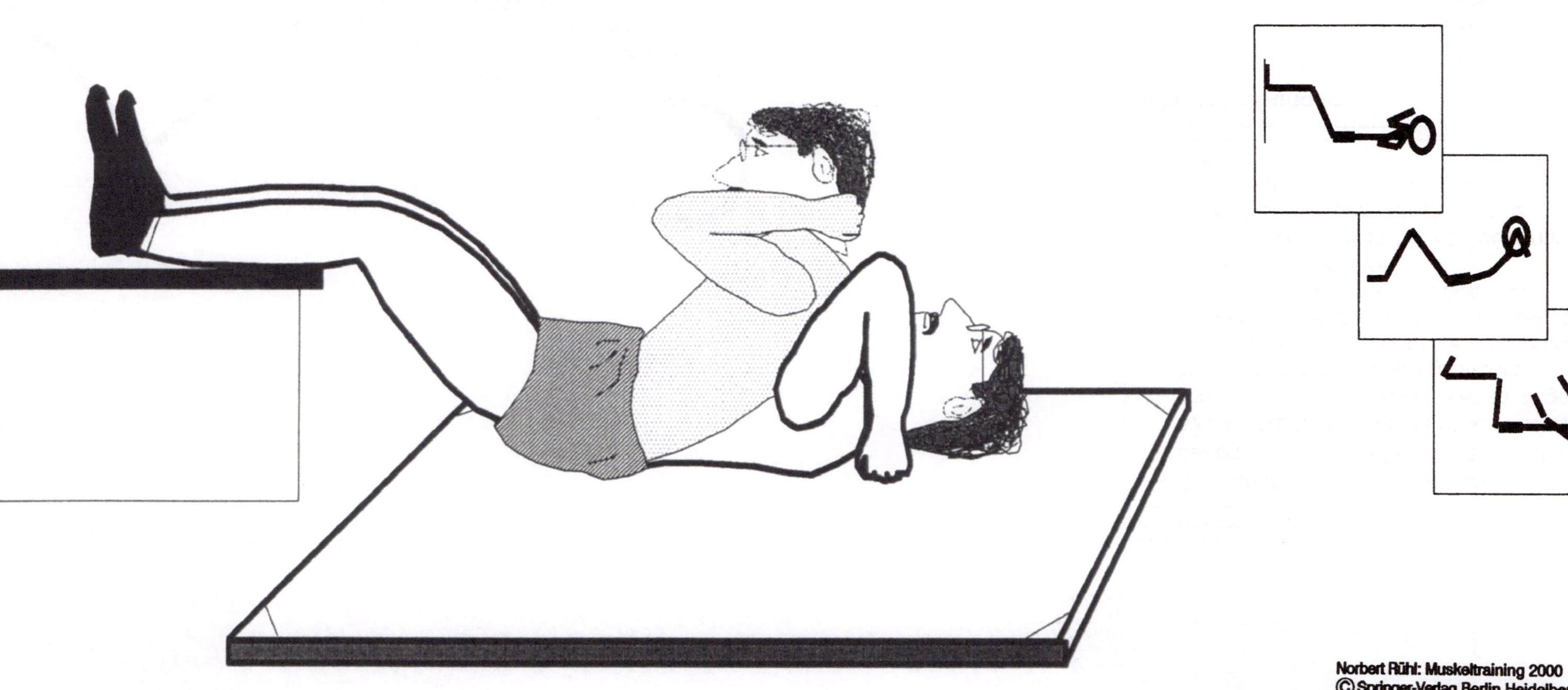

Rumpfaufrichten diagonal

gerade Bauchmuskulatur, schräge Bauchmuskulatur

siehe Übungstafel 5

Variation: -Veränderung der Armhaltung

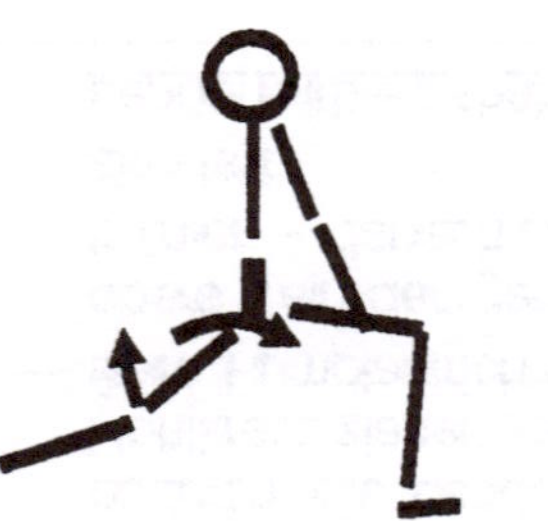

Wichtige Informationen zur funktionell korrekten Bewegungsausführung

- → Wird das Rumpfaufrichten mit einer Rotationsbewegung des Schultergürtels kombiniert, wird zusätzlich die schräge Bauchmuskulatur kontrahiert. Dabei werden die Arme diagonal in Richtung Oberschenkel gestreckt.
- → Gebeugte Knie verhindern den frühzeitigen Einsatz des Lendendarmbeinmuskels, der dadurch die Lendenwirbelsäule nicht ins Hohlkreuz ziehen kann.
- → Beim Rumpfaufrichten bis 45° wird nur der obere Teil der geraden Bauchmuskulatur trainiert - die Lendenwirbel behalten Bodenkontakt!

Dehnungsübungen

Hüftgelenkbeuger

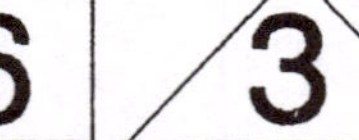

Hüfte nach vorne schieben

Seitl. Rumpfmuskulatur

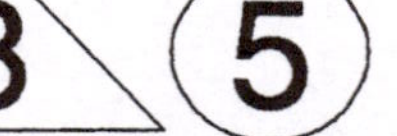

Rechte Hand zieht am Ellbogen und verstärkt die Seitneigung.

Ohne - Geräte - Übung 6 3 5

Bein-Hüft-Heben

siehe Übungstafel 5

Bauchmuskulatur
unterer Teil

Variation: -Veränderung der Auflageebene
-einzeln

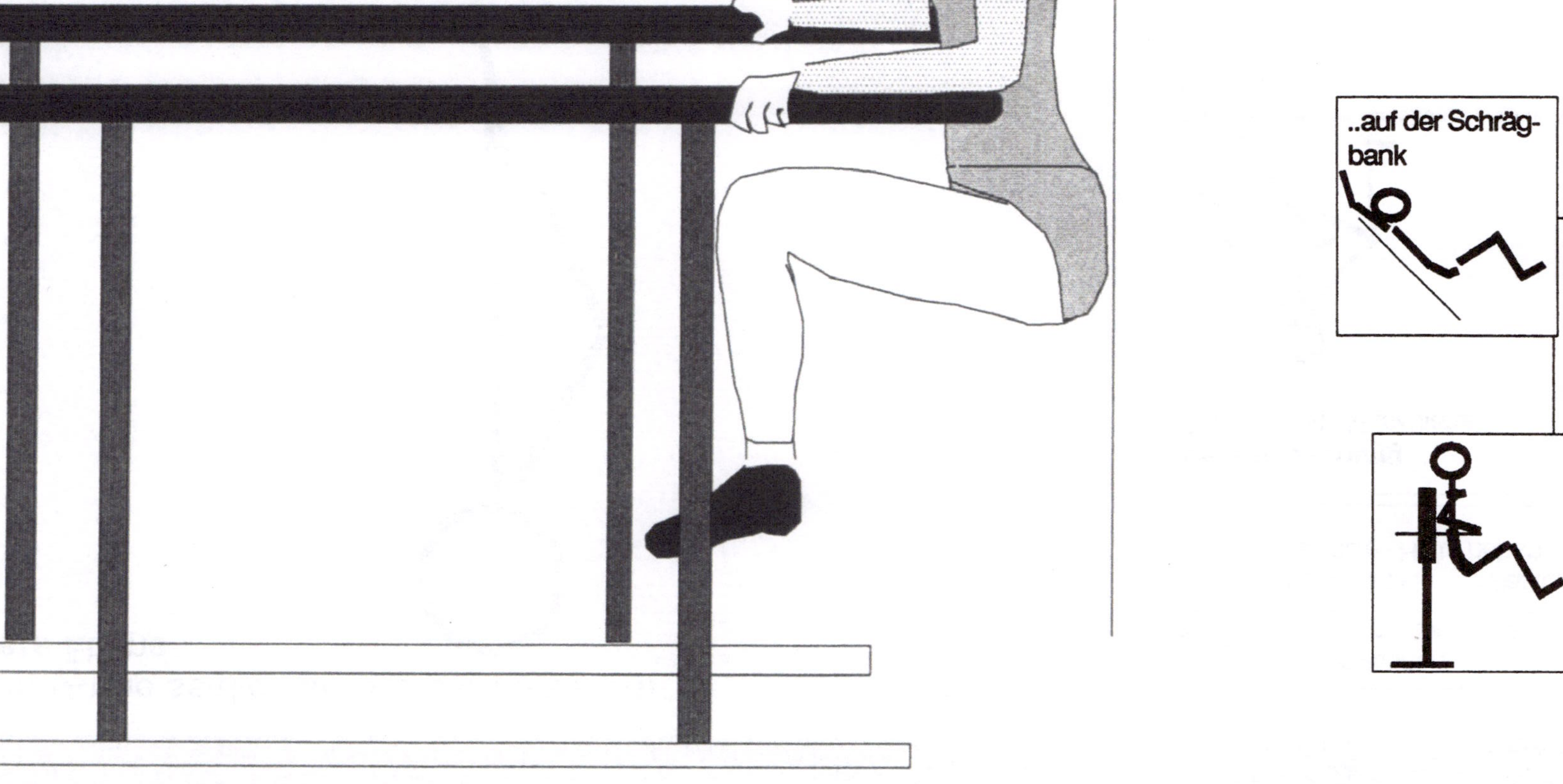

Wichtige Informationen
zur funktionell korrekten Bewegungsausführung

→ Beine anwinkeln - Entlastung der Lendenwirbelsäule

→ Hauptsächlich Training der Bauchmuskulatur, weniger Hüftbeuger, wenn gegen Ende der Beugephase Gesäß bzw. Hüfte noch angehoben werden.

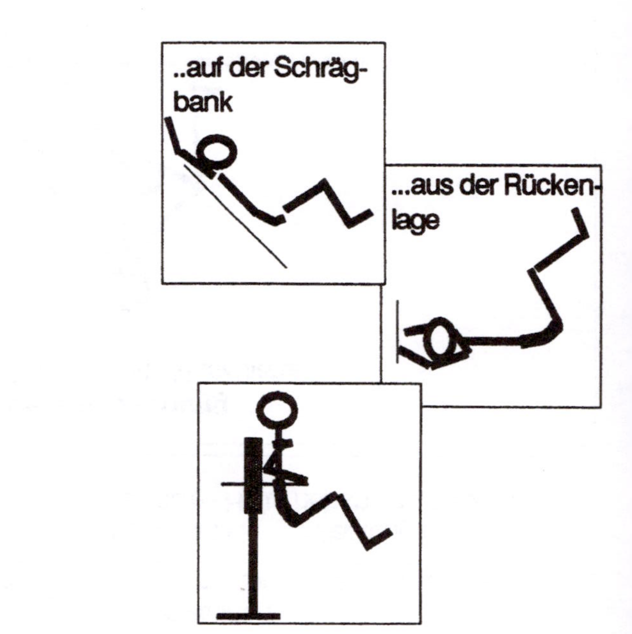

Bein-Hüft-Heben

Bauchmuskulatur
unterer Teil

siehe Übungstafel 5

Variation: -alleine (Arme seitlich am Körper plazieren)
-schiefe Ebene

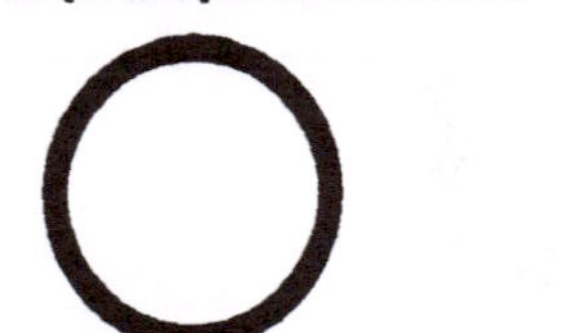

Wichtige Informationen zur funktionell korrekten Bewegungsausführung

→ Beine anwinkeln - Entlastung der Lendenwirbelsäule - Hüfte heben und senken.

Dehnungsübung
Bauch - Hüft - Muskulatur

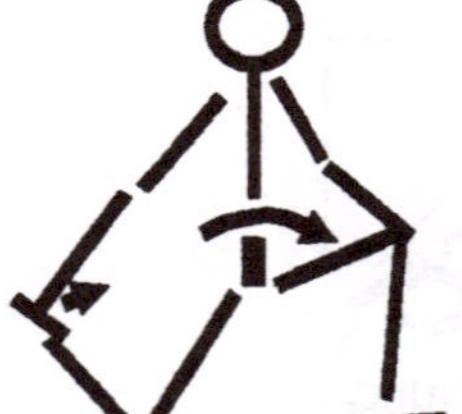

Hüfte nach vorne schieben, Ferse in Richtung Gesäß ziehen

P Ohne - Geräte - Übung  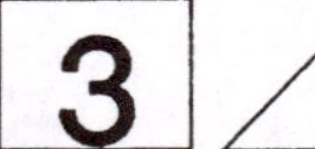 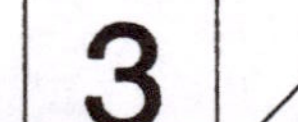

Beinbeugen frei

siehe Übungstafel 6

hintere Oberschenkelmuskulatur

zweiköpfiger Schenkelmuskel,
Plattsehnenmuskel, Halbsehnenmuskel

Variation: -verschiedene Bälle
-gegen Partnerwiderstand

Wichtige Informationen
zur funktionell korrekten Bewegungsausführung

→ Becken gegen Auflagefläche pressen.

→ Beugen des Hüftgelenks vermeiden !
Schutz für Wirbelsäule
siehe Seite 36 !

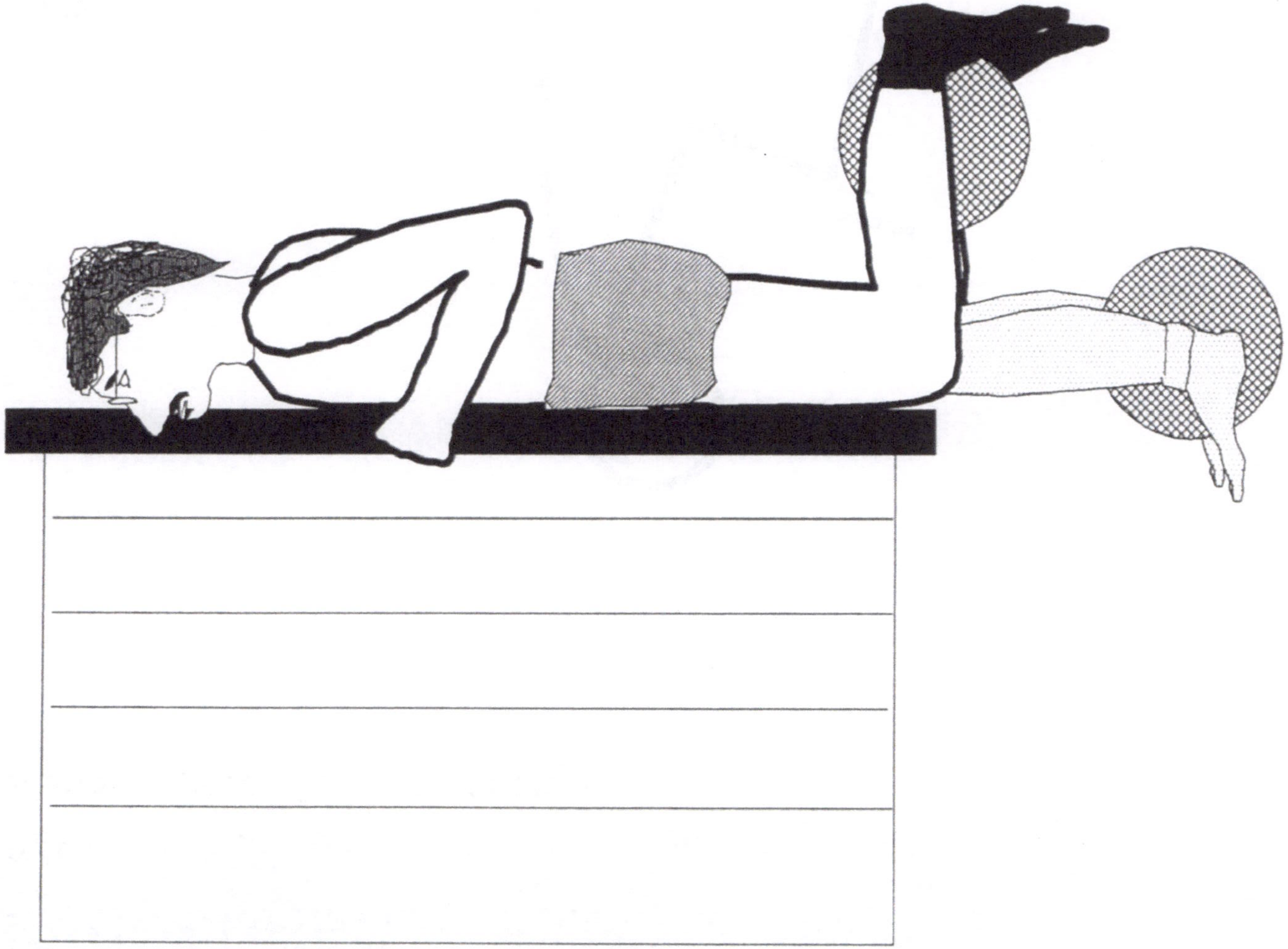

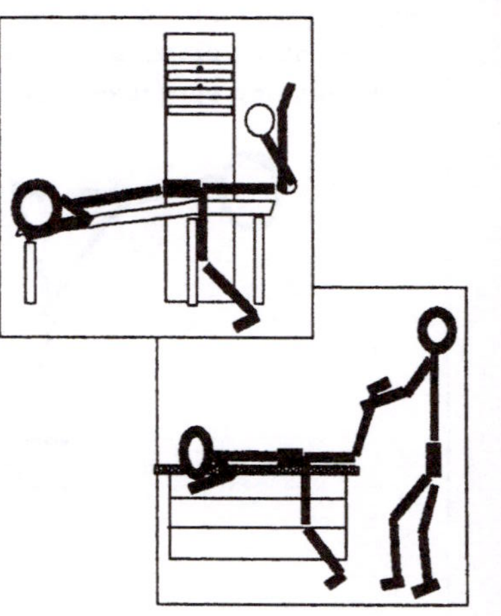

Beinbeugen

siehe Übungstafel 6

hintere Oberschenkelmuskulatur

zweiköpfiger Schenkelmuskel,
Plattsehnenmuskel, Halbsehnenmuskel

Variation: -gegen Partnerwiderstand

Wichtige Informationen
zur funktionell korrekten Bewegungsausführung

→ Becken gegen Auflagefläche pressen.

→ Beugen des Hüftgelenks vermeiden-
Schutz für Wirbelsäule
siehe Seite 36 !

Dehnungsübung
Kniegelenkbeuger

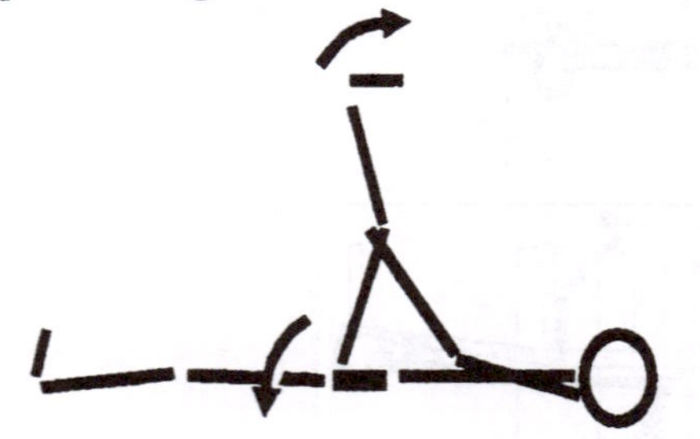

Bein bis zur Senkrechten strecken, Knie durchdrücken, Hände unterhalb des Kniegelenks fixieren. Das Gegenbein wird auf den Boden gepreßt, um ein Anheben des Beckens zu verhindern ! Durch Anziehen der Fußspitzen wird zusätzliche Dehnung der Wadenmuskulatur erreicht

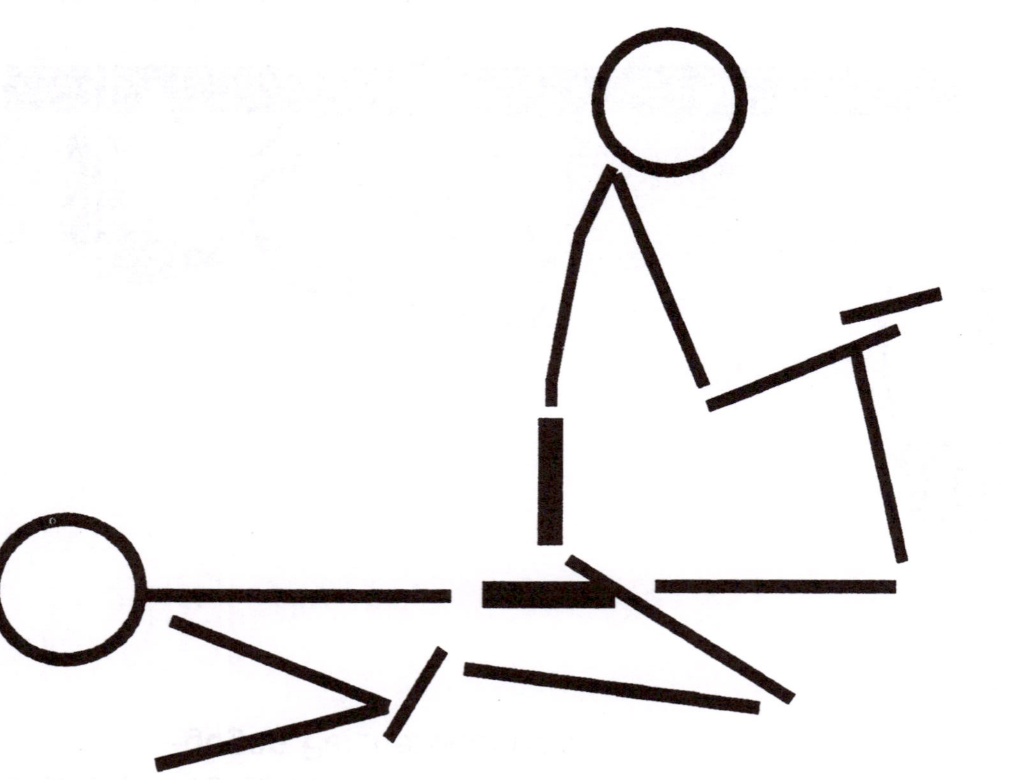

P Ohne - Geräte - Übung 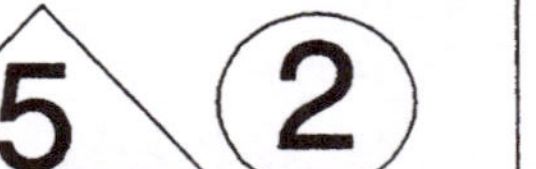 5 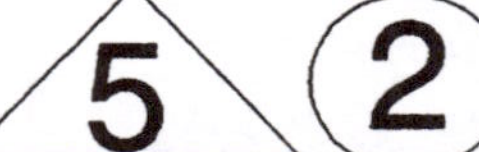 2

Beinstrecken frei

siehe Übungstafel 6

vordere Oberschenkelmuskulatur
vierköpfiger Schenkelstrecker

Variation: -verschiedene Bälle
-gegen Partnerwiderstand

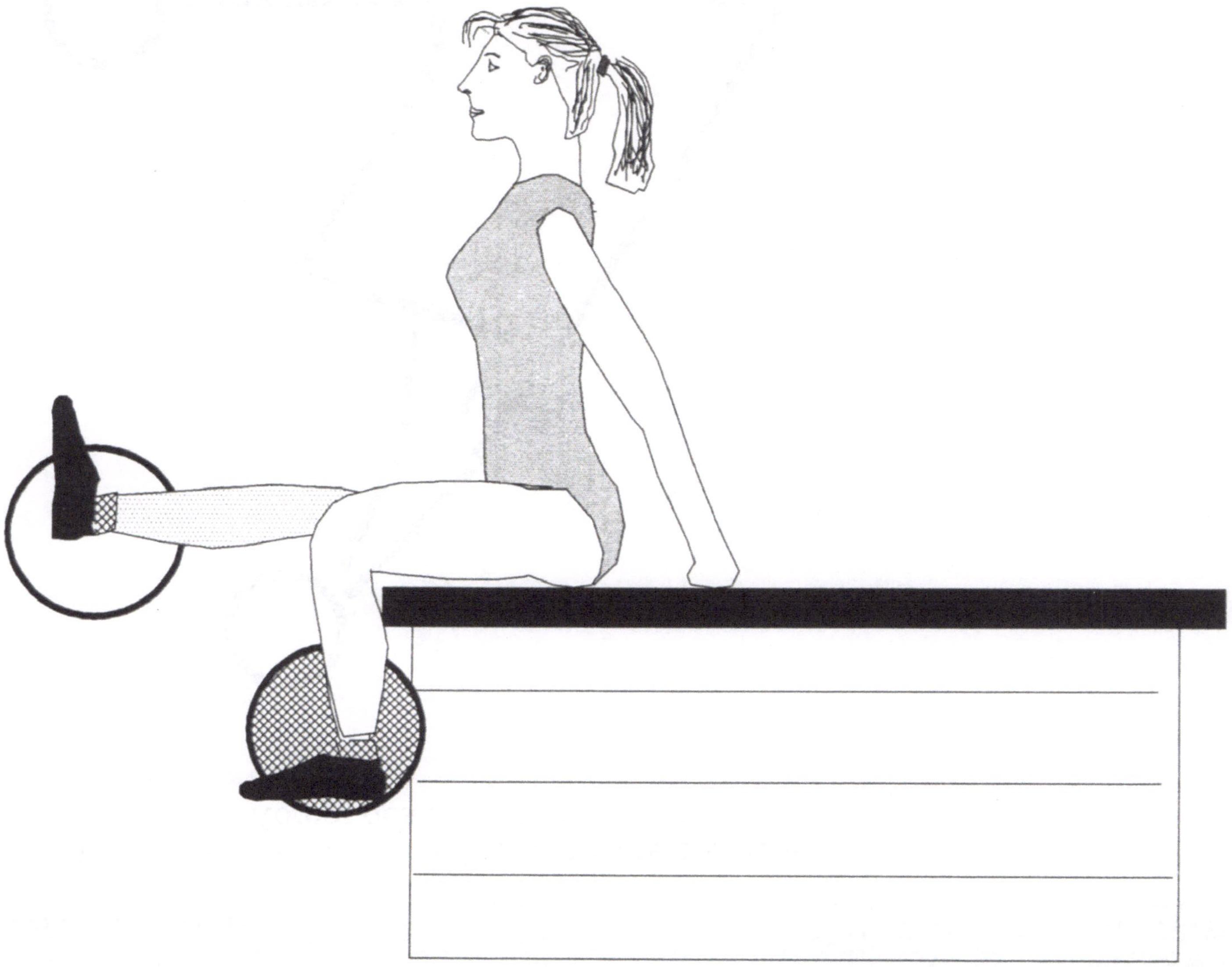

Wichtige Informationen zur funktionell korrekten Bewegungsausführung

→ Mit Armen Oberkörper stabilisieren - Wirbelsäule gerade halten.
siehe Seite 36 !

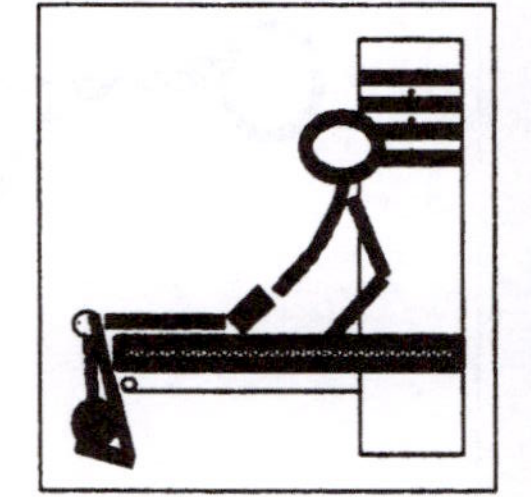

Beinpresse

siehe Übungstafel 6

Gesäß-Oberschenkel-Muskulatur

großer Gesäßmuskel, hintere Oberschenkelmuskulatur, vierköpfiger Schenkelstrecker

Variation: -unterschiedliche Ansatzpunkte der Füße am Körper des stehenden Partners

Wichtige Informationen zur funktionell korrekten Bewegungsausführung

→ Mit Armen Oberkörper stabilisieren. Anfänger beugen Knie nur bis zu 90°, um Überlastungen im Bereich der Kniescheibe zu vermeiden.
siehe Seite 36 !

Dehnungsübung

Gesäß - Rückenstreck - Muskulatur

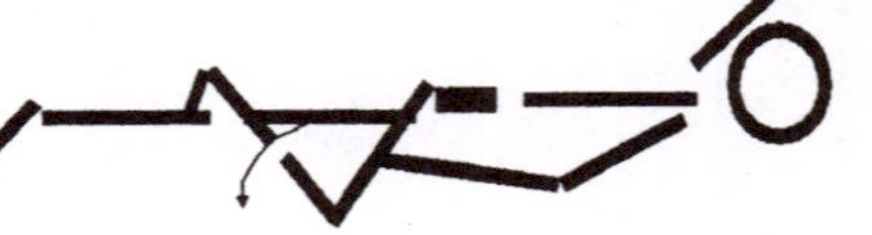

Ein Bein 90° beugen und überschlagen - Schulter auf dem Boden lassen.

hintere Beinmuskulatur

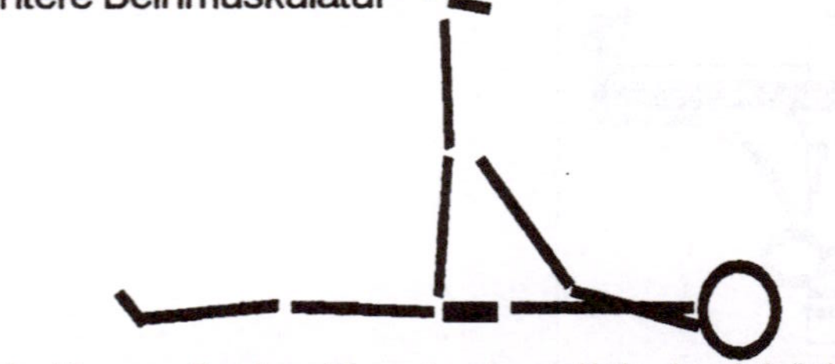

Bein bis zur Senkrechten strecken - Knie durchdrücken, Gegenbein wird auf den Boden gepreßt, um eine Beckenkippung zu verhindern.

Kniestreckmuskulatur siehe Seite 29

P Ohne - Geräte - Übung

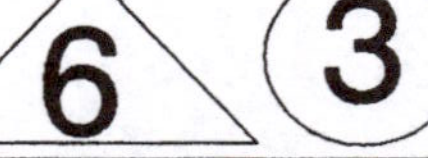

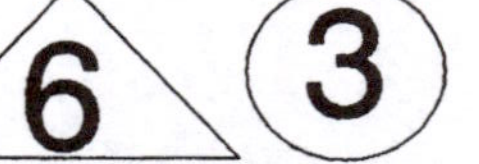

Kniebeuge Ganzkörperübung

Gesäß-Bein-Muskulatur

siehe Übungstafel 6

Variation: -ohne Hantel
-Kniebeuge Hantel vorne/hinten

Wichtige Informationen
zur funktionell korrekten Bewegungsausführung

→ Füße hüftbreit plazieren - Fußspitzen leicht nach außen geöffnet.

→ Kopf leicht in den Nacken - Wirbelsäule gerade halten.

→ Mangelnde Dehnfähigkeit im Bereich der Achillessehne lassen den Übenden häufig mit den Fersen abheben. Durch Unterlegen eines Keiles, einer Matte u.ä. kann der Übende sicher stehen. Die Unterlage sollte immer schmaler werden, bis man schließlich darauf verzichten kann. Stabile Sportschuhe sind selbstverständlich.

→ Für Anfänger empfehlen sich Kniebeugen nur bis zum 90°-Winkel zwischen Unter- und Oberschenkel.

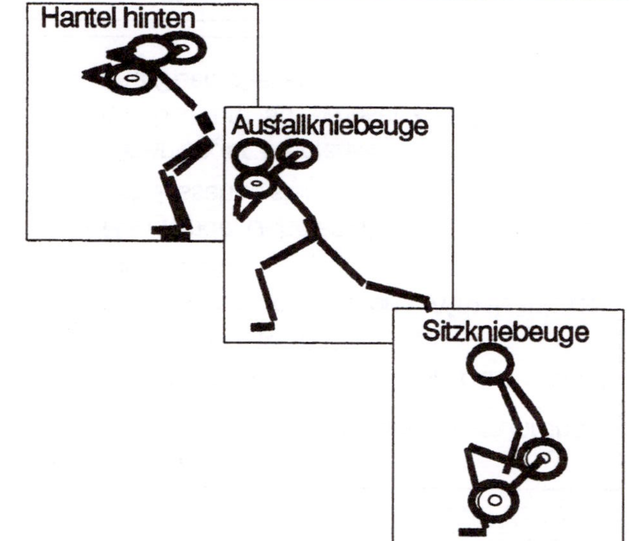

Kniebeuge Ganzkörperübung

Gesäß-Bein-Muskulatur

siehe Übungstafel 6

Variation: -als Partnerübung - Rücken an Rücken

Wichtige Informationen
zur funktionell korrekten Bewegungsausführung

→ Füße hüftbreit plazieren - Fußspitzen leicht nach außen geöffnet.

→ Kopf leicht in den Nacken - Wirbelsäule gerade halten.

→ Mangelnde Dehnfähigkeit im Bereich der Achillessehne siehe S. 109

→ Für Anfänger empfehlen sich Kniebeugen nur bis zum 90° - Winkel zwischen Unter- und Oberschenkel.

Dehnungsübung
Gesäß - Rückenstreck - Muskulatur

Ein Bein 90° beugen und überschlagen, Schulter auf dem Boden lassen.

hintere Beinmuskulatur

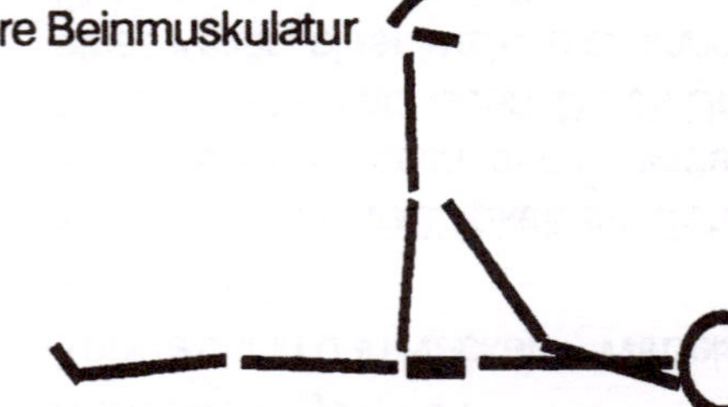

Bein bis zur Senkrechten strecken - Knie durchdrücken, Gegenbein wird auf den Boden gepreßt, um eine Beckenkippung zu verhindern.

Kniegelenkstreckmuskulatur siehe Seite 29 !

Ohne - Geräte - Übung

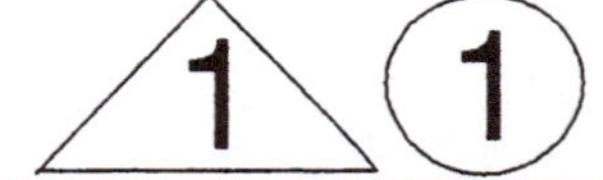

Fersenheben sitzend mit Zusatzgewicht

siehe Übungstafel 6

Unterschenkelmuskulatur
Zwillingswadenmuskel,
Schollenmuskel

Variation: -stehend beidbeinig/einbeinig

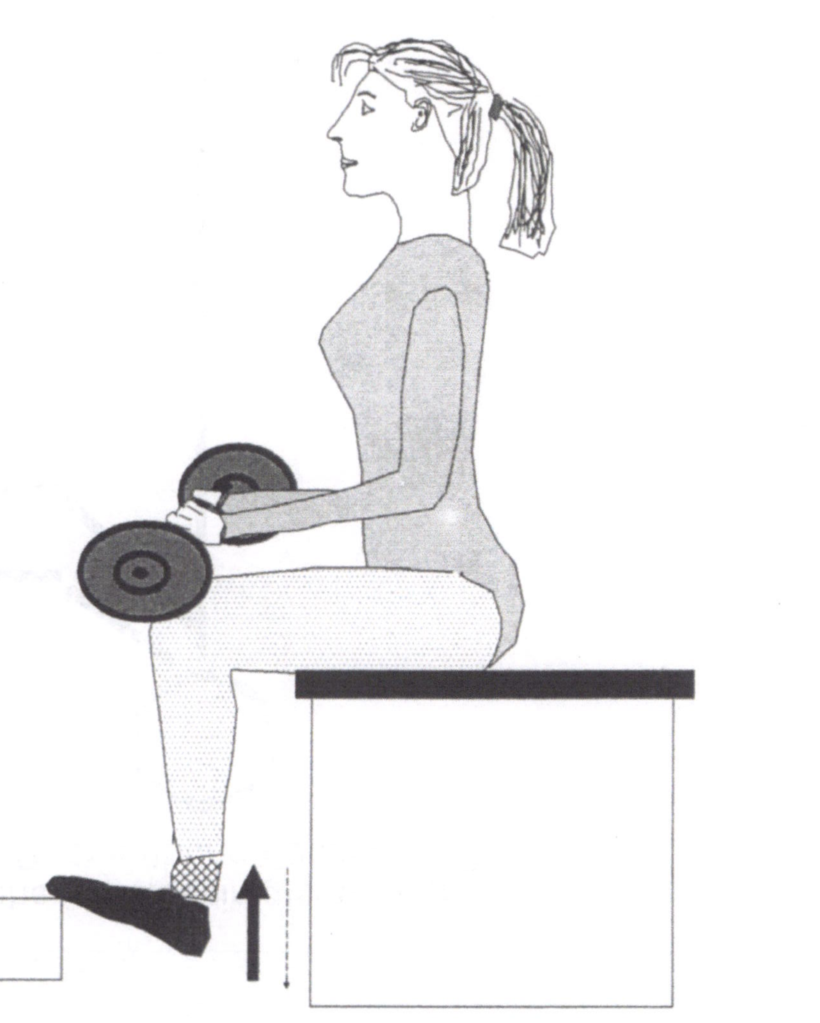

Wichtige Informationen
zur funktionell korrekten Bewegungsausführung

→ Bei sitzender Ausführung haben Ober - und Unterschenkel rechtwinklige Position zueinander.

→ Durch Beugung des Kniegelenks wird hauptsächlich der Schollenmuskel trainiert.

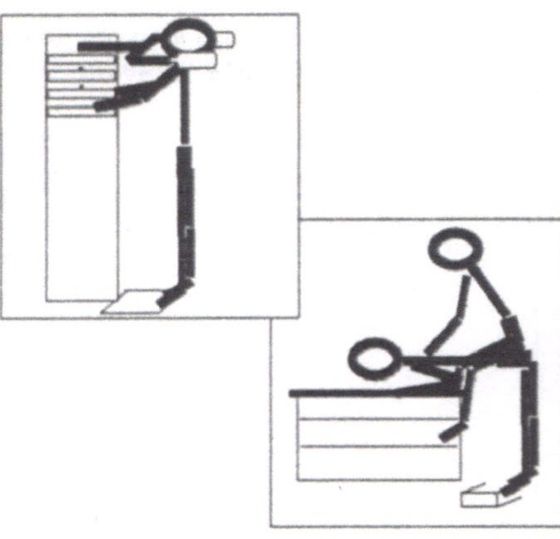

Fersenheben stehend

siehe Übungstafel 6

Unterschenkelmuskulatur
Zwillingswadenmuskel,
Schollenmuskel

Variation: -stehend beidbeinig/einbeinig
-als Partnerübung Rücken an Rücken

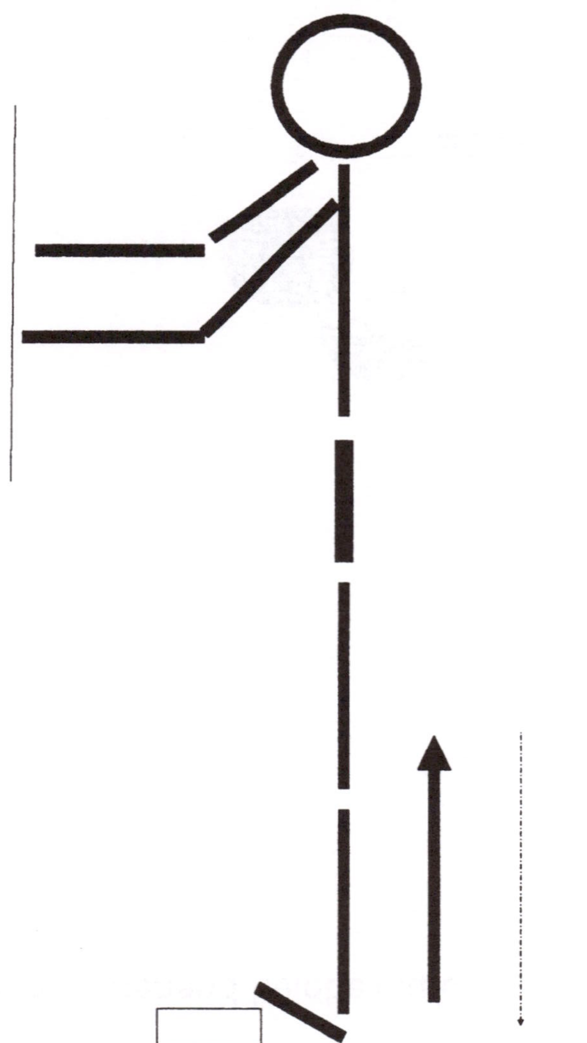

Wichtige Informationen zur funktionell korrekten Bewegungsausführung

- → Durch unterschiedliche Höhe der Unterlage kann Bewegungsamplitude vorgegeben werden.
- → Auf kontrollierte Ausführung achten - Fußgelenk nicht zu stark anwinkeln !

Dehnungsübung

Wadenmuskulatur

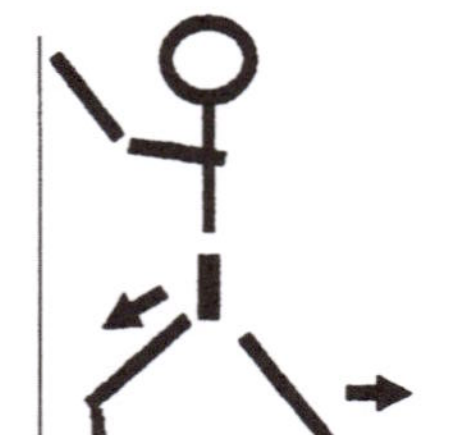

Becken nach vorne schieben, Fußspitzen zeigen nach vorne, Fersen bleiben auf dem Boden.

Ohne - Geräte - Übung 2 8

Muskeltraining 2000

Muskeltraining 2000

I

1 2 3 4 5 6

A F L

Muskeltraining 2000 – Stationstraining

1 2 3 4 5 6

A F L

I

Muskeltraining 2000

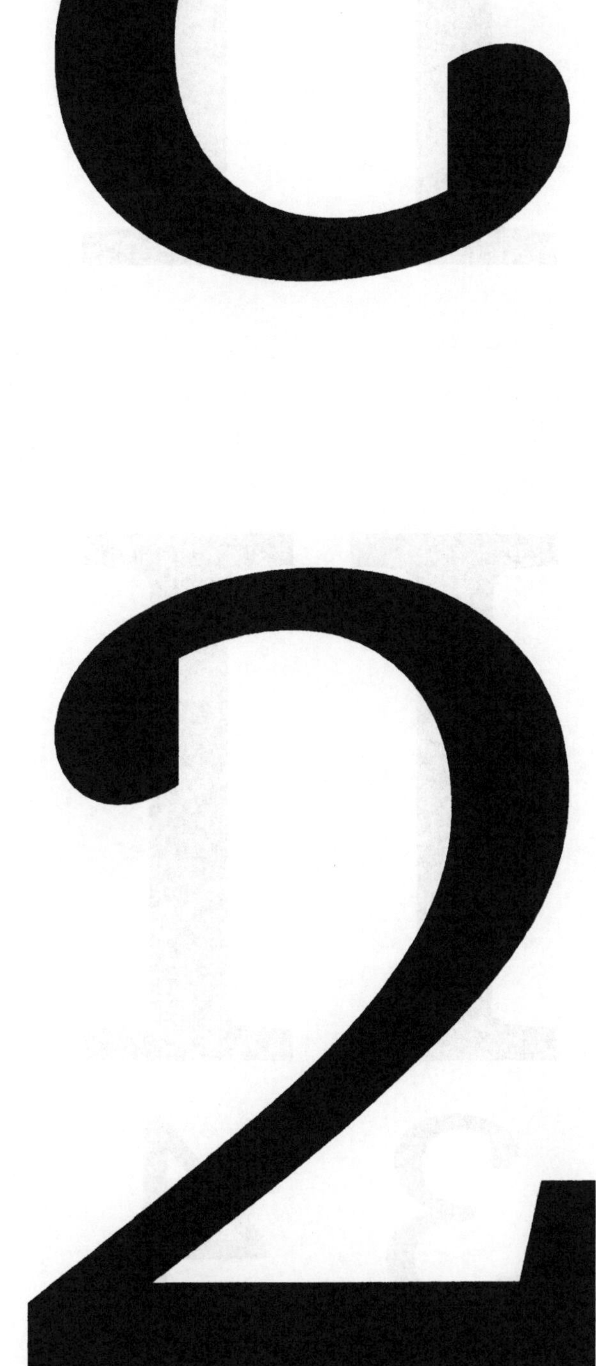

Muskeltraining 2000

Muskeltraining 2000 – Stationstraining

1 2 3 4 5 6

A F L

II

II

1 2 3 4 5 6

A F L

Muskeltraining 2000

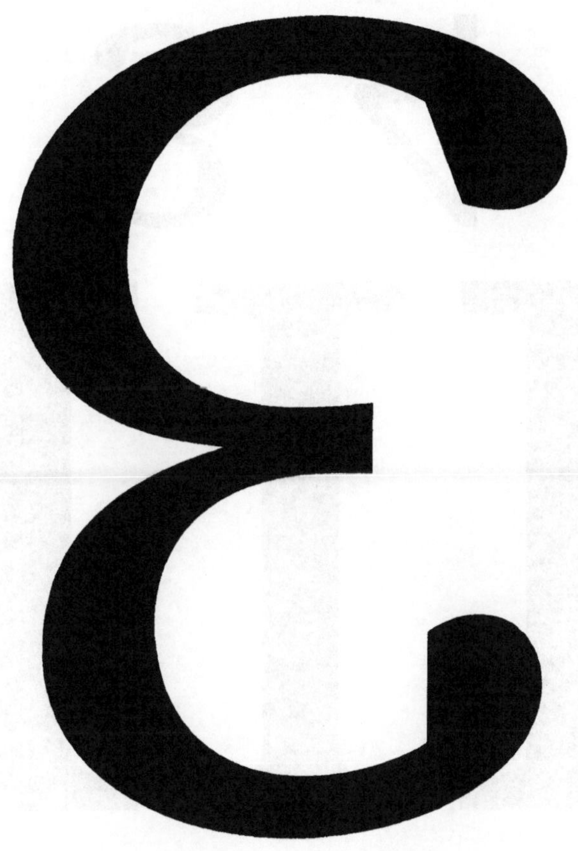

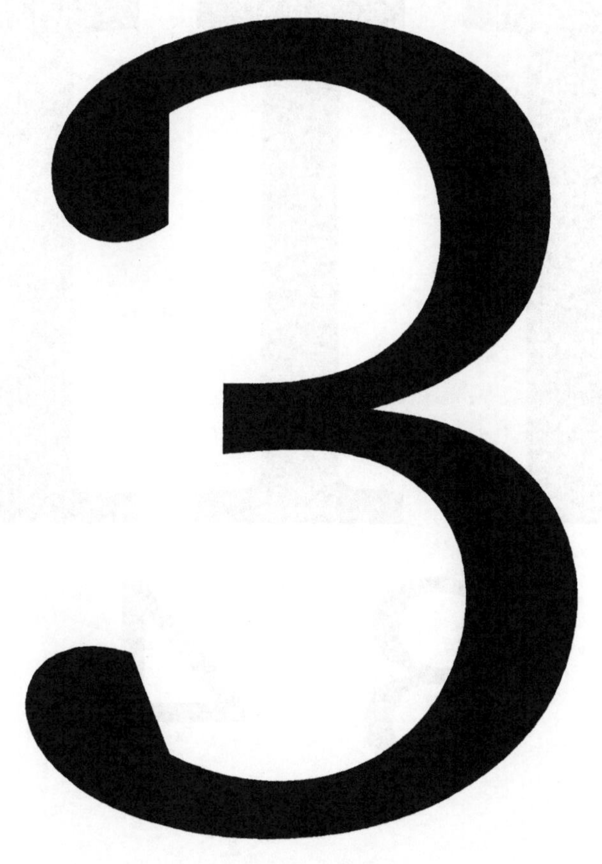

Muskeltraining 2000 – Stationstraining

1 2 3 4 5 6
A F L

III

III

1 2 3 4 5 6

A F L

Muskeltraining 2000

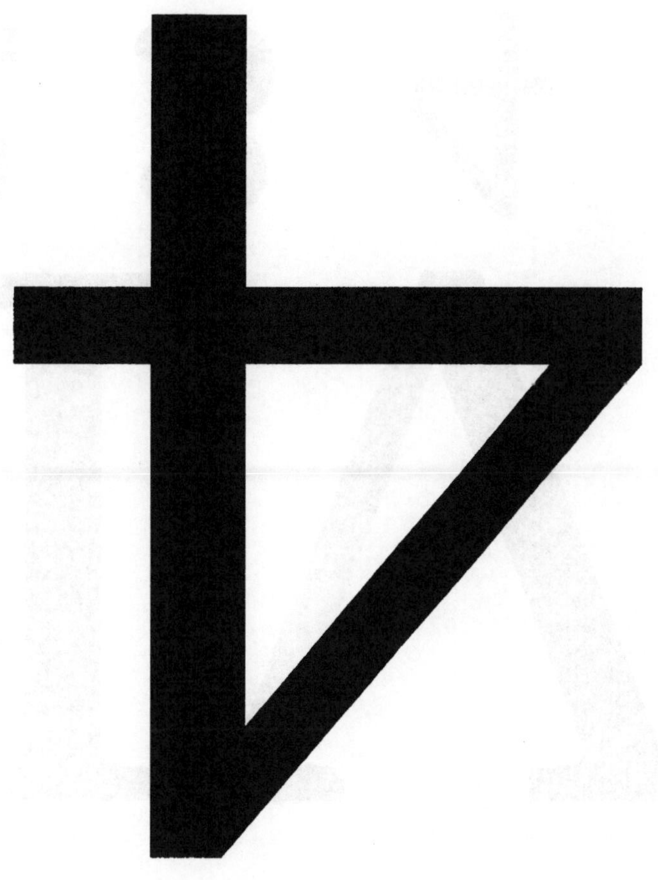

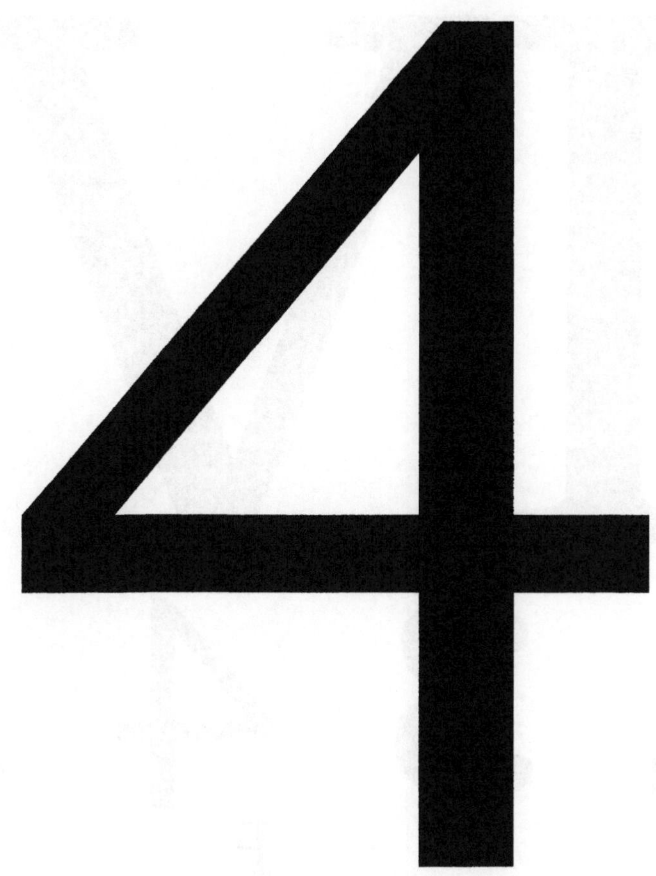

Muskeltraining 2000

Muskeltraining 2000 – Stationstraining

IV

1 2 3 4 5 6

A F L

IV

1 2 3 4 5 6

A F L

Muskeltraining 2000

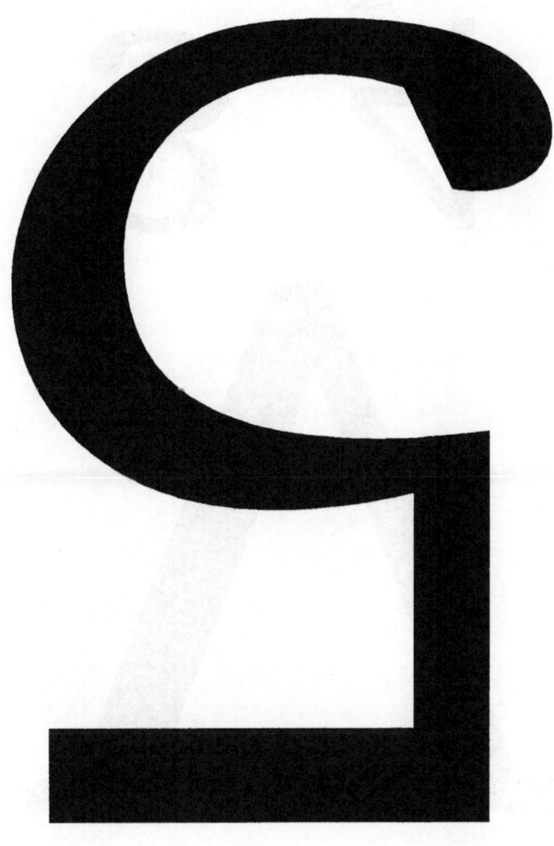

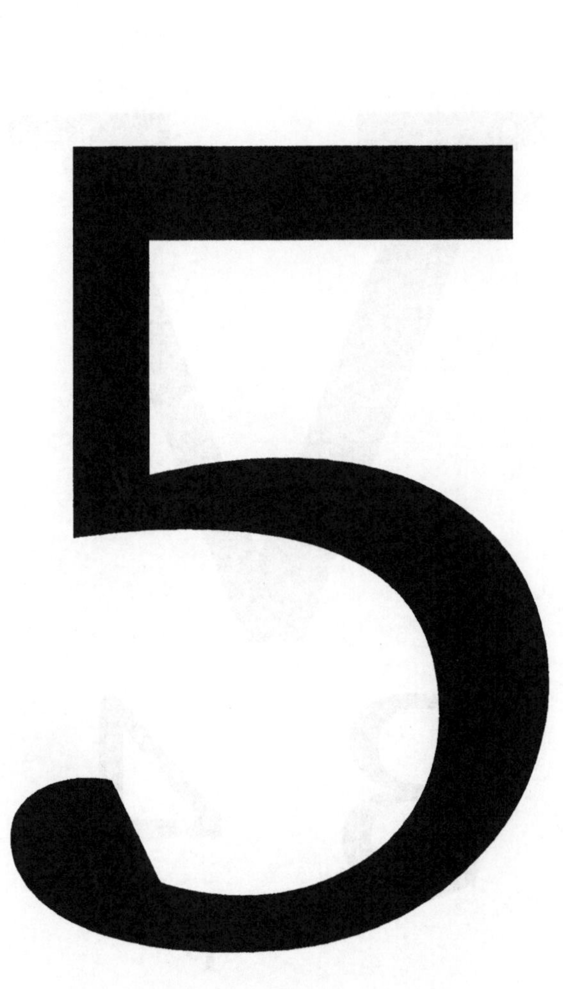

Muskeltraining 2000

Muskeltraining 2000 – Stationstraining

1 2 3 4 5 6

A F L

V

V

1 2 3 4 5 6

A F L

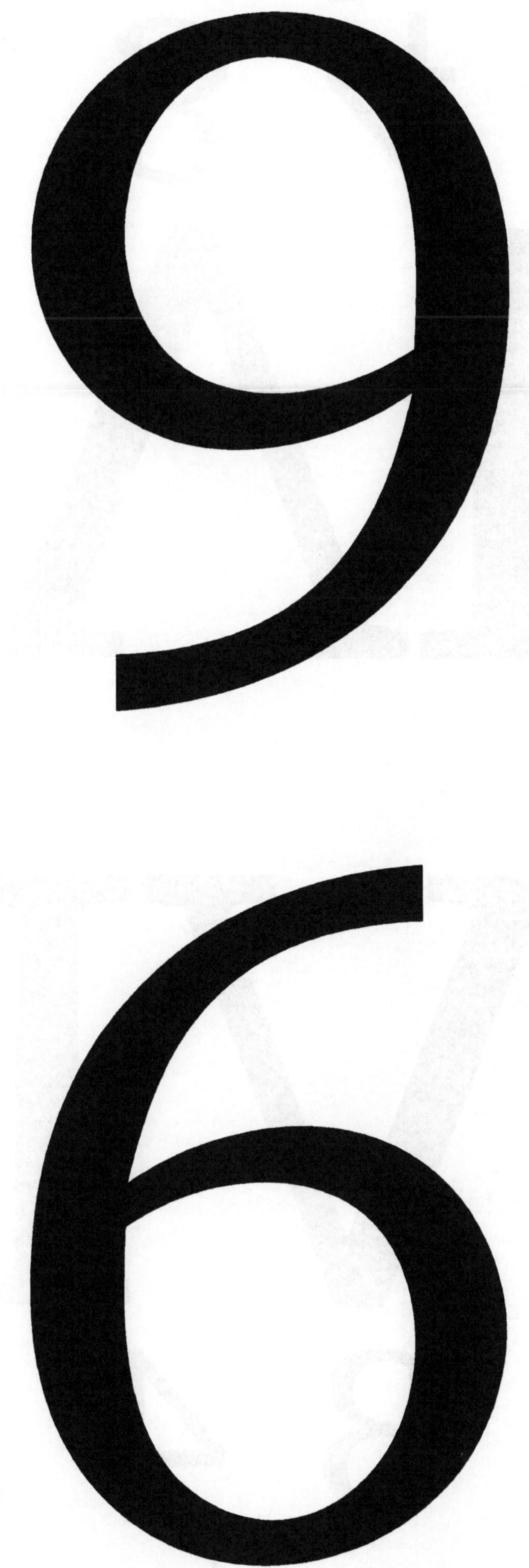

Muskeltraining 2000

Muskeltraining 2000 – Stationstraining

1 2 3 4 5 6

A F L

VI

VI

1 2 3 4 5 6

A F L

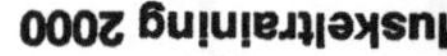

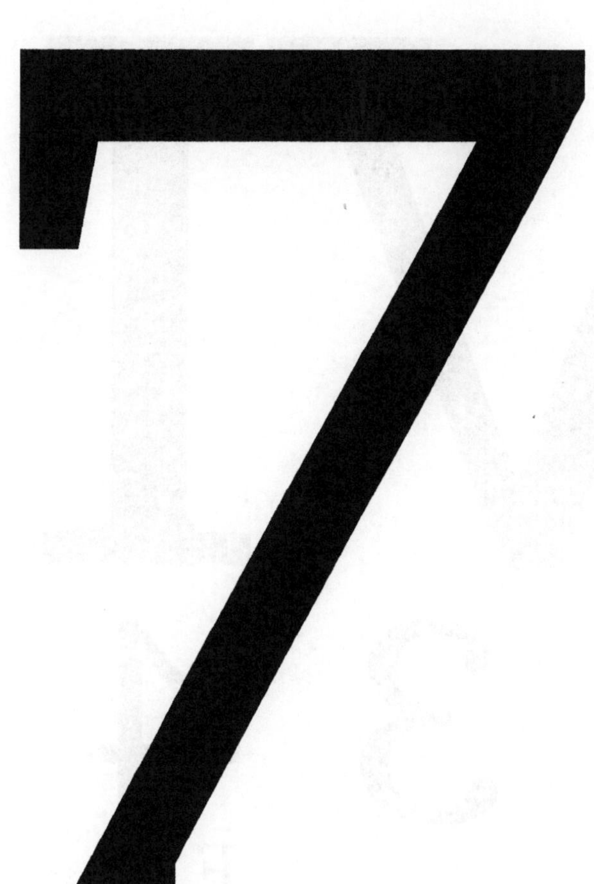

Muskeltraining 2000

Muskeltraining 2000 – Stationstraining

VII

1 2 3 4 5 6

A F L

VII

1 2 3 4 5 6

A F L

VIII

1 2 3 4 5 6

A F L

VIII

1 2 3 4 5 6

A F L

Muskeltraining 2000 – Stationstraining

Muskeltraining 2000

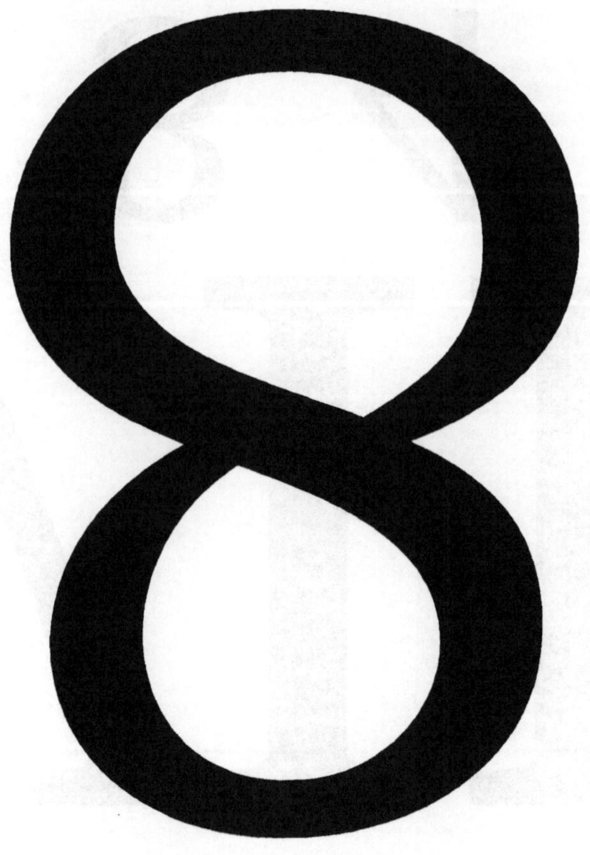

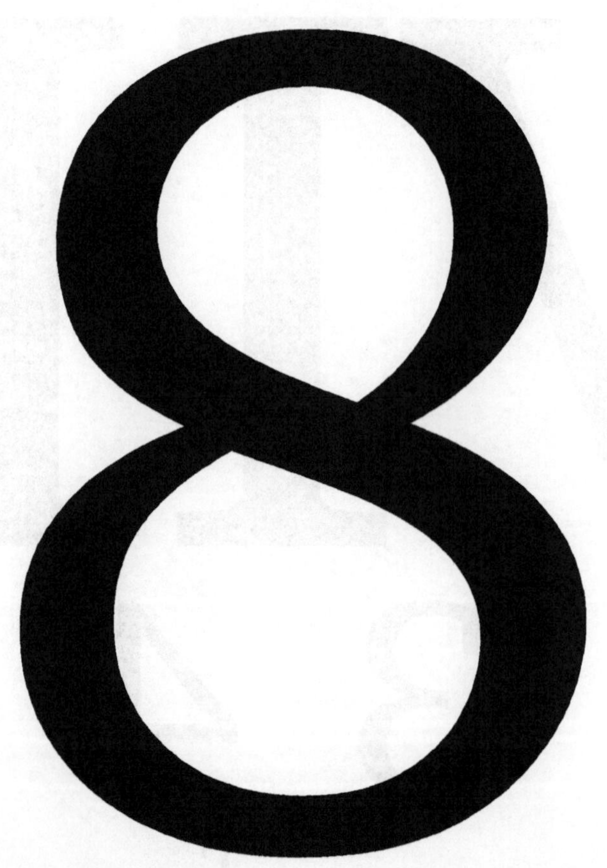

Muskeltraining 2000

Muskeltraining 2000

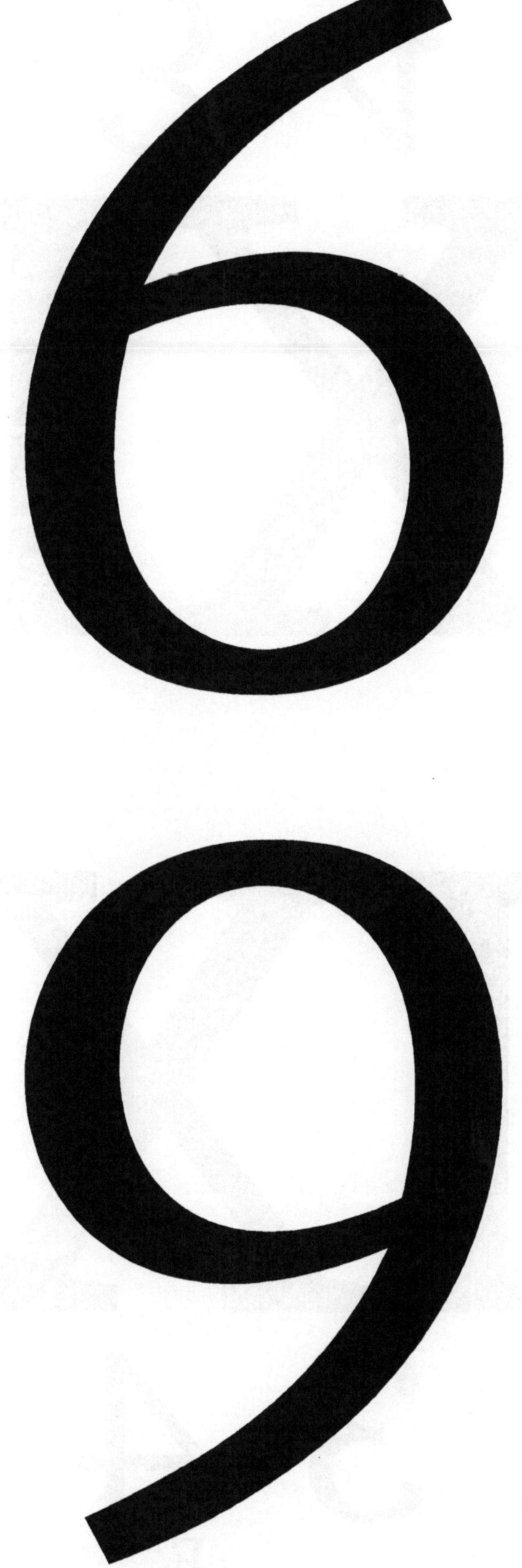

Muskeltraining 2000

Muskeltraining 2000 – Stationstraining

1 2 3 4 5 6

A F L

IX

IX

1 2 3 4 5 6

A F L

Muskeltraining 2000

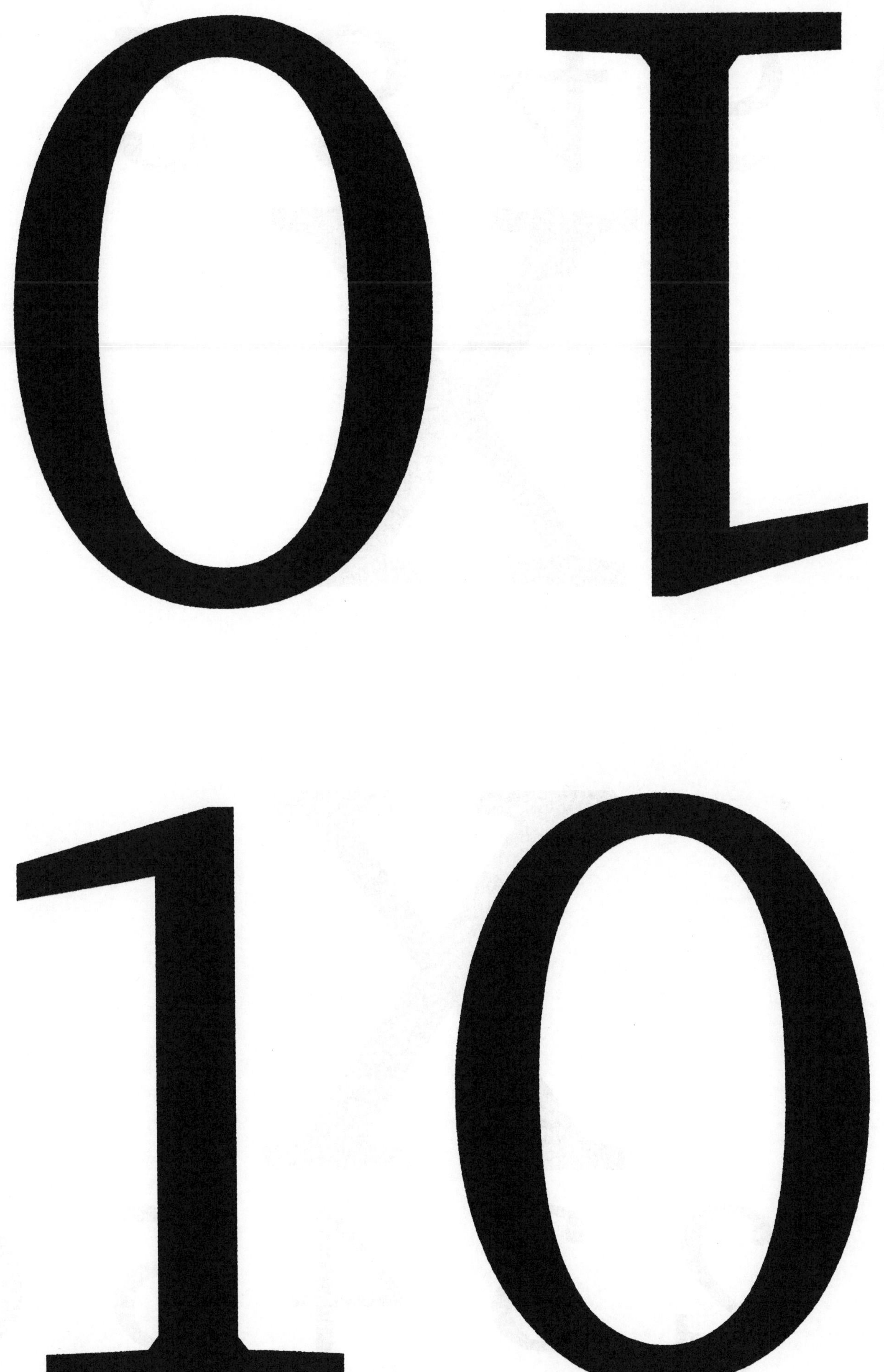

X

1 2 3 4 5 6

A F L

Muskeltraining 2000 – Stationstraining

X

1 2 3 4 5 6

A F L

Muskeltraining 2000 – Stationstraining

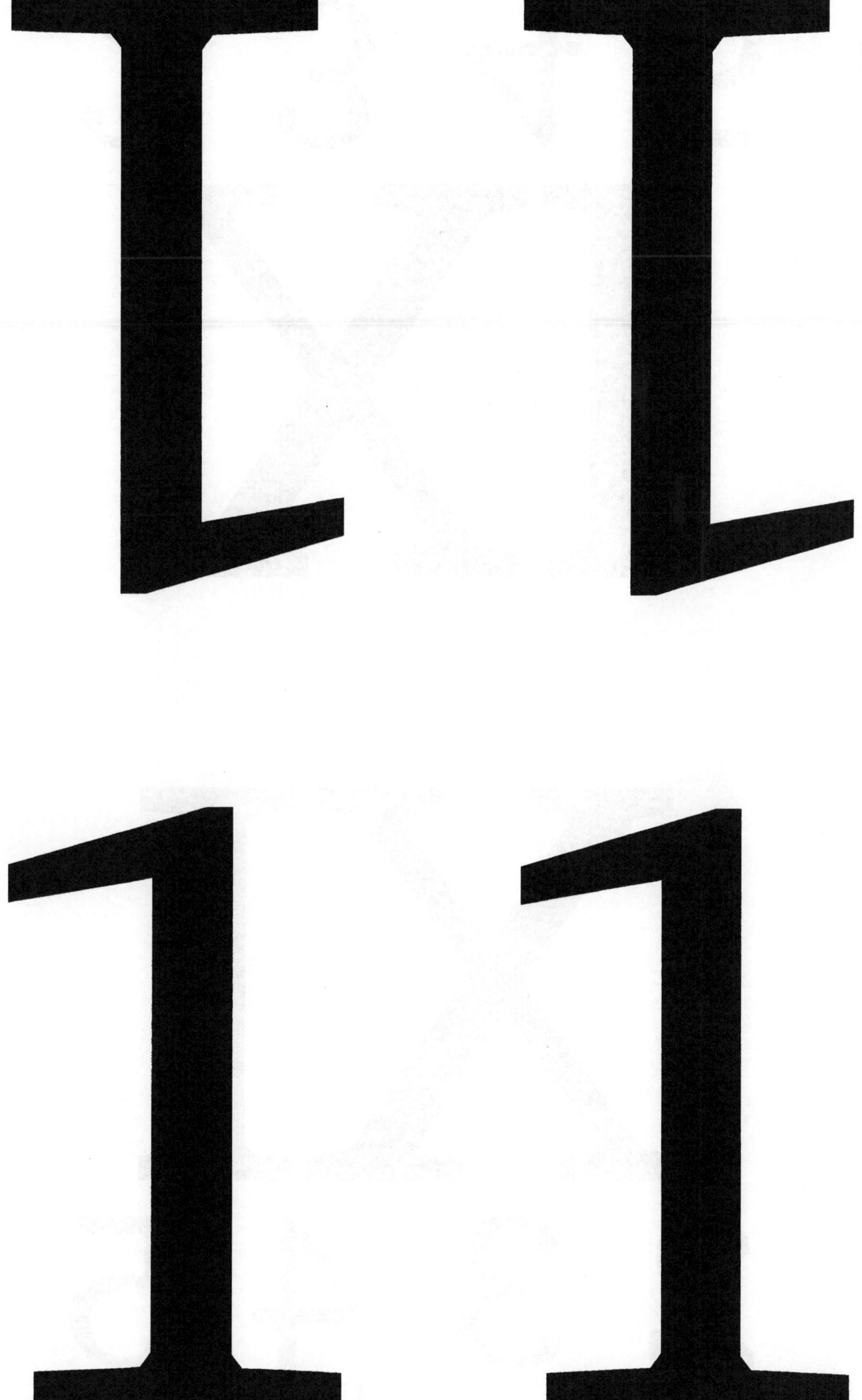

Muskeltraining 2000 – Stationstraining

1 2 3 4 5 6

A F L

XI

XI

1 2 3 4 5 6

A F L

skeltraining 2000

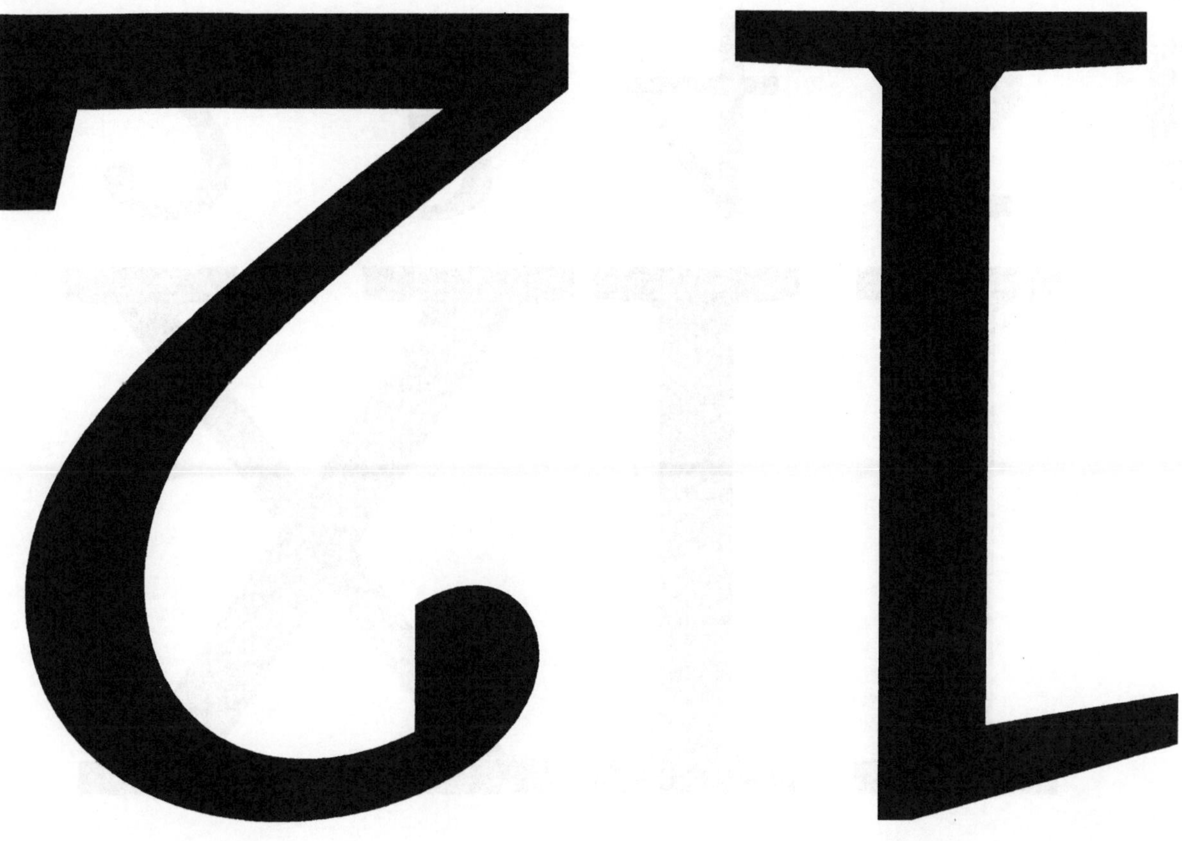

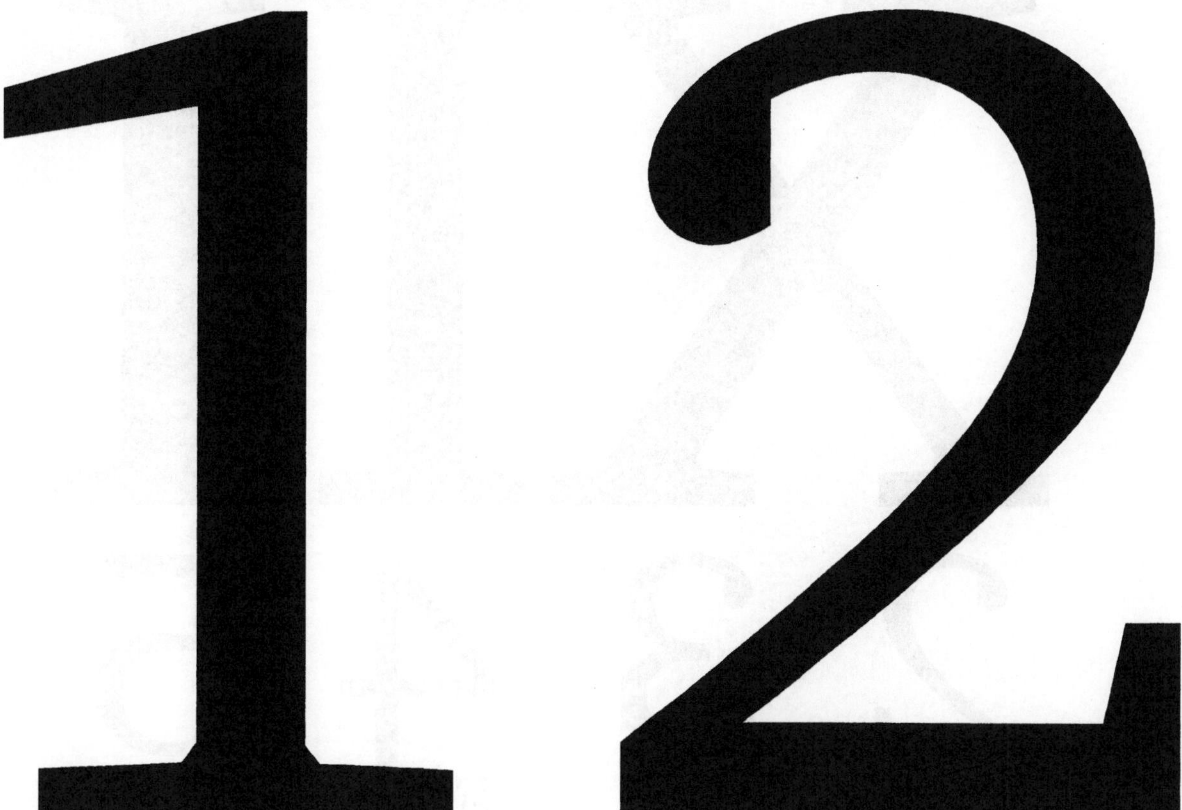

Muskeltraining 2000 – Stationstraining

XII

1 2 3 4 5 6

A F L

XII

1 2 3 4 5 6

A F L